「十三五」国家重点图书出版规划项目

中医古籍名家点评丛书

总主编◎吴少祯

石室秘录

清·陈士铎◎撰

彭　坚◎点评

董　臻◎整理

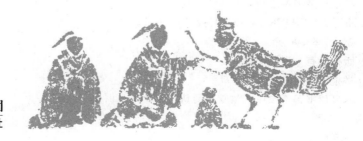

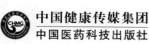

中国健康传媒集团

中国医药科技出版社

图书在版编目（CIP）数据

石室秘录/（清）陈士铎撰；彭坚点评. —北京：中国医药科技出版社，2021.1
（中医古籍名家点评丛书）
ISBN 978 - 7 - 5214 - 2218 - 4

Ⅰ.①石…　Ⅱ.①陈…　②彭…　Ⅲ.①中医治法 – 中国 – 清前期　Ⅳ.①R242

中国版本图书馆 CIP 数据核字（2020）第 257592 号

美术编辑　陈君杞
版式设计　南博文化

出版　**中国健康传媒集团** | 中国医药科技出版社
地址　北京市海淀区文慧园北路甲 22 号
邮编　100082
电话　发行：010 – 62227427　邮购：010 – 62236938
网址　www.cmstp.com
规格　710 × 1000mm $^1/_{16}$
印张　24 $^3/_4$
字数　305 千字
版次　2021 年 1 月第 1 版
印次　2024 年 1 月第 3 次印刷
印刷　大厂回族自治县彩虹印刷有限公司
经销　全国各地新华书店
书号　ISBN 978 – 7 – 5214 – 2218 – 4
定价　**69.00 元**

获取新书信息、投稿、
为图书纠错，请扫码
联系我们。

《中医古籍名家点评丛书》
编委会

出版者的话

　　中医药是中国优秀传统文化的重要组成部分之一。中医药古籍中蕴藏着历代名家的思维智慧与实践经验。温故而知新，熟读精研中医古籍是当代中医继承、创新的基石。新中国成立以来，中医界对古籍整理工作十分重视，因此在经典、重点中医古籍的校勘注释，常用、实用中医古籍的遴选、整理等方面，成果斐然。这些工作在帮助读者精选版本、校准文字、读懂原文方面发挥了良好的作用。

　　习总书记指示，要"切实把中医药这一祖先留给我们的宝贵财富继承好、发展好、利用好"，从而对弘扬中医药学、更进一步继承利用好中医药古籍提出了更高的要求。为此我们策划组织了《中医古籍名家点评丛书》，试图在前人整理工作的基础上，通过名家点评的方式，更进一步凸显中医古代要籍的学术精华，为现代中医药的发展提供借鉴。

　　本丛书遴选历代名医名著百余种，分批出版。所收医药书多为传世、实用，且在校勘整理方面已比较成熟的中医古籍。其中包括常用经典著作、历代各科名著，以及古今临证、案头常备的中医读物。本丛书致力于将现有相关的最新研究成果集于一体，使之具备版本精良、校勘细致、内容实用、点评精深的特点。

参与点评的学者，多为对所点评古籍研究有素的专家。他们学验俱丰，或精于临床，或文献功底深厚，均熟谙该古籍所涉学术领域的整体状况，又对其书内容精要揣摩日久，多有心得。本丛书的"点评"，并非单一的内容提要、词语注释、串讲阐发，而是抓住书中的主旨精论、蕴含深义、疑惑谬误之处，予以点拨评议，或考证比勘，溯源寻流。由于点评学者各有专擅，因此点评的形式风格也或有不同。但其共同之点是有益于读者掌握、鉴识所论医籍或名家的学术精华，领会临床运用关键点，解疑破惑，举一反三，启迪后人，不断创新。

　　我们对中医药古籍点评工作还在不断探索之中，本丛书可能会有诸多不足之处，亟盼中医各科专家及广大读者给予批评指正。

中国医药科技出版社

2017年8月

余序

　　作为毕生研读整理、编纂古今中医临床文献的一员，前不久，我有幸看到张同君编审和全国诸多相关教授专家们合作编撰《中医古籍名家点评丛书》的部分样稿。感到他们在总体设计、精选医籍、订正校注，特别是名家点评等方面卓有建树，并能将这些名著和近现代相关研究成果予以提示说明，使古籍的整理探索深研，呈现了崭新的面貌。我认为这部丛书不但能让读者系统、全面地传承优秀文化，而且有利于加强对丛书所选名著学验主旨的认识。

　　在我国优秀、靓丽的文化中，岐黄医学的软实力十分强劲。特别是名著中的学术经验，是体现"医道"最关键的文字表述。

　　《礼记·中庸》说："道也者，不可须臾离也。"清代徽州名儒程瑶田说："文存则道存，道存则教存。"这部丛书在很大程度上，使医道和医教获得较为集中的"文存"。丛书的多位编集者在精选名著的基础上，着重"点评"，让读者认识到中医药学是我国优秀传统文化中的瑰宝，有利于读者在系统、全面的传承中，予以创新、发展。

　　清代名医程芝田在《医约》中曾说："百艺之中，惟医最难。"特别是在一万多种古籍中选取精品，有一定难度。但清代造诣精深的名医尤在泾在《医学读书记》中告诫读者说："盖未有不师古而有济于今者，亦未有言之无文而能行之远者。"这套丛书的"师古济今"十分昭著。中国医药科技出版社重视此编的刊行，使读者如获宝璐，今将上述感言以为序。

中国中医科学院

余瀛鳌

2017年8月

目录 | Contents

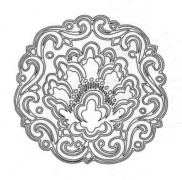

全书点评 ◉

《石室秘录》为清代初期著名医学家陈士铎所著，初刻于康熙年间。陈氏字敬之，号远公，又号蓬公，自号大雅堂主人，浙江绍兴人，生卒年代不详（约1627—1707）。其祖父安期公素好方术，遗有家传秘本，陈氏幼习儒术，初为乡间诸生，性好游历，常以四海为家，到处访求名人，足迹南至广西，北至北京，并与傅青主交往甚密。陈氏一生著述众多，有《内经素问尚论》《灵枢新编》《外经微言》《本草新编》《脏腑精鉴》《脉诀阐微》《石室秘录》《辨证录》《辨证玉函》《六气新编》《洞天奥旨》《伤寒四条辨》《婴孺证治》《伤风指迷》《历代医史》《辨证奇闻》《辨证玉函》《本草新编》等。《石室秘录》共6卷，分别命名为礼集、乐集、射集、御集、书集、数集。具体内容按照临证128法、伤寒相舌秘法、医论、儿科病、外感内伤病、其他（砒毒、虎伤、汤火伤、痈疽并无名肿毒）排列。

一、成书背景

陈氏生活的明末清初是一个改朝换代的大变动时代，作为习医者，他有家学渊源，儒生背景，又遍历天下，采集民间验方，寻访医林圣手，最后编撰成这一系列多达数百万字的医学巨著。《石室秘录》是其中的综合性著作之一，在医学理论和临床实践方面，为中医学提供了丰富的、具有创造性的成果，对后世影响很大。此书托名天师岐伯、仲景张公、华君元化、孙君思邈等人，又相传为傅青主的医学讲稿，实则是陈氏本人理论、临床的经验总结。之所以要托名，主要是为了使其流传更广，同时避开清初的文字狱。

二、主要学术成就

1. 标新立异，首创治法为纲。

《石室秘录》是中国医学史上第一部以治法为纲的医书。在陈氏之前，所有临床著作均以病症为纲，而后列举治疗方药。这种以治疗方法为纲的分类方法出自《素问·至真要大论》，书云："辛甘发散为阳，酸苦涌泄为阴，咸味涌泄为阴，淡味渗泄为阳。六者或收或散，或缓或急，或燥或润，或软或坚，以所利而行之，调其气使其平也。"六者之中，收与散，缓与急，燥与润，软与坚都是相应对比的。"寒者热之，热者寒之，微者逆之，甚者从之"更是对相对病证、相对治则的互辨阐发。陈氏师其意，在本书中将其发展为128法，即64对基本治疗法则。以治法为纲，配偶成对；以病症为目，列举了各种治疗的方法，大大丰富和发展了《内经》治法理论，并将其付诸临床实践。本书中128法的内容占全书6卷中的5卷半，约为总篇幅的71%，是全书的核心部分。所有的治法都是相对列举的，如内治法、外治法，完治法、碎治法，偏治法、全治法，本治法、末治法，假治法、真治法，王治法、霸治法，脏治法、腑治法，东南治法、西北治法，春夏治法、秋冬治法，逸治法、劳治法等。

所谓偏治法，即不从正面治疗，如心痛治肝、上病治下、下病治上、左病治右、背疼治膀胱等。在"偏治法"一节中，陈氏对于14种病症提出了与正规治法完全不同的思路和方法，并提供了定痛至圣丹、解热至神汤等17首新方。在与偏治法相对的全治法中，陈氏提出痨病一方面需要杀虫，一方面需要扶正，杀虫不能用霸道药，扶正需以养阴为主，两者兼顾。所谓先治法，是一种"治未病"的设计，即外感、内伤、伤寒病初起，尚未传里、尚未严重时，先期予以治疗。陈氏用内伤散邪汤、外感祛邪汤，此二方为逍遥散加减。与之相对应的后治法，即当正气虚、邪气入时，宜先补正后攻邪。陈氏用补正汤，即小柴胡汤加黄芪、当归益气养血，加白术、陈皮、神曲、山楂健脾和胃。近现代，有不少临床医生善于用小柴胡汤、逍遥散加减，治疗各种外感内伤病，应该是从陈氏的论述中得到过启发。在所谓东南治法与西北治法中，陈氏提出了与朱丹溪完全不同的观点，他认为"东南俱系向明之地，腠理疏泄，气虚者多，且天分甚薄，不比西北之人刚劲，若照西北人治法治之，立见危殆也"，主张用补中益气汤；"西北人赋质既坚，体亦甚壮，冷水冷饭，不时常用，始觉快然，一用热剂，便觉口鼻双目火出，故治法与东南人迥别"，主张用黄连解毒汤合小承气汤。由此可见，地理环境固然对身体有影响，但辨明患者的体质，因人而异组方，才是中医辨证论治的核心。

这种以治法为纲领的总结方法，在后来的温病学派中进一步得到发扬。吴鞠通继承叶天士的学说，提倡以性味论治法，在《温病条辨》中归纳出 238 法、208 方。如银翘散、桑菊饮属于辛凉疏透法，白虎汤属于辛寒清气泻热法，清营汤属于清营透热转气法，犀角地黄汤属于凉血散血法，连梅汤属于酸甘苦辛法等。

2. 不惧风险，挑战危急重症。

一个杰出的临床家，不会满足于对一般疾病的治疗，而是能够迎难而上，勇攀高峰，挑战各种危急重症，甚至是不治之症。《石室秘录》一书中，留下了陈氏大量的临床经验，记录了他不断探索的足迹。

外感热病曾经是人类历史上危害最大、流传最广、历时最长、死亡率最高的疾病，《伤寒论》的问世标志着中医在 1800 年以前的东汉末年，就已经掌握了辨治流感及其他传染性疾病的重要原则和方法。《伤寒论》的 397 条原文、113 首经方介绍了六经辨证，是中医临床体系的奠基之作，张仲景也成为后世推崇的医圣。然而，由于历史条件的局限性，《伤寒论》也有不少条文只记录了当时难以救治的病症，如少阴病的六大死症、厥阴病的六大死症、阳明死症、伤寒坏病、两感伤寒、脏结、除中等，但并未给出具体的治疗方法或方药。在《石室秘录》之前，还没有任何医家对这些危急重症进行过系统研究并提供有效的治疗方药。

在本书的"伤寒门"中，陈氏详细介绍了自己创制的方剂和救治经验。少阴病六大死症见载于《伤寒论·少阴病脉证并治》的后半部分。第 295 条云"恶寒身倦而下利，手足逆冷"，陈氏用救逆止利汤；第 296 条云"吐利兼作，又加烦躁，手足四逆"，陈氏用止逆奠安汤；第 297 条云"下利虽止，头眩昏晕"，陈氏用参桂汤；第 298 条云"四逆，恶寒身倦，脉不至，不烦而躁"，陈氏用生生汤；第 299 条云"少阴病六七日，息高"，陈氏用止息汤；第 300 条云"脉沉细，但欲寐，汗出不烦，自欲呕吐，至五六日自利，复烦躁不能卧寐"，陈氏用转阳救绝汤。厥阴病的六大死症见载于《伤寒论·厥阴病脉证并治》第 344、345、346、362、368、369 条，均以严重的下利为主症，或发热、厥逆、烦躁，或汗出不止，或无脉，或脉实不虚。陈氏均以大剂量人参或合大剂量白术组方救逆，根据不同情况加枣仁、麦冬、附子、甘草、黄芪、当归、熟地、白芍、五味子、牛膝等，创制了参术汤、还脉汤、还真汤、独参汤等。脏结用散结救脏汤，除中用参苓汤，阳明死症用援脱散，伤寒坏症用救坏汤，两感伤寒用救过起死汤、救隔起死汤、救脏汤等。这些方剂皆为陈氏卓有成效的创作。

产后伤寒尤为凶险，历代很少有系统论治此病的著作。陈氏则按照六经辨证，分经治疗，组方均以养血、活血、益气、滋阴为主，避开温散，禁用寒凉，其方大多数是以佛手散、附桂理中汤加减，符合产后的实际情况，因而大部分患伤寒的产妇能够得以救治。此外，伤寒直中少阴有六大危症，中暑有八大危症，陈氏均创制了相应的救治方药。陈氏在继承《伤寒论》的基础上，大大拓展了伤寒病的研究范畴，极大丰富了伤寒病危急重症的治疗方药。

除了外感六淫导致的众多危急重症之外，对于许多急性病，如猝倒、心痛暴亡、腹痛欲死、中恶、中痰，以及中风、臌胀、痿症、癫痫等历代公认难治的内科慢性病，陈氏都提供了自己的治疗经验。

总之，针对如此众多的危急重症、疑难杂病，陈氏都逐一详细阐述了自己的学术见解和治疗经验，十分难得。尽管不一定每首方剂都施之有效，但这种勇于攻克医学禁区的精神值得后人学习。他所创制的大量新方，也值得进一步研究和推广运用。

3. 继承创新，研制大量新方。

在《石室秘录》中，陈氏十分重视传统经典名方，如六味地黄汤、八味地黄丸、麦味地黄丸、补中益气汤、六君子汤、逍遥散等，并且专门论述了小柴胡汤、补中益气汤等方的原理及加减法。在继承古人的基础上，陈氏还创制了大量新方。据笔者不完全统计，由陈氏命名的新方约有 291 首，没有命名的方剂也有 200 余首，这为中医方剂宝库增加了一大批宝藏。大部分方剂都有很高的实用价值，并且逐渐被后世医家广泛认识和运用。

以清热解毒凉血为主治疗痈疽疮疡，是本书第一大特色。卷之一《礼集》"正医法"中的清金消毒汤（金银花八两，当归二两，玄参一两，生甘草一两，麦冬一两）就是这一治法的体现。方中所用药物剂量很大，尤其是金银花用量极大，用于治疗肺经生痈疽，被陈氏列为开卷第一方。大剂量金银花在"中治法"一节中，用于统治中焦诸疮，组方散邪败毒至神丹；在"明治法"一节中，用于治疗头面上疮，组方上消痈疮散，用于治疗身上、手足之疮，组方消痈万全汤；在"下治法"一节中，用于治疗足疽，组方祛湿散邪散；在"燥症门"一节中，用于治血燥肺干而生阴疽，组方化痈汤；特别在"内治法"一节中，用于治疗肺痈、肝痈、肠痈，分别组方为救肺败毒至神丹、救肝败毒至神丹、救肠败毒至神丹，有的一剂金银花用至十两，陈氏云："惟金银花败毒又不伤气，去火又能补阴，故必须此品为君。"显而易见，以大剂量金银花为主的这一组合，在书中作为治疗痈疽毒疮的主方，被广泛运用。然而，后人误以为这一组合出自晚清鲍相璈的《验方新编》，并将其命名四妙勇安汤，写进了《方剂学》教材中。如今，四妙勇安汤被广泛运用于治疗心血管病、静脉血栓闭塞性脉管炎、糖尿病足等，但其创制者应该是陈士铎而不是鲍相璈，这是应该更正的。

以利水祛湿法治疗多种病症，是本书的第二大特色。本书第二首方分水神丹，由白术一两、车前子五钱组成，治疗水泻，以白术实大便，车前子利小便，使水液从二便分流。其源头可以追溯到宋代民间治疗水泻的秘方车前子散，陈氏又在其基础上有所创新。消水神丹则由牵牛子、甘遂组成。用甘遂逐水，出自《伤寒论》十枣汤；用牵牛子利水，出自《儒门事亲》舟车丸。陈氏各取一味，组成此方，至今临床仍然用其消除水肿。但陈氏告诫后世医家药性峻猛，须中病即止，服药期间不能食盐等，都可谓是真知灼见。治疗鹤膝风，后世方有四神煎，出自《验方新编》，适合湿热下注证。陈氏另辟蹊径，为鹤膝风属寒湿者提供了一首有效方剂，以黄芪八两、薏仁四两、茯苓二两、白术二两、防风五钱、肉桂三钱组方，益气温阳，利湿祛风。腰痛用去湿仙丹、利腰散，背痛用背疼丹，两腿酸痛用壮骨去湿丹，痛风用解湿汤，痉症用风湿两祛汤，此六者都是以五苓散化裁加减。薏仁、芡实、茯苓、萆薢、车前子是书中常用的组合，这一组合与四妙勇安汤诸药相配合，适当加减，则成为治疗湿热下注所致足疽的祛湿散邪散，治疗多骨痈疽的化骨至神丹，治疗脚胫烂疮的分湿内化丹。

以滋阴补肾之法清热降火，是本书第三大特色。陈氏常用大剂量熟地、山茱萸、玄参、麦冬、五味子等组合成方。治疗痿症久不效，用熟地一斤、麦冬半斤、玄参七两、五味子一两，水二十碗，煎六碗，早晨服三碗，下午服二碗，半夜服一碗。治疗足心发热，赤红如火，不能着地的祛火丹；治疗火盛之极，舌如芒刺的清凉散；治疗血崩之后口舌燥裂的上下兼资汤；治疗尿血、便血的兼润丸；治疗肠结的生阴开结汤；治疗小便不利的治本消水汤；治疗眩晕跌倒，昏不知人的更苏丹等 10 余首处方，均以上述组合加减。

此外，陈氏还创制了不少设计精心、结构合理、效若桴鼓的方剂，如治疗气喘的安喘至宝丹、归气定喘汤、救绝止喘汤，治疗出汗不止的止汗神丹、收汗丹、头汗方，治疗胃脘痛的散寒止痛汤、泻火止痛汤，治疗胁痛的肝肾兼资汤，治疗忧郁症的救呆至神丹，治疗精神疾病的定魂全体丹，治疗中暑的清暑至神丹，治疗水肿的运水至奇丹，治疗眼痛的明目定痛饮，治疗咳嗽的神嗽丹等。陈氏对大部分方剂都进行了详细解析，有理有据，可师可法。另有治疗吐血、衄血用生地、三七末、炮姜，治疗口疮用黄连、石菖蒲等，亦为陈氏的临床效验配伍，值得后世临证参衡。

4. 不拘一格，总结民间经验。

作为一代儒医，陈氏精于辨证论治，创制了几百首新方，他不但熟悉《内经》，擅用经方；并且十分重视民间的单方、验方。这可能与他生当乱世，遍历天下，长期寻访和接触民间验方有关。本书记载了大量有效的民间验方，这在历代综合性著作中是少见的。

在中医典籍记载中，古代最早治病的民间验方即"《内经》十三方"，有生铁落饮、左角发酒、泽泻饮、鸡矢醴、四乌鲗骨一藘茹（丸）、兰草汤、豕膏等。其中的鸡矢醴，《内经》用于治疗臌胀，民间至今仍用其治疗小儿消化不良的腹胀，十分有效。陈氏在"夺治法"一节中详细介绍了鸡矢醴的制作方法，与《本草纲目》中的记载有所不同。以马粪治疗腹痛，也是民间常用的方法，至今在西北地区仍然有人使用。在"堕治法"一节中，陈氏将炒焦的马粪巧妙地与经方枳术汤结合，并指出"马粪最能安痛，又不伤气，且又能逐邪而化物，药箱中最宜备而不用也"。在外科手术中运用麻药方止痛，很早就记载在宋代窦材的《扁鹊心书》中，其方以曼陀罗花、大麻花为主药。本书"碎治法"一节中的麻药方则以羊踯躅、茉莉花根为主，陈氏云："羊踯躅专能迷心，茉莉花根亦能使人不知，用菖蒲引入心经以迷乱之耳。不服人参可十日不醒。"在骨伤科中，运用手法正骨、使用夹板固定最早记载于东晋葛洪的《肘后备急方》。在本书"不内外治法"一节中，陈氏强调，对于手足断折必须马上正骨，用杉板夹固，其创制的内服接骨至神丹，既能有效止痛，又能促进断骨愈合。这首方剂集中了羊踯躅、自然铜、土狗、土虱子、大黄等民间治疗骨折的经验用药，至今仍然是治疗骨折的有效方剂之一。在儿科病的治疗中，以香榧子杀虫，既安全又有效，儿童易于接受。陈氏认为新生儿不肯食乳是心热所致，可用黄连煎水喂服。现今许多地方，民间保留有给新生儿服"开口连"的习俗，"开口连"的主要药物就是黄连，可以清心火、败胎毒，小儿服后不容易长疖疮、生痱子。

内病外治是中医治病的一大特色，是对内服药治病的补充，有时实际效果超过单纯的内服药。"吸治法"一节中记载，产妇胞衣不下，用蓖麻子捣烂敷贴足心，胞衣即下；由于生产用力过度，导致子宫脱垂或直肠脱垂，用蓖麻子捣烂敷贴头顶心，即能上收；头痛用蓖麻子与大枣肉捣碎和匀塞鼻，立可止痛。在"引治法"一节中，陈氏云："如人虚火沸腾于咽喉口齿间，用寒凉之药入口稍快，稍顷又甚，又用寒凉，肠泻肚痛，而上热益炽。"用附子研末，米醋调敷，贴涌泉穴，"少顷火气衰，又稍顷而热止退，变成清凉世界"。手足厥冷，则用吴茱萸末、面粉调敷涌泉穴，这种外治法，现今还在临床常用。在"水湿门"一节中，对于产妇患痢疾，呃逆不止，药水不进，陈氏主张用田螺捣烂，将麝香、吴茱萸研末调匀，外敷肚脐。在"逆治法"一节中，对于"病双蛾"（即急性扁桃体肿大），陈氏除了详细论述如何辨别虚火与实火之外，还创立急用针刺少商穴放血的方法。新生儿脐水不干，陈氏主张用车前子炒焦外敷，显效。陈氏创制的冰砂丹，即冰硼散，至今仍然广泛运用于临床，是治疗口腔溃疡等疾病的重要中成药。这些外治方法都来自民间，非常宝贵。

在"论瘟疫"一节，陈氏提供了一个民间预防瘟疫的方法，"用贯众一枚，浸于水缸之内，加白矾少许，人逐日饮之，则瘟疫之病不生矣"，至今仍然有人运用。如《东北常用中草药手册》中记载："贯众放在水缸中，饮用其水，预防流行性感冒、感冒、流行性脑脊髓膜炎、麻疹。"由此可见，用贯众防疫这种民间方法，既有历史渊源，又有现实意义。

食疗也是陈氏非常重视的民间验法。如对于胃脘痛属于虚寒证的治疗，书中提供了2首食疗的方药。其一是用肥鸭一只，以人参、白术、肉桂塞入鸭腹内，煮烂加调料服，名五香散；再者可以用猪肚、肥鳗分别配以莲子肉、小茴香等药材煮食。在"深治法"一节中，针对虚劳、痨瘵等深重的慢性病，陈氏除了用麦味地黄丸、龟鹿二仙膏加减调补之外，还开具了一首食疗方作为辅佐治疗，方即芡实、山药、薏仁、茯苓、莲子、糯米、人参、白糖，打粉冲服，或做成元宵常服。

在"奇治法"一节中，陈氏搜罗了47则临床少见怪病的奇特治法，包括《三国志・华佗传》中的若干则，数量之多，是历代综合性方书中少见的。其中，有的可以找到合理的解释，如舌头出血治以六味地黄汤加槐花，舌头囊缩不出治以附桂理中汤，脚板色红如火治以祛火丹等。大部分现今临床少见，但不能都认为是荒诞不经，或者当作迷信看待。作为一个临床医生，增长见闻，录以备考，很有必要。

三、学习要点与注意事项

作为一本综合性中医著作，《石室秘录》的学术成就无疑是很大的。全书文字优美，基础理论丰富，逻辑性强，说理充分，实用价值很高。此书最大的亮点在于方剂，无论是陈氏从民间经验中提炼出来的单方、验方，还是他自己创制的数百首方剂，大部分是从临床实战中磨砺出来的，而且能够经受得起后世的考验。

然而，此书尚有许多不足，阻碍了后人对其进一步认识。其一，托梦岐伯、仲景、华佗、孙思邈等，对于方药的治疗效果有过分渲染、夸大其词的表述。后世看重实事求是的医家对此颇有异议。但书中并无荒诞不经的内容，我们应当理解陈氏所处的历史环境和他不得不这样做的缘由，不能以词害意。其二，以治法为纲，不以病症为纲。这虽然是陈氏的一种创造，但是也带来一些弊端。例如，有的治法从逻辑上来说不符合标准。如"缚治法"，即将患者绑缚起来，进行外科手术或心理治疗。这只能说是一种辅助治疗的手段，不能说是一种治法。在总的64对128种治法中，类似"缚治法"的不妥有好几处，有的是勉强凑对。如"明治法"一节，主要介绍头面、手足、全身生疮的治法，因为这些疮疡都生在身体明显的部位，所以叫"明治法"，这是为了与前面治疗妇科隐疾的"暗治法"相对应。如此就产生了一个问题，即同一种病症，分散在许多治法之中介绍，学习者一时难以了解全貌。例如，对疮疡的治疗，除了"明治法"之外，在"正医法""中治法""下治法""燥治法""奇治法""内治法"中均有记载。其他如对腰痛、头痛、心痛、腹痛、汗出、喘咳、吐泻、水肿、痿症等病症的论治都分散在各治法章节中。在学习时，必须注意到这个特点，前后对照，首尾兼顾，才能全面把握。其三，有某些地方值得商榷。如在"初治法"一节中，治疗伤寒初起的伤寒汤，明显方证不符。在"终治法"一节中，对于伤寒、中暑、中风、中湿的善后治疗，完全是从五行生克的概念出发来制定处方，脱离了临床实际。在"内伤门"一节中，用抑火安心丹治疗猝倒不知人，抑火安心丹即人参白虎汤的变方，而原文云"更有胃气过热，不能安心中之火，而猝倒者，亦阳虚也"，将其病机归为阳虚，似乎不妥。此外，为了迅速取得疗效，书中不少方剂中的药量偏大，在现今临床运用中，应根据患者的具体情况适当调整。

总之，作为一个杰出的临床家，陈士铎不仅具有深厚的文字功力、中医理论根底，而且具有积极的创新思维。在《石室秘录》中，他第一次尝试以治法为纲，以病症为目，来总结临床经验。他敢于挑战各种疑难杂病、危急重症的精神，他重视民间经验的虚心态度，都值得我们学习、继承和发扬。特别是他为我们提供的 500 多首治疗方剂中，还有些没有得到充分的认识与运用，需要当代医家继续挖掘并验之临床。

彭　坚

2020 年 2 月

叙

　　邗江与余共晨夕，瀹茗论心之外，偶一言及《石室秘录》，是书无法不备，无法不妙。余犹未之深信。及投我一函，展阅所载，果见其治法，内外之理咸备，正反之论有条，缓急奇异之推求，各尽其极，而后叹斯人之用意良厚且周也，可云实获我心矣！用是告之同人，愿咸有一帙，以备不时检阅，斯亦如窗铭座范，格语正言，居家之不可少者。惜乎刊刻岁久，字迹模糊，甚为扼腕。倘一字舛错，皆系药名，一制一引，攸关经脉。因而较核从新之念，不觉有动于中，遂将原本考核重镌，一字一句，不敢妄为增减。仅增入"回生丹""胎产金丹"，此皆屡试屡验之方，载入胎治之后，公诸同好。至斯编之用药正大，立方神奇，有识者所共赏焉，余不赘述。第检方必须对症，病势脉理与方孚合，即依剂分两用之，无不神效。倘脉性病症似是而非，妄投药剂，是临症不详慎之疚，而是书不受过也。览斯编者，乌可不审视明辨乎？其或诸方因是书而呈功，是书因再刻而流远，诚厚幸也。夫流之既远，好之必众，倘历年既久，而字版复有磨灭，不得不有望于同志同好者重新梨枣，庶几前贤辑方济人之心，可以历久而不坠也夫。

时雍正八年八月望日宛平马弘儒濂臣甫题

序 ⊛

　　医道大矣哉！非学博天人，非理穷幽秘，非传得异人，则不可以谈医。甚矣！医道之大而难也。远公陈子，幼读班、马之书，长习黄、岐之教，且性喜好游，足迹几遍历宇内，然而见闻不广，所见者不过世上之文，所闻者不过时师之语。欲匠心自师，以求刀圭之获效，虽所在奏功，终焦劳无术，仰天而叹，有以也。康熙丁卯夏秋之间，过我于玉河之西，初不知我为天上人也。与之辨难《内经》诸书，多未曾有。余出《秘录》示之，乃手抄行箧，慨然以著书为己任。余笑曰：君之志则大矣，而君之学则未也。远公愀然曰：我安得读尽碧落秘函，以救天下哉？余乃于袖中出此书与观，目瞪口呆，不敢出一语。余乃细加指示，尽传无隐。因戒之曰：子得此书，可以著书矣。而远公犹以未足也。余又为之辨难《内经》者一月，陈子改容而谢之曰：吾今而后，不敢以著书让之后世也。余亦欣然色笑，遂将《石室秘录》令抄录一通，存之箧中，以备著书时之考稽也。第是书奇怪，世多不识，倘以此治人之症，未免惊愕欲走，吾传之以见天地之大，何所不有？正不必执此以治天下人，使人疑惧而动其议论也。因序数语于前，以警陈子远公也。

　　天师岐伯职拜中清殿下弘宣秘录无上天真大帝真君岐伯书于玉河之南。

时康熙丁卯冬至前一日也

序

嗟乎！何医道之大也，精也，神也！然大而不知其大，精而不知其精，神而不知其神，则犹之不大、不精、不神也。陈子远公，喜读岐黄之书，三十年于兹矣！于《内经》治法实能窥奥，而叹医道之不多法门也。人之病，苦患多；医之道，苦患少，有以哉！丁卯仲冬著书玉河之南，逢岐伯与余为之辨难，惊怪诧异，因慨然曰：安得天上奇书秘录，以活后世哉！岐伯乃传此书廿四法，而远公又请，每思一法，岐伯即传之一法，思之，思之，神鬼通之，非陈子之谓欤！今其书现在，皆世所未见，诚恐旨意深邃，方法过奇，虑人之不信之，又请余发明。余嘉陈子活人之心，无有尽期，乃逐门又尚论之，以见医道之大而精，精而神也。合而刊布天下，使世知天地之间，何所不有。有陈子之好善不倦，即有天上人乐为之传术无已也。吾愿天下人尽读兹编，研几深入，无再误天下人也。陈子请序，书之异时云。

汉长沙守张机职拜广德真人题于玉河之南
时康熙丁卯冬至后十日也

3

石室秘录序

　　尝稽天下事，可传而不传者，何可胜道！可传而不传而或为人憾，或人不为憾者，何可胜道！华元化青囊书，嵇叔夜广陵散，二者之不传也，人恒憾之，吾独谓有可憾，有可不憾。今夫琴，雅乐也；医，仁术也，而皆本于先王。嵇子少好音声，长而玩之，自期导养神气，宣和情志，而身则不免焉，毋乃稍远于先王之遗音乎？虽不传，奚憾。华君继卢扁诸公而起，独成神奇，能使痿者振，弱者强，枯者泽，瘠者肥，危者安，殇者寿，夭者生。其学祖轩黄，根于《素问》《内经》，此诚守先王之道以待来兹，以利济斯民者也，不可不传也。惟不传，故憾。昔昌黎有言曰：莫为之后，虽盛而弗传。袁孝己尝从嵇生学琴矣，嵇吝勿与，是广陵散之不传，非无传人而不传也。华君授书狱卒，狱卒疑畏焚之，是青囊书之不传，时无传人，斯不传已。嗟乎！士不抱倜傥特达之才，一旦激于义烈，奋不顾身，名垂宇宙，而其呕心之所著述，曾不克留后来者之一目，此其郁勃之气固结乎？古今人物，谁为之解，而谁为之释？迨越数百千年，忽有好学深思如远公陈子者，闻风而慕，诚求而得，取淹没久远之遗文，表章而出，更阐扬其所未发，谓非旷代一知已哉。第指迷自吕祖，启函自天师，辨难参订自真人，迹近怪异，或疑其说荒渺为不可据矣。乃吾三复斯编，立方固奇，而立论甚正。聚数贤之心思，发古今之精灵，审疾疢之几微，定医治之龟鉴。自来医书亦滋多矣，譬入龙宫海藏，珍宝杂陈，取舍安决？未若斯录，开卷了然。故诚信而刊布，以传海内，共欣赏也。方今圣人在上，恭己垂裳，过化存神。黎民固已风动，万邦固已协和，灾祲疠疫，尽为盛德大业之所销息，然犹朝夕乾乾，轸念疾苦，虑无一夫之不获而后即安。设是书梓而果行耶，家弦户诵，贤智神明而通变，中材亦遵守而步趋。偶试偶效，再试再效，历久历试，万不有一失焉。则所以仰佐至治者，寿世寿民，岂其微哉。夫事不能传之于先，犹能传之于后，后先不同，传则一也。华君得陈子而传矣，天师真人得华君抑又传矣。世之览者，不以为陈子所受之书，直以为华君未焚之书，恍乎师友，晤对一堂，须眉飞动，而耳提，而面命，而口授也。然后信《青囊》一书，术足以仁民利物，究不等于广陵散之无传也。华君在天之灵，吾知其无憾也已。

时康熙二十八年岁次己巳仲秋上浣之吉
义乌后学金以谋孝苣氏敬题

今上戊辰二月，花朝后三日，远公陈子将岐天师《石室秘录》请序于余，余读之惊异，叹医道之神而奇也。夫医至起死，奇矣！而兹编实不止此。其文肆而醇，其意深而旨，乃性天之学，非刀圭之书也。陈子学博天人，理通神鬼，人得此编之秘，何患医道之不入于化乎！而陈子不然，长跽而请予曰：习医救一人，不若救一世也；救一世，不若救万世也。亦何言大而心善乎？吾尼山立教，不过救一世为心也。己立立人，己达达人，未尝教人施德于万世。然而尼山之书，垂之至今，虽谓之救万世可也。今陈子注《素问》《内经》，余叹其有志未逮，乃以华元化青囊术动之。陈子愀然曰：吾安得此天上奇编读之乎？余乃正襟而训之曰：予欲注《素问》乎？舍青囊术何以著书尚论为耶？陈子忧之。而余曰：无忧也。吾当召岐天师尽传之。盖《青囊秘术》华君原得之岐天师者也。陈子载拜受教。余乃邀天师至燕市，而天师又邀仲景张公同游客邸，晨夕往还，罄传方法，共一百二十八门，名曰《石室秘录》，即青囊之术也。无方不神，无论不异。陈子得之，乃决奥阐幽，肆力于《素问》以大壮其文澜。而陈子尤以天师传之未尽，更求仲景张公为之发明，以补天师之所略。又请于天师，召华元化，质今昔之异同，华君又罄传之毋隐。今其书俱在，陈子不乐自秘，欲公之万世，不欲仅活一世之人已也。与尼山己立立人、己达达人之心，不千古相同乎？但陈子苦于客贫，不能速授梨枣，然而其言之大，其心之善，实觉覆被万世也。陈子仍存之，以待世之好善如子者，斯可矣。余因陈子请序，遂题数言于前。亦以劝天下好善之君子也。积善必有余庆，吾于陈子见之，吾不愿只陈子一人见之，天下人亦可闻吾言以自勉于为善，毋让陈子独为仁人也。

吕道人题于燕山

天有奇文，地有奇事，人有奇病，不可拘也。欲治其病，不可以常药治之。有正医，有反医，有顺医，有逆医，有内治，有外治，有完治，有碎治，有大治，有小治，有生治，有死治，有上治，有下治，有中治之分；有先治，有后治，有急治，有缓治，有本治，有末治之异，共一百二十八法。

正医法

论肺经生痈　论久咳服气法　论水泻　论血痢
论水肿　论两胁胀满吞酸吐酸　论腰痛　论怔忡不寐

岐天师曰：凡人有病气喘呕咳者，乃肺病也。肺乃金脏，又娇脏也，居于心之上，瓣如莲花，色红蒂紫，咽管之下即是。肺经司气之出入，不容食物。咽之上有胃厌在，即小舌头也。胃厌遮住咽门，饮食之类始能直入食管而下通于胃。倘人饮食之时多言，胃厌不及遮咽门，设或米食之类入于气管，则必咳不已，可见气管不容一物，可知药亦不能直入也。治肺之法，正治甚难，当转以治脾，脾气有养则土能生金，咳嗽自已。故五脏之中，除肺一经之外，俱可正治，独肺经不可正治。然则肺经生痈疡，何以治之耶？【清金消毒汤】用：

元参－两　生甘草－两　金银花八两　当归二两　加麦冬－两

水煎服。数品中，惟麦冬乃清肺火之品，余俱入脾、入肝、入心之药，而用之者何也？盖入肝则平木，而不必肺金用力以制之，则肺金得养矣；入脾则脾土能生肺金，而肺金又得养矣；入心则心火不凌肺金，而肺金又得养矣。虽前药乃治心、治脾、治肝之药，似乎隔一、隔二、隔三治法，其实乃正治肺金也。

雷公曰：我意方中加白芍三钱更妙，平肝火，使心火弱，不来克肺也。

长沙守仲景张公曰：肺经固是娇脏不可容物，然未尝不可容气。人有久嗽不已，服诸补肺之药不效者，遵岐天师之法治之，无有不愈。但只服汤药，而不以气入咽门，则肺金终难速愈。法当用女子十三岁者，呵其气而咽之。每日五更时，令女子以口哺口，尽力将脐下之气尽送病人口中，病人咽下一口，即将女子推开，不可搂抱在怀，恐动相火也。每日止可呵一口，自然服药有功。但呵气之时，切戒不可少动欲心，一动不特无益，而有害矣。只可一口二口，恐女子有病也。

天师曰：脾经之病，如水泻，乃脾气不温；血痢，乃过于燥热，而成此症也。水泻，【分水神丹】用：

白术一两　车前五钱

二味煎汤，服之立效。

血痢不同，有腹痛不痛之分。痛者乃火热也，【神丹】用：

归尾一两　黄连三钱　枳壳三钱　白芍一两　广木香二钱　甘草一钱
萝卜子二钱

水煎服。

不痛者，乃寒也。【神丹】

白芍三钱　当归三钱　萝卜子三钱　枳壳一钱　槟榔一钱　甘草一钱
水煎服。

水泻者，乃一时水气侵脾，故倾腹而出，用白术以利腰脐之气血，用车前以分消其水势，此正治之法也。

张公曰：白术、车前利腰脐而消水气是矣。然而白术亦能健脾，脾健水湿自分，原不必借重车前，车前能通窍而安脏气，亦不止分消已也。脏安则水湿之气自消，各有专能，又能分助，所以奏效如神耳。

天师曰：血痢者，乃肝经来克脾土也。虽因脾土之湿，又加暑热暗侵、瓜果内伤所致，然终因肝木太旺无制，凌脾土而然也。故方用白芍、当归滋肝而平木，肝木得养，不来下克脾土，则土亦得养，而血痢自痊矣。

张公曰：血痢虽有痛、不痛之分，其实皆火邪而挟湿气也。论理，二方俱可通治，而天师分别痛、不痛之分，乃慎之也。二方出入加减，各为神效，正不必畏首畏尾。一用之于痛，一用之于不痛也。盖火邪带湿气，居于肠脾之际，不得奔下，未有不急而后重者。妙在用当归、白芍滑而利之，则火邪利于直下，不只平肝木而救脾土也。

天师曰：水肿之病，亦土不能克水也。【消水神方】方用：

牵牛三钱　甘遂三钱

水煎一服，即大泻水斗余，臌胀尽消。雷公曰：此方固神奇，俱各用三钱似太多，减去各一钱，则不过猛矣。病去而不伤本，病未尽去可以再进，亦不失中和之道。此则直夺其水势，而土得其平成矣。但二味药性峻烈，过于猛矣，人疑非正治之法。然水势滔天，必开决其水口，则水旋消。此二味之中病源，妙在猛矣。等服此二味之后，切不可食盐，一食盐，则前病重犯，不可救矣。此乃不知禁忌，自犯死症，非药之故也。今人一见牵牛、甘遂，视为必死之品，过矣！水肿之病，必须以手按足而如泥者，始可用此二味正治。【何言之当也。】否则按之不如泥，随按而皮随起者，非水也，当作气虚、肾虚治之。不可以此二味轻投以杀之也。

张公曰：水肿治法甚多，独此二味奇妙通神。其次用鸡屎醴，然鸡屎醴终不若此二味之神。盖鸡屎醴有毒，而此无毒也。牵牛性虽猛，得甘遂而迟矣；甘遂性虽缓，得牵牛而快矣。两相合而两相成，实有妙用。此方盖余方也，天师取之以救天下，余何可自立而誉之？

止言其相成有如此。

心经之病，怔忡不寐等症，乃心血少也。【安寐丹】方用：

人参三钱　丹参三钱　麦冬三钱　甘草一钱　茯神三钱　生枣仁五钱
熟枣仁五钱　菖蒲一钱　当归三钱　五味子一钱

水煎服。此方之妙，妙在生、熟枣仁各五钱，而以诸补心之药为佐使。盖枣仁乃安心止不寐之圣药，生用使其日间不卧，熟用使其夜间不醒也。日夜既安，则怔忡自定，又何必用虎睛、琥珀、丹砂之多事哉！

肝经之病，两胁胀满，吞酸吐酸等症，乃肝木之郁也。正治之法，【气爽丹，妙。】方用：

白芍五钱　柴胡二钱　炒栀子一钱　苍术一钱　茯苓一钱　神曲五分
半夏一钱　甘草一钱　丹皮三钱

水煎服。此方之妙，妙在用白芍、丹皮、柴胡也。盖三味乃肝木专经之药，而芍药尤善平肝，不去远凌脾土，土得养而木益舒，木舒而气爽，痛自除，吐自止也。

肾经之病，如腰痛之症，用：

杜仲一两　破故纸五钱，各盐水炒　熟地三两　白术三两　胡桃二两

各为末，蜜为丸。每日饥而服之，白滚汤送下一两，服完自愈。此方之奇，奇在白术乃脾经药也。何以为正治肾经？不知白术最利腰脐，腰脐利则水湿之气不留于肾宫。又用熟地、杜仲纯是补水之药，而胡桃与破故纸同用，又有相济之功。补肾火以生肾水，谓非正治得乎！岐天师不讲者，未必非留以待我补，余所以又补心、肝、肾三法，愿人细思而用药也。

华君曰：是传予文也，无方。

孙真君曰：治肺有隔一、隔二、隔三之治，其实原正治肺经。此种议论，大开聋瞆，凡肺病皆宜如此治之，勿谓天师专治肺痈立论，而不通于凡治肺病也。

按血痢症，张公概指为火邪挟湿，此特就壮实人之血痢言之也。

然内伤劳倦，与中气虚寒人，脾不摄血，往往脾湿下乘而成血痢。每以理中汤加木香、肉桂，补中益气汤加熟地、炒黑干姜治之而愈。但火邪之血，色必鲜红，脉必洪缓。口必消渴而喜饮冷，小便必热涩而赤浊。内伤之血，色必鲜而紫暗，或微红淡白，脉必微细而迟，或浮涩而空，口不渴，即渴而喜饮热汤，小便不涩不亦，即赤而不热不浊可辨。李子永识。

昔贤论肿症，与此不符。大概以随按而起者为水肿，按肉如泥者为气虚。附之以俟临症者之自考。李子永识。

【点评】本节介绍了肺、脾、心、肝、肾五脏9种病的正医法。所谓正医，即直接医治本脏之病。

肺经病以咳喘为主要症状，文中描述了呼吸道与消化道的区别。陈氏认为药物不能直接进入气管，故肺经正治很难，但可以采用吐纳的方法，以气治气，即让13岁女子每天五更时口对口为患者输气。此法在今人看来，似乎荒诞，不能真正解决问题，但也揭示了人工呼吸和输氧对患者有救治作用这一事实。文中还介绍了肺痈的治疗。肺痈的治法，最早见于《金匮要略·肺痿肺痈咳嗽上气病脉证并治》，初期用葶苈大枣泻肺汤，脓成用千金苇茎汤。陈氏介绍了自拟方清金消化汤：元参一两、生甘草一两、金银花八两、当归二两，加麦冬一两，即四妙勇安汤加麦冬。多数学者认为四妙勇安汤出自晚清鲍相璈的《验方新编》(1846)，从上文记载来看，此方在《石室秘录》之前就已经有了。四妙勇安汤具有益气活血、凉血解毒、通络作用，加麦冬对肺痈有效。不仅如此，我在临床，用该方治疗血管炎、结节性红斑、下肢静脉堵塞、冠心病心绞痛等，凡属于内有瘀热的，均有疗效。

脾经病介绍了水泻、血痢、水肿的治疗。治疗水泻的主方为分水神丹，此方仅白术、车前子两味药。白术是古代用于健脾燥湿的主要药物，治疗腹泻的功用众所周知，而车前子有育阴、滑窍、利小便的作用，很少用于治疗水泻。但据《本草纲目》记载，"欧阳公（宋代大文学家欧阳修）常得暴下病（水泻），国医不能治，夫人买市人药一贴，进之而愈。力扣其方，即车前子一味为末，米饮服二钱匕。云此药利水道而不动气，水道利则清浊分，而谷藏自止矣"。民国时期名医张锡纯的《医学衷中参西录》，也有类似的医案。之所以叫"分水神丹"，是因为白术实大便，车前子利小便，二者合用可使水分别从二便分流，可迅速止泻。陈氏对血痢的病因、病机认识，与历代相同，所用处方没有命名，方中以大剂量归尾、白芍和血，以黄连清热燥湿，枳壳、木香、萝卜子理气消胀，甘草和中，是一首正治血痢的方剂。治疗水肿的消水神丹由牵牛子、甘遂二味药组成。用甘遂消水，出自《伤寒论》十枣汤；用牵牛子利水，出自张子和舟车丸。陈氏从二方中各取一味，用药峻猛而组方简练，临床可师可法。以手按足是否如泥作为判断水肿的方法；提出水肿不宜食盐；认为消水神丹药物偏于峻猛，须中病即止等都很有道理。然而陈氏认为牵牛子性猛、甘遂性缓，则不准确。实际上恰好相反，甘遂有强烈的泻下消水的作用，不可久服，为药房控制使用的药物，牵牛子则药性缓和得多，20世纪曾经有治疗肾病水肿的单方流传，即一味牵牛子为末口服，有一定疗效。

心经之病，以怔忡不寐为主，用安寐丹养血安神，方中生枣仁与熟枣仁同用。陈氏提出"枣仁乃安心上不寐之圣药，生用使其日间不卧，熟用使其夜间不醒"，深得后世医家的赞赏与效法。肝经之两胁胀满，吞酸吐酸等症，乃肝木之郁，用气爽丹疏肝解郁，此方即丹栀逍遥散加减。肾经之腰痛，以《局方》青娥丸加减。

总之，陈氏对五脏之病的正医，大多以古方为主，结合自己的经验，适当变通，临床可以效法。

反医法

论发狂见鬼　论发狂不见鬼　论中风堕地　论卒倒不知人

天师曰：凡人有病发狂，如见鬼状，或跌倒不知人，或中风不语，或自卧而跌在床下者，此皆正气虚而邪气犯之也。似宜正治邪为是。然而邪之所凑，其气必虚，不治其虚，安问其余？此所以急宜固其正气，而少佐以祛痰、祛邪之药为妙。如发狂见鬼者，乃虚也。【祛狂至神丹，方妙。】方用：

人参一两　白术一两　半夏三钱　天南星三钱　附子一钱

大剂灌之，狂自定矣。或倒不知人，乃气虚也。亦以前方主之。或中风不语者，以人参一两，天南星三钱，生半夏三钱，生附子一个，名为**三生饮**，急灌之。又自卧跌床下者，即中风类也，又名尸厥，亦以三生饮救之。

发狂不知人而不见鬼者，乃热也。不可与前汤。此见鬼为虚，而非实热。方用人参，同入祛痰祛邪之药内，乃因其反而反治之也。

跌倒不知人，虽因气虚，然未有无痰而能跌倒者，即跌倒亦未有不知人者，故必须祛痰，而佐以助正之药，此前方之所以可兼治之也。

中风与堕地之症，纯是气虚。气虚之人未有不生痰者。痰重，卒中、卒倒，有由来也。然则徒治其痰而不补其气，即所以杀之也。三生饮妙在用生人参一两，用生附、半夏、南星祛痰荡涤之药，驾驭而攻之。譬如大将登坛，用虎贲之士以扫荡群妖，必能活生人于杀人之中。【绝妙。】若徒正治其邪而不反治其本，则十人九死，冤鬼夜号，谁之咎欤！

张公曰：发狂见鬼，明是虚而痰中之，用半夏、南星、附子以祛痰，不用人参、白术之多，何以驱驾之而成功哉？此方之妙，不特治发狂见鬼如神，而治中风不语，卒倒不知人，亦神妙之极。盖气虚而后痰中也。岐天师分晰甚精，又引三生饮以治中风等症，其实前方除发狂不见鬼不可用此方，其余无不可治，正不必又用三生饮也。然三生饮亦是奇方，亦可采用之。总之，斟酌于二方之间，无不可起生人于死人之中也。

发狂不见鬼，明是内热之症，岐天师不立方者，待余补之也。方用：

人参三钱　白芍三钱　白芥子三钱　半夏三钱　天南星三钱　黄连二钱
陈皮一钱　甘草一钱

水煎服。此方妙在用黄连，盖厥深则热益深，去其热则厥自定。黄连入心，引诸补心之味，同群共济，或补或泻，譬如人家相争，嚷于一室，亲朋各为劝解，自然怒气平而悔心发。黄连之用于补剂之中，正此意也。

华君曰：是传予之文，无有他方。我尚有数语，请载于后：中风等症，非大加人参以祛驾其邪，则痰不能开而邪不能散。方中妙在用人参至一两，始有力量，否则少用反为痰邪所使，又安能助制附子，以直荡群妖哉！

雷公曰：妙极，各阐发无遗，无可再谈。真圣人之言。李子永识。

【**点评**】本节介绍了发狂见鬼、发狂不见鬼、中风、堕地不知人等病的治法。以今天的眼光来看，这些病症多属于精神疾患和脑血管病，古人多责之有痰。化痰当为正医法，而陈氏引用《黄帝内经》"邪之所凑，其气必虚"之说，认为应当"急固其正气，而少佐以祛痰、祛邪之药为妙"，故称作反医法。祛狂至神丹是陈氏自拟方，即六君子汤合人参附子汤去茯苓、陈皮、炙甘草。三生饮出自《局方》，为后世广泛运用，治疗中风倒地，面色晦暗，痰声辘辘，舌淡多涎，脉滑，确有疗效。陈氏认为发狂见鬼为虚证，不见鬼为实证，虚证才能用祛狂至神丹。以能否见到鬼为判断虚实的标准，可能出自陈氏的个人经验。除此之外，还应当从脉舌、大小便的情况综合分析，辨证才能准确无误。

顺医法

论气虚　论胃虚

天师曰：凡人有病气虚者，乃身子羸弱，饮食不进，或大便溏泄，小便艰涩。方用：

人参—两　茯苓三钱　白术五钱　陈皮—钱　甘草—钱　泽泻—钱　车前—钱

水煎服。此乃病欲下行，而随其性而下补之也。方中人参为君者，开其胃气，胃为肾之关，关门不开，则上之饮食不能入，下之糟粕不能出。妙在用人参以生胃土，而茯苓、车前以分消水谷也。且胃之性最喜温和，不喜过湿，湿则必上壅呕，下积而泻矣。今顺土之性而温补之，则饮食自进，而大小便各安其位矣。

张公曰：此方生胃土以消水谷，谁曰不然。然而不止生胃土也，且能健脾，脾健则胃气益开，而胃气益壮。方中最妙用白术也，白术上利胃而下健脾，且能祛湿以生肾。有此大功，则大小便得脾肾之气而能开能合，下既通达，又何患饮食之不进乎！吾见其饱食而无碍也。

服前方而不愈者，兼服八味丸以补土母。盖八味丸最能实大肠、利膀胱也。李子永识。

【**点评**】本节介绍了胃气虚的治法。"肾为胃之关"是中医界耳熟能详的术语，出自《素问·水热穴论》，书云："肾者，胃之关也，关门不利，故聚水而从其类也。上下溢于皮肤，故为浮肿。浮肿者，聚水而生病也。"主要论述了水肿病的发病机制。陈氏别出心裁地提出了"胃为肾之关"的观点，认为"关门不开，则上之饮食不能入，下之糟粕不能出。妙在用人参以生胃土，而茯苓、车前以分消水谷也。且胃之性最喜温和，不喜过湿，湿则必上壅呕，下积而泻矣。今顺土之性而温补之，则饮食自进，而大小便各安其位矣"。因为是"顺土之性而温补之"，故称之为顺医法。此方即异功散健脾祛湿，加泽泻、车前子利尿，则大便溏泻、小便艰涩得以消除。此方临床有效。

逆医法

论气喘上逆　　论双蛾　　论肾虚大吐

天师曰：凡逆症甚多，不止厥症一门也。如气喘而上者，逆也。人以为气之有余也，殊不知气盛当作气虚，有余认作不足。若错认作肺气之盛，而错用苏叶、桔梗、百部、山豆根之类，去生便远。【安喘至圣丹】方用：

人参一两　　牛膝三钱　　熟地五钱　　山茱萸四钱　　枸杞子一钱　　麦冬五钱
北五味一钱　　胡桃三个　　生姜五片

水煎服。【雷公曰：妙极。然天师只言肺经之虚、肾水大耗之气喘也，而未尝论其肾火之逆、挟肝气而上冲之气喘也。虽其症轻于肾水大耗之病，而气逆作喘则一也。病甚则有吐粉红之痰者，此肾火炎烧，肺经内热，不能克肝，则木寡于畏，龙雷之火愈为升腾，法当清其内热。方用：地骨皮一两，沙参一两，麦冬五钱，白芥子二钱，白芍五钱，甘草三分，桔梗五分，丹皮二钱，水煎服。方名清热止喘丹。此方之妙，妙在地骨以清骨髓中之内热，沙参、丹皮以养阴，白芍以平肝木中之火，麦冬以清肺中之火，加甘草、桔梗引入肺经，则痰嗽自除，而气喘亦定。】此方绝不去治肺经，而正所以治肺也。盖人生肺气，夜卧必归气于肾中，此母居子舍之义也。今因色欲过度，肾水大耗，肺金日去生之，久之则不特肾水虚，而肺金亦虚。譬如家有浪子，日费千金，母有积蓄，日日与之，倾囊倒箧，尽数交付其子，后将安继？是子贫而母亦贫矣。一遇外侮之侵，将何物解纷？而外侮又复恐吓之，逃之子舍，以避其锋，其子家贫困，无以奉母，又必仍复还家，以受外侮之凌逼，势不至不死不已。今肾水既亏，而肺金又耗，外受心火之伤，中受肝木之横，脾土又下，不来生水，则转辗难藏，于是仍返而上喘，幸有一线元阳未绝，所以不死。苟不大剂急救其肾，使贫子来偷窃，又何以肺金有养哉！况贫子暴富，不特母家亦富，而外侮亦不敢欺凌矣。此不治肺，正所以治肺也。或疑人参乃肺脾经药，既宜补肾，不宜多用人参。不知肾水大虚，一时不能骤生，非急补其气，则元阳一线必且断绝。况人参少用则泛上，多用则下行。妙在人参用至两许，使其下达病源，补气以生肾水。药中熟地、山茱萸之类，同气相求，直入命门，又何患太多之病哉！若病重之人，尤宜多加，一两尚欠也。但喘有不同，有虚有实。初起之喘多邪实，久病之喘多气虚。邪实者，喘必抬肩；气虚而喘者，微微气急耳。余所论乃久病之喘。若初起之喘，如四磨、四七汤，得一剂即止，此病逆而药亦逆之也。

张公曰：肺金补子之义，已讲透彻无遗。余再出一论以广之。肺气既弱，自然不能克木，肝木无制，必然气旺，气旺必来凌脾胃之土。脾胃既受制于肝木，则何能来生肺金耶？方中十剂之中，或间加柴胡五分，白芍五钱，熟地倍加一两，同前方煎饮。未必无小补也。盖欲平肝，自必旺其土，土旺则金有不生者乎？此亦反治之义耳。【孙真人曰：何论之奇辟乃尔，我有一奇方以附后。】

天师曰：更有人病双蛾者，人以为热也。喉门肿痛，痰如锯不绝，茶水一滴不能下咽，岂非热症？然而痛虽甚，至早少轻；喉虽肿，舌必不燥；痰虽多，必不黄而成块，此乃假热之症也。若以寒凉之药救之，下喉非不暂快，少顷而热转甚。人以为凉药之少也，再加寒凉之品，服之更甚。急须刺其少商之穴，出血少许，喉门必有一钱之路开矣。【消火神丹】急以：

附子一钱　熟地一两　山茱萸四钱　麦冬三钱　北五味二钱　牛膝三钱　茯苓五钱

煎服。下喉一声响亮，其火势热症立时消散。盖少阴之火，直如奔马，凡人肾水大耗者，肾中元阳不能下藏，盖无水以养火而火必上越也。日日冲上，而咽喉口小，不能任其出入，乃结成肿痛，状似双蛾，实非双蛾也。方中妙在用附子辛热之药，引龙雷之火下藏于窟宅。夫龙雷之火乃相火也，喜水而不喜火，故药中熟地、山茱之类，纯是补阴之味，使火有所归而不再沸，此因其逆势而逆导之也。

喜水而不喜火。喜水者，真阴之水也，而非寒凉之水；不喜火者，不喜邪气之火也，而非辛热之火。

日重夜轻，治之最易。用：

山豆根三钱　半夏一钱　桔梗三钱　甘草一钱

治之，一剂立愈，而非逆症可比耳。

张公曰：阴虚双蛾之症，余更有治法，用附子一钱，盐水炒成片，用一片含在口中，立时有路可以用汤药矣。后用八味丸一两，白滚水送下，亦立时而愈。可与岐天师方并传。

天师曰：更有大吐之症，舌如芒刺，双目红肿，人以为热也。不知此乃肾水干槁，火不能藏，水不能润，食入即出耳。法当用六味地黄汤一料煎服，恣其吞饮，则余火下息，而饮食可入。盖胃为肾之关，胃中之火必得肾中之水以润之。肾水耗，不能上润脾胃，则胃火沸腾，涌而上出，以致双目红痛，舌如芒刺也。但此症时躁时静，一时而欲饮水，及至水到又不欲饮，即强饮之，又不十分宽快。此乃上假热而下真寒也。理宜六味地黄汤内加附子、肉桂，煎汤与饮，始合病源。【孙公曰：真绝奇之论。】而今止用六味地黄汤者何？盖肾虽寒而胃正热，温肾之药必经过胃经，热性发作，肾不及救，而胃反助其邪火之焰，则病势转添。不若竟用六味地黄汤，使其直趋肾宫，虽经过胃中，不致相犯；假道灭虢，不平胃而胃自平矣。此亦逆治之法也。

张公曰：余立地黄丸，原所治武帝之消渴也。不意可以治此等之症，实有奇功。今又得岐天师畅为发明，将方之功效，尽情表出，余之幸也，不独余之幸也，愿世人留意。此可治上假热而下真寒者，无不神妙，奏功如响，非唯大吐之症宜之耳。

华君曰：是传予之文，而子之文更多，可喜也。然予更有数语：双蛾阴症，最难治而最易治也。不知其窍而最难，知其法而最易。予常为人治此病，用附子一枚，以盐一合，水煮透，令其口含一片，而火势立止。然后以六味汤大剂饮之，不再发，神方也。

大吐之症，先以手擦其脚心，使滚热，然后用附子一枚煎汤，用鹅翎扫之，随干随扫，少顷而不吐矣。后以六味丸汤大剂饮之，即安然也。

气喘之症，莫妙天师方，大剂饮之，必生，无他方法也。

孙真君曰：天师论喘症奇辟，然余亦有方。用：

人参—两　北五味—钱　麦冬二两　牛膝三钱　胡桃三个　生姜汁三匙
水煎服。【天师曰：妙绝。】此方之妙，妙在用麦冬至二两。盖喘症虽是肾虚，毕竟肺虚不能生肾水也。肾水不能速生，必须补气以生之。然徒用参以补气，未免水亏而火愈旺，今反用麦冬以滋肾水之母，则人参亦从之以生肺，而不去助火矣。肺有养而水自生，又何患火之不能制哉！

往往有气喘而脉微涩者，用熟地一二两，当归六七钱，甘草一钱，治之而愈。此名**贞元饮**。妇人多有此症。李子永识。

【点评】本节介绍了气喘、双蛾、肾虚大吐的治法。因为其病机都属于气火逆于上，故称之为逆医法。

气喘病往往初病在肺，久病入肾，肺肾两虚，母子同病。作者自拟的安喘至圣丹就是一首肺肾同治的有效方。此方乃《备急千金要方》生脉散、《济生方》人参胡桃汤、《景岳全书》左归饮三首方化裁而成。以人参补肺气，麦冬养肺阴，熟地、山茱萸、牛膝、枸杞子、五味子、胡桃补肾纳气，生姜暖胃化痰。"妙在人参用至两许，使其下达病源，补气以生肾水"。此方用于治疗虚喘多年，西医检查有肺气肿者。气喘初起或外有寒邪、痰涎壅盛则不宜使用。

双蛾即两侧扁桃体肿大，因为状如飞蛾，故有此形象的命名。扁桃体肿大疼痛有虚火、实火之分，陈氏对于虚火上浮的假火证候，描述得很准确，急用针刺少商穴放血的方法，的确有效，方药则以麦味地黄丸加减，加附子引火归元。陈氏在另外一部著作《辨证录》中，创制了一首"引火汤"，主治阴蛾日轻夜重。共五味药：熟地、麦冬、五味子、茯苓、巴戟。熟地用量三两（90g），引火归元不用附子，而用巴戟。

大吐之症，舌如芒刺，双目红肿，又因肾水干枯，不能润胃，导致食入即吐。陈氏认为这是上假热而下真寒，应当用六味地黄汤加附子、肉桂，煎煮冷服。然而，"胃为肾之关"，治疗肾虚的药物必先经过胃，才能入肾，而汤剂中的辛热药物附子、肉桂，将会使胃阴受到更多损伤，不如直接用六味地黄汤补肾阴。这是"假道灭虢"的方法，"不平胃而胃自平矣"。同时，可以配合外治的方法，将足心擦滚热，用附子煎汤外洗，以引火归元。临床经常可以见到此类证候，如癌症放化疗之后，胃阴受损，大吐不止，舌如芒刺，此法可参考。

内治法

论肺痈　论肝痈　论肠痈

天师曰：内治者，言人有病在脏腑而治之也。人有肺痈、肠痈、肝痈者，必须从内消之也。然而治法不同。

21

肺痈方，用：

元参二两　麦冬三两　生甘草五钱　金银花十两

先用水十碗，煎汤四碗，取二碗浸前药，加水二碗又煎之，煎一碗服之，二剂即愈。【救肺败毒至圣丹，妙。】其余汤二碗，再煎二煎。

肝痈方，用：

白芍三两　当归三两　炒栀子三钱　生甘草三钱　金银花十两

水十碗，煎取四碗，分二碗泡前药，再加水二碗同煎。渣又加水二碗，同金银花汁二碗煎一碗服，二剂愈。【救肝败毒至圣丹，妙。】

肠痈方，用：

金银花八两，煎水二碗　当归三两　地榆一两　薏仁五钱

水十五碗，煎二碗，分作二服，上午一服，临睡一服，二剂愈。【救肠败毒至圣丹，妙。】盖痈生胸腹之内，无不生于火与邪，若外用末药调敷，则相隔甚遥，必须内消为得。然痈势甚急甚大，一杯水何能救车薪之火？故必须大剂煎饮，而火邪自散，而痈疡自消。倘日以敷药调治于皮肤之外，或以小剂而求散于汤饵之中，吾见其必死而已矣。

张公曰：疮疡之疾，发于火邪之盛，其由来非一日矣。欲消其火邪，岂是寻常细小之药所能去乎？故必多用重用药以劫治之。然而散邪之药，俱耗真阴，多用重用，皆能取败。惟金银花败毒而又不伤气，去火而又能补阴，故必须此品为君。第此品性纯而正，乃正人君子也。譬如正人君子，必同群攻击于群小之中，始不至偾事而召祸。所以必多加至十两或一斤，始可取胜于眉睫。然徒借此一味，又觉势单力薄。或用麦冬以滋肺，或用芍药、当归以润肝，或用地榆以凉大肠，或用甘草以泻火，或用栀子以清热，或用薏仁以去湿，相助成功，各有妙理，非泛然而用之者也。

华君曰：是传余文，然余更有说。肺痈初起，可用此方，倘已成形，必须外治。用刀刺其肺出脓血，而后以神膏敷其口则愈，否则有性命之忧也。想天师后必传方，兹不赘耳。后无传，予当传子。肝痈

不可用刺法，须用内消、内散。

肠痈之症，此方最妙。但亦治初起之病也。久则内必出毒，更当另用奇方以助其溃脓。【活肠消毒丹】方用：

生甘草三钱　金银花二两　地榆一两　当归二两　牛膝一两　乳香三钱没药三钱

水先煎甘草五味，取一碗，调乳香、没药三钱饮之。渣水再煎一碗，又调乳香、没药三钱饮之。大约早服头煎，晚服二煎，二剂必全好矣。此天师传余而未传子也。意者留以待予耶？不然何各已尽言，独此方尚未传完耶？

岐天师曰：是留以待华君传子也。

【点评】本节介绍了肺痈、肝痈、肠痈的治法，因为是长在体内的痈疽，故称为内治法。陈氏对这3种痈疽的治疗，有以下几个特点：其一是方剂名称类似，即救肺败毒至圣丹、救肝败毒至圣丹、救肠败毒至圣丹；其二是处方均以大剂量金银花为主，一剂药可以用十两至一斤；其三是重视煎服的方法。在陈氏看来，这3种痈疽的治疗，都应该以败毒为主，故选用金银花作为君药，"惟金银花败毒又不伤气，去火又能补阴，故必须此品为君"。同时，火邪炽盛，必须大剂煎饮汤药，痈疽才能消散。陈氏根据3种痈疽不同的脏腑辨证特点，配以不同的药物，云："然徒借此一味，又觉势单力薄。或用麦冬以滋肺，或用芍药、当归以润肝，或用地榆以凉大肠，或用甘草以泻火，或用栀子以清热，或用薏仁以去湿，相助成功，各有妙理。非泛然而用之者也。"其以大剂量金银花清热败毒的用药方法，对后世影响很大，如《验方新编》治疗脱疽的四妙勇安汤，金银花用十两；民间治疗乳痈初起的验方，用金银花一斤酒煮，一服乳痈即消，均学习参考了陈氏的经验。

外治法

论阳症痈疽　　论阴症痈疽

天师曰：人有背生痈疽，或生于胸腹之间，或生于头面之上，或生于手足之际，若是五日之内，犹当内散，五日之外，必须动刀。【消毒神圣丹】内散方：

金银花四两　蒲公英二两　生甘草二两　当归二两　天花粉五钱

水煎服。一剂即消，二剂全愈，不必三剂。金银花专能内消疮毒，然非多用则力轻难以成功。生甘草一味，已足解毒，况又用之于金银花内，益足以散邪而卫正。蒲公英阳明经药也，且能散结逐邪；天花粉消痰圣药；当归活血，是其专功，血不活即所以生痈，今血活而痈自愈。此方之所以奇而肆也。

倘若不曾服过败毒之散，以致成脓奔溃，外口必小而内宅自大。譬若贼居深山，关隘必窄，而其中巢穴，自必修广。若不直捣其坚，则延蔓无已，势必民化为盗。故须用金刃出其口边之腐肉，使内毒之气不藏。刀用三寸长，阔止三分，两边俱利，其锋厚半分，少尖一边，手执定，眼看定，心注定，一刀横画，一刀直画，人必少厥，不必惊惶，少顷自定。后以末药敷于膏药之上贴之，大约一个膏药敷末药二钱，贴上即止痛，败脓尽出。一连三日，即消尽矣。【败毒圣神丹】内用煎方：

当归一两　黄芪五钱　人参一钱　荆芥一钱　金银花二两　生甘草三钱

水煎服。二剂可已，不须多服。此治阳症疮疡之法也。阳症疮痈，必然突起寸余，其色红肿发光，疼痛呼号者是。若阴症痈疽，内消之法与阳症同治。至于破溃之治法，绝不相同。

大约阴症痈疽，其色必黑黯，痛亦不甚，但觉沉沉身重，其疮口不突起，或现无数小疮口，以欺世人。【散寒救阴至圣丹】急用：

附子三钱　人参三两　生黄芪三两　当归一两　金银花三两　白芥子二钱

治之。麦冬可加三钱，元参不可用也。总阴症宜用温热散之，不可用寒凉解之也。

外用膏药，加生肌末药五钱贴之，一日两换始可。盖阴症痈疽，多生于富贵膏粱之客，功名失志之人，心肾不交，阴阳俱耗，又加忧愁抑郁，拂怒呼号，其气不散，乃结成大毒。无论在背在头，在腹在胁，在手在足，俱是危症。若服吾药，又用吾膏药，无不生全。盖阳症可以凉解，而阴症必须温散也。【阴阳至圣丹。雷公曰：何论之妙而方之奇也。】膏药方开后：

金银花一斤　生地八两　当归三两　川芎二两　牛膝一两　丹皮一两麦冬三两　生甘草一两　荆芥一两　防风五钱　黄芪三两　茜草根五钱　人参五钱　元参五两　麻油五斤

煎数沸，将药渣漉出，再熬，将成珠，入后药：

广木香一两　黄丹二斤，炒，飞过，去砂　没药一两　乳香一两　血竭一两　象皮，为末，五钱　麝香一钱

各为细末，入油中，少煎好，藏瓷罐内用之。每一个用一两，大约发背疮必须用一两，其余疮口，量大小用之。

末药方【阴阳至圣丹。孙公曰：真奇方也。】：

人参一两　冰片一钱　乳香去油，三钱　透明血竭五钱　三七末一两儿茶一两，水飞过，去砂　川倍子一两　藤黄三钱　贝母二钱　轻粉一钱

各为绝细末，以无声为度。此膏药与末药神奇无比。发背外，其余疮口不消二个，阴症不消三个。秘之。

张公曰：疮疡吾方已传之矣，可附于末。

痈疽最难治，外尚未现真形，内已先溃大穴。古人云：外大如豆，内大如拳；外大如拳，内大如盘，信不爽也。

凡人一见背有疮口外现者，不可小视之，急用蒜切片一分厚，贴

在疮口上，用艾火烧之，痛者烧之不痛，不痛者烧之知痛而止，切不可不痛即止，而痛者亦止也。此法最妙，世人不识，而我特表而出之，以治发背之初起者。盖一经灸之，则毒随火化，以火攻火，又何疑焉。愿世医留意。

华君曰：传予法尤奇，传予之方不然也。痈疽方，用：

金银花三两　生甘草三钱　蒲公英三钱　当归一两　天花粉五钱

水煎服。予之方少异天师传子之方。然天师见今日气体，更薄于三国之时，所以药味改轻为重，只天花粉一味，分两相同，想因痰不可大攻故也。然予方亦奇甚，不可轻视。或见疮势少轻，酌用吾方治之何如？亦无不响应也。膏药与末药方相同。

岐天师曰：华君言是。

雷公曰：我亦有方。治痈疽，方用：

生甘草五钱　金银花三两　当归一两　元参五钱　天花粉三钱　白矾一钱　附子一片

水煎服。【天师曰：妙。】初起者一剂即消，肿起者二剂即消，神方也。

孙真君曰：我亦有奇方传子，凡痈初起，用：

白矾一两　金银花三两

水煎服。【更妙之甚。】一剂即消，发背亦然。

【**点评**】本节介绍了生在体表痈疽的治疗方法，故称外治法。在本节中，陈氏论述了许多基于临床的辨治经验。如痈疽五日之内，犹可消散，五日之外，必须动刀；阳证的痈疽与阴证痈疽有明确的鉴别诊断方法；对于痈疽的治疗，阳证的宜凉散，阴证的宜温散；凉散宜用败毒圣神丹，温散宜参附汤合当归补血汤加减等。上述两首处方都药味精当，可师可法。陈氏提供的阴阳至圣丹，是不可多得的方剂，值得重视。陈氏对于刀具的选择，以及手术切开方法的描述等，都说明陈氏对于治疗痈疽确实具有丰富的经验。

完治法

论头痛　论脑痛　论两臂肩膊痛　论两足痛腰痛

天师曰：完者，如病头疼脑痛，手足两臂疼痛，两肩背疼痛，腰以下痛，不必支解刀破，囫囵而治之也。如头痛者，用黄酒一升，入细辛一两，川芎三两，白芷一两，煮酒一醉而愈。

张公曰：此等治法，世人不知，亦不敢用，我为开导之。头痛至终年累月，其邪深入脑可知。一二钱之散药，安能上至巅顶，而深入于脑中？必多用细辛、川芎、白芷以大散之也。或疑散药太多，必损真气，恐头痛未除，而真气先行散尽。谁知风邪在头，非多用风药，必难成功，有病则病受之，何畏哉？一醉而愈，此方信而不必疑者也。惟是既愈之后，【补血生水汤。妙。】必须用：

熟地五钱　芍药五钱　当归五钱　川芎一钱　山茱萸三钱　麦冬三钱
水煎服。四剂为妙。

天师曰：脑痛，【清脑平酒丹】用：

黄酒一升　柴胡五钱　白芍三两　辛夷三钱　郁李仁五钱　麦冬五钱
桔梗三钱　甘草一钱

水三碗煎汤，入前酒饮之，一醉而愈。量好者再饮之以酒，必以醉为度。

张公曰：脑痛之病，乃风入于胆经也。胆应于脑，故脑痛。人以为用柴胡太多，过于辛散，不知有白芍以和之，则不散气而转能散邪，辛夷、郁仁皆入胆之妙品，桔梗、甘草又入肺之妙药。胆病何以又兼治肺？不知鼻上通于脑，脑热则必下流清水，入则必成鼻渊矣。兼治其肺，则肺气清肃，自去平胆木之旺，而清涕不致下行，此立方之神妙有如此。

天师曰：两臂痛与两肩膊痛，亦用：

黄酒_{二升}　当归_{三两}　白芍_{三两}　柴胡_{五钱}　羌活_{三钱}　半夏_{三钱}　陈皮_{五钱}　白芥子_{三钱}　秦艽_{三钱}　附子_{一钱}

水六碗，煎二沸，取汁，入黄酒内，一醉为度。

张公曰：臂与肩膊乃手经之病，肝气之郁也。妙在白芍为君，以平舒肝木之气，不来侵克脾胃之气，而柴胡、羌活又善去风，且直走手经之上，而秦艽亦是风药，兼附而攻，邪自退出。半夏、陈皮、白芥子皆祛痰圣剂，风邪去而痰不留，更得附子，无经不逐，又何有余邪之尚存哉？自然一醉而愈也。

天师曰：两足痛，腰以下痛，用：

黄酒_{二升}　黄芪_{半斤}　防风_{五钱}　薏仁_{五两}　杜仲_{一两}　茯苓_{五钱}　车前子_{三钱}　肉桂_{一钱}

水十碗，煎二沸，取汁二碗，入酒内，一醉而愈。

以上皆风入四肢、头上、背间、腰以下也。借黄酒一味，无经不达，引其药味直入病中也。此所谓完全治法也。

张公曰：腰足痛，明是肾虚而气衰，不能运动，更加之湿，自必作楚。妙在不补肾而单益气，气足则血生，血生则邪退。又助之薏仁、茯苓、车前之去湿，湿去则血更活矣。况更助之杜仲之健肾，肉桂之温肾，防风之荡风乎！相畏而相使，相佐而相成，必然之理也。

华君曰：此一门未尝传予，无可论。

雷公曰：头痛，予有神方传子，方用：

川芎_{一两}　沙参_{一两}　蔓荆子_{二钱}　细辛_{五钱}

水二碗，煎八分，加黄酒半碗，调均，早晨服之，一剂永不再疼。此方妙在用沙参，盖沙参补阴，原不入脑，今用于川芎之中，而蔓荆、细辛直走于巅，则沙参不能下行，不得不同群共入于脑中。夫脑痛者，因脑阴之虚，风得留之而不去，今补其脑则风不能存，而脑痛自愈，而头痛亦除矣。此方不特治头痛，兼治脑疼，无不神效。

更有一方，治腰痛如神，方用：

白术三两　芡实二两　薏仁三两

水煎服，一剂即愈。此方妙在用白术以祛腰间之湿气，而芡实、薏仁又是去湿之物，湿去而腰脐自利。汝老年恐有腰痛之疾，可服吾方，自无痛楚。亦只消一剂，多则阳旺，反非学道人所宜。妙极之方也。此方治梦遗亦神效，亦只消一剂。天师之言也。

凡头痛因风寒者，药宜酒煎，因火邪者，药宜茶清。李子永识。

【点评】本节介绍了头痛、脑痛、两臂肩膊痛、两足痛、腰痛的治法。为什么叫"完治法"，文中做了两种解释：一是不用外科手术，借助药物"圆圈而治"；二是所有的疼痛，都是风邪入内所致，或者用黄酒煎药，或者在煎好的汤药中兑入黄酒，一醉而愈，正如陈氏所说"借黄酒一味，无经不达，引其药味直入病中也。此所谓完全治法也"。治疗头痛方，仅细辛、白芷、川芎3味。此三者都是头痛要药，均含有各种止痛的挥发油，又用黄酒煮，则有效成分更易析出发挥作用，故此方治疗严重的神经性头痛必定有效。只是细辛用到一两（30g），剂量比较大，超过《中国药典（2015）》规定用量甚多，现今医生必须全面评估患者的情况，斟酌使用。治疗脑痛方，药物中有辛夷、郁李仁、桔梗、甘草等，以药测证，这种脑痛主要是指鼻炎引起的头额疼痛。治疗两臂痛与两肩膊痛方，同时收录在陈氏另外一部著作《辨证录》中，药物、方解一模一样。我用此方加减治疗肩凝症，俗称"五十肩"，疗效卓著，在拙著《我是铁杆中医》中有详细说明。治疗腰足疼痛方共两首，其中一首仅用白术、芡实、薏苡仁3味药，剂量大，云"治腰痛如神"，我加杜仲、补骨脂、胡桃肉，即青娥丸，治疗老年人腰肌劳损，非常有效。

碎治法

论瘤　论瘿　论治顽癣　论接舌生舌　论生齿固齿

碎治法最奇。人有病腹中癥结，或成虫形、鸟形、蛇形，各药不愈。或头内生鹊，手内生鸠之类，必内无异症而外显奇形，如瘿、如瘤之类。必须割去瘤瘿，去其鸟鹊，始能病愈。然此犹是节外生枝，虽动刀圭无伤内脏，用生肌之药，一敷上，即如无病之人。独是脑内生虫，必须劈开头脑，将虫取出，则头风自去。至于腹中龟蛇鸟虫之类，亦必割破小腹，将前物取出，始可再活。第术过于神奇，不便留方，存此说以见医道之奇有如此。论其治法，先用忘形酒，使其人饮醉，忽忽不知人事，任人劈破，绝不知痛痒，取出虫物，然后以神膏异药，缝其破处，后以膏药贴敷，一昼夜即全好如初。徐以解生汤饮之，如梦初觉，而前症顿失矣。自青囊传后，华君获罪之后，失传者数千载矣。今再传述远公，终不敢以此等术轻授，使远公再犯也，前车可鉴，勿再重求。

子既以瘿瘤之类再请，吾不敢秘，再传子以全活人可也。

瘿瘤不同，瘿者连肉而生，根大而身亦大；瘤者，根小而身大也。即瘤之中又各有不同，有粉瘤，有肉瘤，有筋瘤，有物瘤。筋瘤不可治，亦不必治。终身十载，不过大如核桃。粉瘤则三年之后，彼自然而破，出粉如线香末，出尽自愈，亦不必治也。

肉瘤最易治，用：

水银一钱　儿茶三钱　冰片三分　硼砂一钱　麝香三分　黄柏五钱　血竭三钱

各为细末。将此药擦于瘤之根处，随擦随落，根小者无不落也。

物瘤则根大，最难治，不时而动，无故而鸣，或如虫鸣，或如鸟啼，必须用刀破其中孔，则物自难居，必然突围而出。后用生肌神药敷之，则瘤化为水，平复如故矣。此乃不敬神鬼，触犯岁君而得，病不可测，非理可谈。故吾《内经》不言，然世未尝无此病也。

生肌散开后：

人参一钱　三七根末三钱　轻粉五分　麒麟血竭三钱　象皮一钱　乳香去油，一钱　没药一钱　千年石灰三钱　广木香末一钱　冰片三分儿茶二钱

各为绝细末，研无声为度。修合时须端午日，不可使一人见之。

瘰不同，形亦各异，然皆湿热之病也。由小而大，由大而破，由破而死矣。初起之时，即宜小刀割破，略出白水，以生肌散敷之立愈。倘若失治，渐渐大来，用药一点，点其陷物，半日作疼，必然出水，其色白者易愈，黄者、红者皆难愈。然服吾药，无不愈也。

点药用：

水银一钱　硼砂一钱　轻粉一钱　鹊粪一钱　莺粪一钱　冰片五分　朝脑五分　绿矾一钱　皂矾一钱　麝香三分

为绝细末。用针刺一小孔，然后乘其出血之时，将药点上，则粘连矣。约用一分，以人乳调之，点上大如鸡豆子，一日点三次，第二日必然流水，流水之时，不可再点，点则过疼转难收口矣。三日后必然流水尽，而皮宽如袋，后用煎方，自然平复如故。

煎方开后：

人参三钱　茯苓五钱　薏仁一两　泽泻二钱　猪苓一钱　黄芪一两　白芍五钱　生甘草一钱　陈皮一钱　山药三钱

水煎服。十剂全消如故。但忌房事一月，余无所忌。若犯房事，必破不能收口，终身成漏矣。

张公曰：碎治之法尚多，吾当广之。人有病手臂生疮，变成大块，如拳头大者，必须用刀割去，人必晕绝，不可学也。吾有奇方，止用小刀略破其皮一分，后以末药敷之即化为水，神方也。方用：

人参三钱　甘草一钱　硼砂一分　冰片一分　轻粉半分

各为末，糁之，即化为水矣。此方乃化毒奇方，不可轻视。更人有肚上生疮，结成顽块终年不去者，亦可照上法治之立效。

凡人有生虫鸟之病于身上、臂上、头上者，岐真人已传妙方，何必再传？未有奇于岐真人者故耳。

有足上生瘤如斗大者，我有一法，不必破碎治之，只用针轻轻刺一小针眼，以前药敷之，必流水不止，急用煎方治之。方用：

人参三两　黄芪三两　生甘草　薏仁各五两　白芥子三钱

水煎服。二剂即消尽其水，而人绝无恙色。内外双治之法，然终以针刺其孔，不可为非碎治也。此方之妙，乃补其本源之气，又利水而不走其气。刺其孔而出水，未免大损元气，今补其气又何惧水之尽出哉！此方之所以奇也、妙也。

天师曰：碎治有七法未传，一法洗其筋，一法破其脑，一法破其腹，一法洗其肠，一法换其舌，一法换其皮，一法接其骨也。子不信乎？非皮也，乃言皮内有病，而去其皮，别生皮也。舌有人咬断而接之也，破其皮血，即瘿瘤法也。本不宜传，吾子善问，再传二法：皮上生顽癣，终岁经年，服药无效，擦治无功，用刀削去其顽癣一块之皮，用前生肌药敷五钱，糁之，必痒不可当，削亦不十分疼，当用麻药与饮，使人不知，然后用刀掺药。

麻药方开后：

羊踯躅三钱　茉莉花根一钱　当归一两　菖蒲三分

水煎，服一碗，即人如睡寝，任人刀割，不痛不痒。

换皮后三日，以：

人参五钱　生甘草三钱　陈皮五分　半夏一钱　白薇一钱　菖蒲五分
茯苓五钱

煎服即醒。盖羊踯躅专能迷心，茉莉花根亦能使人不知，用菖蒲引入心窍，以迷乱之耳。不服人参，可十日不醒，后用人参解之者，正气盛，则邪药自解。各味皆助正之品，亦用菖蒲引入心经也。身温而卧，安如醋睡人也。

凡人有被人咬落舌尖，或连根咬断者，或一日，或二日，或半月，俱可接之。速用狗舌一条，观其人舌之大小，切正如人舌光景，将病人舌根伸出，病人坐在椅上，仰面，头放在椅背上，以自己手拿住喉咙，则舌自伸出，急将狗舌沾药末接在人舌上，一交接永不落矣。【接舌神丹】末药方开后：

龙齿_{用透明者，三钱}　冰片_{三分}　人参_{亦用透明者，三钱}　象皮_{一钱}　生地_{三钱}　土狗_{三个，去头、翅}　地虱_{二十个}

先将人参各项俱研末，后用地虱、土狗捣烂，入前药末内捣之，佩身上三日，干为末，盛在瓶内，遇有此等病，为之医治可也。此药末接骨最奇，服下神效。骨断者，服一钱即愈，神方也。

闻人说咬落舌头者，以醋漱之可以重长。师曰：乱道！肉逢酸则缩，岂有反伸出之理？要重生必是仙丹。汝既祷天，我当传子：人参一两，煎汤含嗽者半日，以一两参汤嗽完然后已。【生舌仙丹】再用：

龙齿末_{三分}　人参末_{一钱}　麦冬末_{一钱}　血竭_{三分}　冰片_{二分}　土狗_{一个}　地虱_{十个}

各火焙为末，放在土地上一刻，出火气。将此末乘人参嗽口完时，即以此末自己用舌沾之使令遍，不可将舌即缩入口中，放在外者半刻，至不能忍，然后缩入可也。三次则舌伸长矣。仙丹也。奇绝神妙，不可思度也。

长齿法，方用：

雄鼠脊骨_{全副，余骨不用，尾亦不用，头亦不用}　骨碎补_{三钱，炒为末}　麝香_{一分}　熟地_{身怀之令干，为末，三钱，但熟地必自制，切不可经铁器，一犯则前药俱不效矣，生地亦须看，一做过，经铁针穿孔者，即不效}　细辛_{三分}　榆树皮_{三分，总之，群药俱不可经铁器}　当归_{一钱}　青盐_{二钱}　杜仲_{一钱足矣}

各为绝细末，鼠骨去肉不用，新瓦上焙干为末，不可烧焦，乘其生气也。用一瓷瓶盛之。每日五更时，不可出声，将此药轻擦无牙之处，三十六擦，药任其自然咽下，不可用水漱口，一月如是，日间、午间擦之更佳。亦如前数。

固齿方，用：

雄鼠脊骨—副　当归—钱　熟地三钱　细辛—钱　榆树皮三钱　骨碎补三钱　青盐—钱　杜仲二钱

各为末，裹在绵纸成条，咬在牙床上，以味尽为度。一条，永不齿落矣。然亦不可经铁器，经则不效。然汝亦幸亏此药，所以五十外，不动摇也。汝后不必愁，昨服吾符故也。传汝救人可耳。此药可救数百人。大约一人须用三条。

张公曰：洗筋之法最难传，亦最难效，只可言治症可也。筋之缩也，由于血之不养。然血久不能养筋，则筋缩急而不能再生，必须割开皮肉，用药洗之。倘不得其法，药不得真者，必不能成功，反致杀人，何若不传之为妙欤？破脑尤不可轻传。曹公非明鉴乎！以生人而轻破其脑，则人已死矣，又谁信再活乎？喧哗扰嚷之中，何能静思方法，而望其重苏乎？破腹之法，肠胃皆见，人必如死，谓能再生，人断不信。洗肠亦然。此岐天师所以隐而不言，而今亦不必轻传，徒取人物议。若换舌、换皮，岐天师各留异术，今亦安能再助高深哉！接舌已奇，生舌尤奇，非仙传，世人安得此方法乎？愿人尊之，千万年而勿失耳。

生齿、固齿，小术也，不足为异。姑存之以备考。而终非破治之法，如此当删去，另附于后可存之处也。华君曰：此传予之法，而无自长舌之方。

【**点评**】本节介绍了碎治法。所谓碎治，即"破碎治之"，用外治或手术的方法消除疾患。陈氏认为，自华佗去世之后，碎治有七法未传：一法洗其筋，一法破其脑，一法破其腹，一法洗其肠，一法换其舌，一法换其皮，一法接其骨。本节只介绍了瘿瘤外治的方药和顽癣手术换皮的方法。瘿瘤外治的处方，分为擦药、点药、敷药、生肌散，都是水银制剂，有很强的腐蚀作用，可暂用而不可久用。顽癣内服外擦，久治无效，则要换皮。为避免手术的疼痛，书中介绍了一首"麻药方"，云："水煎，服一碗，即人如睡寝，任人刀割，不痛不痒。"此方主药为羊踯躅、茉莉花根，与北宋窦材的《扁鹊心书》(1146)中记载的用曼陀罗花、大麻花的麻药方完全不同。这是中医药麻醉史上另外一次重要记载，清代赵学敏的《串雅》中也有转录，值得重视。此外，瘿瘤脱落之后内服调补方，麻醉后促使患者苏醒方，都值得研究。生舌方、固齿法，后世多有类似记载。

大治法

论痿症　论肾虚如白虎汤证　论汗出
如雨下不止　论直中阴经　论治阳明之火

天师曰：大治法，周身有病，统上下左右尽治之也。如气血全亏，一身多病；或头痛未已，而身骨痛；或腹痛未已，而四肢尽痛是也。虽此等病，乃痿症居多，自宜专治阳明胃火，然而胃火既盛，一身上下四肢尽行消瘦，又不可专治胃经一门也。【双补至神丹】方用：

人参一钱　茯苓三钱　薏仁五钱　当归三钱　黄芪三钱　甘菊花一钱　元参五钱　麦冬一两　陈皮五分　神曲五分　白芥子三钱　白芍三钱　熟地一两

水三大碗，煎一碗服之。盖阳明火盛，理宜用竹叶石膏汤矣，而此偏不用，反用参、苓、芪、熟为君，补气血者，何也？胃火过盛，已铄气血，再用白虎汤，虽一时解其火势之燎原，然而焦头烂额，必致重亡其津液，不若用补气血之药大剂煎饮，使水足而火自息。方中宜用元参、麦冬、甘菊之品，纯是退阳明之味，而阳明即有火势之燎原，亦能扑灭。况有重加当归生血之类，以滋化源乎？但诸药若小其剂，则不特无益，而反助火势之飞扬，此大治之所以妙也。大约大治之法，施之于虚症最宜，乘其初起，胃火有余，即以大剂与之，可以转败为胜。若因循时日，畏首畏尾，初时不敢用大剂，及至胃气已衰，而后悔悟，始用大剂，迟矣。其病宜用大剂者，则发背、痈疽切忌小治，尤当以大剂与之。另有专门，兹不再赘。

张公曰：大治实阳明胃火之患。不只痈疽发背，更有症如肾虚而火沸腾，如白虎汤症者，亦宜用大剂六味地黄汤治之。更有肾水泛上，吐痰倾盆者，亦宜用六味汤，加附子、肉桂，煎汤数碗，大碗饮之而愈，皆不可小治之也。凡肾水肾火之虚，上焦虽现热症，而其舌终滑而不燥，非若阳症之干极而起刺也。更有大汗之症，汗如雨出，不可止抑，气息又复奄奄，不是发狂热症，若不急用大补之药，则顷刻亡阳而死矣。【止汗定神丹】方用：

人参三两　白术四两　当归三两　桑叶十片　麦冬三两　北五味三钱　黄芪三两

水煎服。此方纯是补气之药，气足则汗止，而阳返于命门之宫矣。倘以小小之剂治之，又何以补生元气于无何有之乡哉！吾见其立亡而已矣。

更有直中阴经之症，阴寒之气斩关直入于肾宫，命门之火逃亡，而将越于躯壳之外，非用大剂补火之药，何以追散失之元阳，而返其宅哉！【神术附桂汤】方用：

人参一两　白术三两　附子二钱　肉桂一钱　干姜二钱

水三碗煎服，一剂而愈。此方用人参、白术实有妙用，驱寒之品而不用此二味，寒去而气随之去矣，故必用二味，且必须多加，而元阳始足，可留于将绝之顷也。此皆大治之法，不可不知。

华君曰：天师不曾传。予有一论可参观。阳明之火势，最盛最急，若不以大剂退火之药与之，立刻将肾水烧干矣。然过用寒凉，必至转伤胃气，然终不胜攻之大烈也。愚意石膏用一两者，人参必须亦用一两，或石膏用至二三两，则人参断不可止用一两，必须多加为妙，即不敢加至三两，亦必须加至一两五钱。与其火退之后，再用人参，何若乘其火盛之时，而倍用之，攻补兼施，火势衰而胃气又不复损之为得也。【雷公曰：华君之言，至言也。】予治阳明火盛，往往奏功如响者，人参同石膏兼用，而无偏重之势故耳。此予独得之秘。因远公为天师所爱，不惜尽传无隐，愿远公谨听吾言，必与参同用无分轻重也。此段再请教天师与长沙公何如？

天师曰： 妙论不刊。

诸病，凡胃气衰者，用药不可大剂，不可不知。更有暴病中寒，脉微欲绝，四肢冰冷者，初服须急服生附、干姜各五钱救之，参术又在所缓。此说本之嘉言喻氏。李子永识。

【**点评**】本节介绍了大治法。所谓大治，即用大剂大补之药物治疗。考察本节中所说到的痿症，最早见载于《素问·痿论》，指五脏病导致的全身肌肤、筋膜、血脉、骨头的疼痛、痿痹等，并提出"治痿独取阳明"。本节认为患者出现的全身疼痛、四肢消瘦，属痿症居多，故应采用治疗阳明胃火的方法。后世医家治疗阳明胃火多用白虎汤、竹叶石膏汤，但陈氏认为那仅仅是治标的方法，不如用"补气血之药大剂煎饮，使水足而火自息""方中宜用玄参、麦冬、甘菊之品，纯是退阳明之味，而阳明即有火势之燎原，亦能扑灭"。也可以用六味地黄汤加附子、肉桂，治疗肾虚、虚火沸腾如白虎汤证者。这种反向思维，在临床中十分可取。对于大汗淋漓不止，不属于热证的，陈氏创制了一首止汗神丹，即参脉散合当归补血汤加白术、桑叶，功用益气养阴补血，重用白术健脾敛汗，桑叶清肺止汗，对于气血虚无明显寒热之证的患者，有一定疗效。如果是阴寒内盛，虚阳浮越于外，出现冷汗淋漓，则用附桂理中汤煎服。同时，陈氏提出，用石膏清热必须配等量的人参，才能达到清胃火又不伤胃气的效果。

小治法

论治气不顺　论治上焦之痰　论中风不语

天师曰：小治法者，乃上焦之病也。病既在上焦，若大其剂，则势下行，反为不美。如胸膈不利，或痰盛闭塞，或一时中风不语，皆当以小剂治之。小剂方甚多，举三四之病，可悟其余。譬如胸膈不利，此气不顺。【顺气汤】可用：

苏叶—钱　半夏—钱　甘草—钱　桔梗—钱　百部五分

治之。一剂快然无碍矣。

如痰盛闭塞作痛者，乃痰在上焦也。【化痰饮】用：

天花粉—钱　甘草—钱　柴胡—钱　陈皮五分　半夏—钱　苏子—钱

治之。

或用瓜蒂七个，或用皂角一个，以水煎汤吐之，皆小治之法也。

或中风不语，亦用瓜蒂散、皂角汤探吐之。然必看其真正中风始用二方吐之，否则万万不可轻用。真正中风，平日自然壮盛，能御风寒，不畏寒热之人，既中之后，双目突出，手足乱舞，痰色黄，结成块，大小便闭塞不通者是。若安静，平日人衰弱，临症之时，气息如无，大小便自遗，手撒眼闭，浮肿，作水鸡声不十分响者，乃气虚也，切不可与瓜蒂、皂角二汤，当与前三生饮加人参一两治之。

张公曰：人以为轻病也，不十分留心，谁知大病成于小病乎？小病而斟酌尽善，又何大病之生也。岐天师忽用大剂治大病，忽用小剂治小病，如神龙变化，不可测度，真圣化神兼而立方也。

华君曰：不必谈，亦无可谈。

【点评】本节介绍了小治法。因为病在上焦，用药太重反而无效，必须用药精炼，以小剂量治之，故称小治法。如胸膈不利，气不顺，用顺气汤；痰盛闭塞作痛，用化痰饮或瓜蒂散。中风不语，也可以用瓜蒂散，但必须是痰黄结块，大、小便秘结，属于实证，才能运用；属于虚证，则用三生饮。陈氏辨证精确，用方得当。

偏治法

论治心痛　论上热下寒　论两胁胀满　论胃气痛脾不化食　论痿
论厥　论吐血　论治头痛腰背手足痛　论梦遗喘咳口眼歪斜目痛

天师曰：偏治者，乃一偏之治法，譬如人病心痛，不治心而偏治肝；譬如病在上，而偏治下；譬如病在右，而偏治左；譬如病在四肢、手足，而偏治其腹心也。心疼，人以为病在心也，不知心乃神明之宰，一毫邪气不可干犯，犯则立死。人病心痛，终年累月而不愈者，非心痛也，乃包络为心之膜，以障心宫，邪犯包络，则心必痛。包络名为膻中，乃心之臣也。相为贼所攻，君有不振恐者乎？臣辱则君忧，此心之所以痛而不宁也。然则宜治包络，何以责之肝也？肝属木，包络属火，肝木生心火。治其肝木之寒，则心火有养，而包络之寒邪自散。况肝木之气既温，生心之余，必能来生包络，故不必救包络而必先救肝。肝木得寒，则涩而不舒，散肝中之邪，即所以散包络之邪也。【定痛至圣丹】方用：

苍术二钱　白芍五钱　当归一两　肉桂一钱　良姜一钱
水煎服。此寒邪犯包络之方如此。

更有热邪来犯包络奈何？寒邪之犯必恶寒，见水则如雠仇，手火燠之则快；热邪之犯，见水喜悦，手按之转痛是也。故热痛之病，必然呼号，不能安于床席。治法亦责之于肝。盖包络之热，由于肝经之热也。泻其肝木之旺，而去其郁热之火，不必救包络之焚，而包络之火自衰矣。【解热至圣丹】方用：

　　白芍一两　炒栀子三钱　甘草一钱　当归三钱　生地五钱　陈皮八分

　　水煎服。二剂即安然如故。此偏治之一端也。

　　病在上者，乃上焦火热之盛，吐痰如涌泉，面赤喉痛，上身不欲盖衣，而下身冰凉，此上假热而下真寒也。【增减地黄汤】方用：

　　附子一个　熟地半斤　山茱萸四两　北五味一两　麦冬一两　茯苓三两
泽泻三两　丹皮三两　山药四两　肉桂一两

　　水十余碗，煎四碗，探凉与病人服之。二刻内四碗服尽，立刻安静。此病在上而下治之法也。盖此病乃下焦肾中水火俱耗尽真阴，而元阳无可居之地，于是上腾而作乱。倘以寒药救之则愈炽，以补气药救之则反危。必须用八味地黄汤，大剂与服，加麦冬、五味少救肺金之气，下治而上自安。子不见天地之道乎？冬至之时，地下大热，则天道自寒；夏至之时，地下大寒，天上自热。人身亦是如是也。肾经热，则头目、咽喉、心、肺皆寒，安享其清肃之气；肾经寒，则头目、咽喉、心肺反生其拂逆之躁矣。此亦上病下治之一法也。【雷公曰：上热下寒，予更有方。用熟地三两，山萸一两，车前子三钱，肉桂二钱，牛膝五钱，麦冬五钱，北五味三钱，水煎冷服。一剂即安，可佐六味汤也。天师曰：此方奇妙。】

　　病在左者，如两胁胀，不可左卧者，此病在肝也。法宜专治肝矣。今偏不治肝，而兼治肺。盖肝木之旺，由于肺经之虚，金不能制木，则木愈盛，木盛则脾土更无所养，肺金益虚，则肝木益旺，而病无已时也。方用：

　　人参一钱　黄芩三钱　麦冬三钱　甘草一钱　白芍三钱　当归三钱　柴胡一钱　茯苓一钱　陈皮五分

　　水煎服。一剂知，二剂愈，四剂全瘥。盖参、芪乃补气之味，与肝木不相干也。虽用柴胡舒肝，然而柴胡亦是肺经主药，一味而两用之。白芍、当归虽专入肝经，然亦能入肺，所以同群入肺以助气，而非逐队以平肝。此左病而治之右之一法也。

　　右病治左，可以悟矣。予再传一方，人病胃气痛，或脾气不好，不能饮食，或能饮食，而不能化，作痛作满，上吐下泻者。乃肝经来克土也。平其肝木则脾胃之土得养，而前症俱愈矣。方用：

白芍三钱　甘草一钱　当归二钱　柴胡二钱　茯苓三钱　白芥子一钱

有火者，加炒栀子二钱；无火者，加肉桂一钱。水煎服。此方再加白术三钱，有食者，加山楂二钱；伤米食者，加枳壳一钱，麦芽一钱；有痰者，加半夏一钱，此方虽白术、茯苓乃脾胃之品，然其性亦能入肝。白芍、当归、柴胡则纯是肝经之正药，有此三味，直入肝经，则各药无不尽入肝以平木，木平则脾胃之土安然。况有食则化食，有痰则祛痰，有火则散火，有寒则去寒，有不功效立奏者乎？此右病而左治之一法也。

治在腹心者，乃人生疡、生痈，或痿厥之类是也。痈疡不治痈疡，而内治其中气，少加以祛邪散火之品是也。各有专门，兹不再赘。如痿症、厥症甚多，不能枚举。只举一二之病，可触类而通。人有痿症，终年不能起床，面色光鲜，足弱无力，不能举步者，人以为两足之无力也。不知乃阳明火盛，不必去治两足，止平其胃火，则火息而足自坚凝。若不平胃火，而徒用补阴之剂，则饮食愈多，而两足益弱。法当用：

元参三两　麦冬一两　甘菊花三钱　人参一钱　熟地一两　菟丝子一钱

水数碗，煎汤四碗，恣其吞饮，则胃火自平，而两足自然生力。此不治足，而正所以治足也。

厥病，一时手足厥逆，痛不可忍，人以为手足四肢之风症也。不知乃心中热蒸，外不能泄，故四肢手足则寒，而胸腹皮热如火。方用：

柴胡三钱　当归二钱　荆芥一钱　黄连二钱　炒栀子二钱　半夏一钱
枳壳一钱

水煎服。【雷公治厥方用白芍一两，炒栀子三钱，陈皮一钱，柴胡一钱，天花粉二钱，水煎服。此治热厥最妙。以其入肝而平木也。妙。】一剂即平，二剂即全愈。盖厥症多是火病，厥之甚，则热之甚也。故舒其内热，而四肢手足自温矣。方中妙在用柴胡为君，用诸寒凉之药，直入心肝之内，又不凝滞于胸膈之间。盖柴胡能散半表半里之邪，又善疏泄郁闷之气，若只治其四肢手足之风，而不直捣其中坚，则贼首不擒，余党安息？故不治四肢手足，而专治其心胸也。以上三法，亦偏治之一法也。张公曰：此一门，余无可赞高深，无已，则再言厥症、痿症。痿症中有不是阳明之痿，不可不辨。其症亦不能起床，亦能善饭，亦骨无力，不能起立，人以为此痿症也，而不知非痿症也。此肾寒极而火沸腾，似痿而非痿也。初起之时，未尝不是阳明火炽而来，用寒凉折服之，则胃火息矣，而肾水熬干，夜必咳嗽、吐痰，而日间转觉少轻，呻吟床席，饮食少迟，更觉难堪。方用：

元参一两　麦冬三两　熟地三两

水煎服。若有肝火者，加白芍五钱，水煎服。四剂可以起床，后用六味汤大剂煎饮。加：

麦冬一两　五味一钱　熟地一两　山茱萸四钱　山药三钱　丹皮三钱
泽泻二钱　茯苓二钱

水煎服。此方妙在用元参、麦冬滋肺金，而去心间之游火，又妙在用熟地以补肾水，则水足而胃火自坚矣。肺金自然下生肾水，则肾水藏于肾宫，不上冲咽门，不必止嗽，而嗽自除矣。

厥症虽多是火，然亦有非火而亦厥者，乃直中阴经也。阴寒直入于肾宫，则必挟肾水上犯心君之火，君弱臣强，犯上自所不免。若不用火热之药，急救心君，则危亡顷刻。【急救寒厥汤】方用：

人参三钱　白术一两　附子一钱　肉桂一钱　吴茱萸一钱

水煎服。一剂即愈。然寒厥与热厥，大相悬绝，不可不辨。寒厥手足必青，饮水必吐，腹必痛，喜火熨之；若热厥，手足虽寒而不青紫，饮水不吐，熨火则腹必加疼是也。能辨症清而用药当，下喉即定，便是神医。何必用追魂之符箓哉！

华君曰：偏治法多有未全，予为补之。人有病吐血者，似乎胃经之病，不知非胃，乃肾火之冲上也。若只治胃，则胃气益伤，胃气伤则无以输精于肾，而肾水益虚，肾火益炽，吐血无已时。法当峻补肾水，水足而火不上沸矣。方用六味地黄汤，加麦冬、五味，大剂吞饮，血症可瘥。否则，用寒凉之品，暂时止血，而血之冲决，安能止抑哉？

如人病头痛者，人以为风在头，不知非风也，亦肾水不足，而邪火冲入于脑，终朝头晕似头痛而非头痛也。若只治风，则痛更甚。法当大补肾水，而头痛头晕自除。【定风去晕丹】方用：

熟地一两　山茱萸四钱　山药三钱　北五味二钱　麦冬二钱　元参三钱　川芎三钱　当归三钱　葳蕤一两

二剂即愈。此方妙在治肾而不治风，尤妙在治肾而兼治肝也。肝木不平，则肺金失化源之令，而肾水愈衰。今补肝又补肾，子母相资，自然上清头目。况又入麦冬、五味以滋肺金之清肃乎？所以下喉即安然也。

如人患腰痛者，人以为肾之病也，不知非肾，乃脾湿之故，重者如系三千文，法当去腰脐之湿，则腰痛自除。【利腰散】方用：

白术四两　薏仁三两

水六碗，煎汤一碗，一气饮之，一服即痛如失。此方不治肾而正所以治肾，世人未知也。

如人患背疼者，人以为心病，而非心也。乃膀胱之气不行，故上阻滞而作痛。法当清其膀胱之火，背痛自止。盖膀胱乃肾之府，肾虚膀胱亦虚，夹背乃河车之路，膀胱借肾道而行，所以背脊作楚耳。【护背丹】方用：

熟地一两　茯苓五钱　肉桂三分　车前子三钱　泽泻三钱　薏仁五钱　芡实五钱

水煎服。二剂膀胱之水道大通，而背脊之疼亦愈矣。盖熟地乃补肾之圣剂，肾足而膀胱之气亦足，况又有茯苓、车前、薏仁等类以泻其水；而肉桂又引入诸药直达膀胱，以通其气。自然气行而水泄，水泄而火散，上行之郁结有何不除？此痛之所以立效也。

如人手足痛，人以为脾经之热，不知非脾也，乃肝木之郁结也。散其郁气，则手足之痛自去。方用：

逍遥散加栀子三钱　半夏二钱　白芥子二钱

水煎服。二剂即痛如失。盖肝木作祟，则脾不敢当其锋，气散于四肢，结而不伸，所以作楚。今一旦平其肝气，而脾气自舒，脾舒而痛在手足，有不尽除者乎？

如人病在两足之弱，不能步履，人以为肾水之亏，不知非肾也。盖气虚不能运用耳。方用：

补中益气汤加牛膝三钱　金钗石斛五钱　黄芪一两　人参三钱

治之。二剂即足生力，四剂可以步履矣。盖人参、芪、术，皆补气之圣药，而牛膝、石斛亦健足之神剂，所以两用之而成功。

如人病梦遗者，人以为心气之虚，不知非心也，盖肾水耗竭，上不能通于心，中不能润于肝，下不能生于脾土，以致玉关不闭，无梦且遗。徒责之梦中之冤业，谁任其咎？法当大剂补肾，而少佐以益心、益肝、益脾之品，自然渐渐成功，不止而止也。【断梦止遗丹】方用：

熟地一两　山茱萸四钱　北五味一钱　茯苓三钱　生枣仁五钱　当归三钱　白芍三钱　薏仁五钱　白芥子一钱　茯神二钱　肉桂三分　黄连三分

水煎服。一剂即止梦遗，十剂即全愈。此方妙在心、肝、肾、脾、肺五脏兼补，不只止其遗，安其梦，尤妙在黄连、肉桂同用，使心肾两交，自然魂魄宁而精窍闭。若不补其五脏，而惟止涩之，则精愈旺而梦益动，久则不须梦而自遗矣。此方之所以奇妙而入神也。

如人病喘咳者，人以为肺虚而有风痰，不知非然也。乃气虚不能归元于肾，而肝木挟之作祟耳。法当峻补其肾，少助引火之品，则气自归元，而痰喘可息。方用：

人参一两　熟地二两　山茱萸四钱　麦冬五钱　五味子一钱　牛膝一钱　枸杞子一钱　菟丝子一钱　茯苓三钱　白芥子一钱

水煎服。此方妙在多用人参于补肾之中，使其直走丹田气海，而生元阳之神，而火自归元，不致上沸。一连数剂，必获奇功。倘以四磨、四七治其风痰，一丝元阳必致断绝不救矣。以上诸法，皆偏治之最奇、最效者，不可不补入也。

如人病口眼歪斜，人以为胃中之痰，不知非也，乃心中虚极，不能运于口目之间，轻则歪斜，重则不语。方用：

人参一钱　白术五钱　茯苓三钱　甘草一钱　陈皮一钱　肉桂一钱　菖蒲五钱　半夏一钱　当归五钱　白芍五钱

治之。一剂少愈，二剂全愈。此方之妙，全不去祛风祛痰，一味补正，而歪斜自愈矣。此方之所以为妙也。

如人病目痛而涩，无泪红赤，人以为热，不知非热也，乃肾水亏而虚火冲上耳。方用：

六味地黄汤加柴胡一钱　白芍三钱　当归三钱　甘菊花三钱

治之。一剂轻，二剂全愈。此亦上病治下之法，可以参观并传之。

始发热，渐至壮热，而后厥者，为热厥；始不发热，而厥者，为寒厥。李子永识。

【点评】本节介绍了偏治法。所谓偏治，即不从正面治疗，而是采用上病下治、下病上治、左病治右、右病左治、本脏病治他脏等方法。这种思路来自于《黄帝内经》。本节还提供了一些具体的治疗方药。心痛治肝，陈氏提供了两首处方。治疗寒证的名定痛至圣丹，以肉桂、良姜、苍术温阳散寒止痛，以当归、白芍养血柔肝止痛。治疗热证的名解热至圣丹，以四物汤合芍药甘草汤，去川芎，重用芍药，加栀子清热、陈皮理气。病在上，属于真寒假热的，用增减地黄汤，大剂量煎服，大补肝肾。此方即金匮肾气丸合麦味地黄丸。病在左，两胁胀痛，用逍遥散加减。痿症足弱无力而不能举步者，不是肾虚，乃阳明火盛，应平其胃火，用大剂量玄参、麦冬、熟地滋阴养血，小剂量人参益气、菟丝子温阳、甘菊花清热。厥症有寒厥、热厥之分。热厥用张仲景四逆散加减，以柴胡为君入肝，疏散半表半里之邪，以黄连、栀子等清解郁热；寒厥用附子理中汤加减，辨证非常明确。吐血不降胃火，头痛、头晕不治头，均分别以大剂麦味地黄汤加减煎服。腰痛用白术、薏苡仁去脾之湿，背痛用熟地、肉桂补肾，用茯苓、泽泻、车前子等泻膀胱之水。手足痛用逍遥散加减，足无力用补中益气汤加减。梦遗不在心气虚，而在肾水耗竭，用断梦止遗丹大补肾水，少佐益心、益肺、益脾、益肝之药，并黄连、肉桂同用，以交通心肾。咳喘日久，不在肺虚，而在气不归元，用大剂人参于补肾药中引火归元，使火不上沸。口眼歪斜，不在风痰，在心中虚极，用归芍六君子汤加减。目痛干涩，不是风热，乃肾水亏而虚火冲上，用滋水清肝饮加减。

总之，在以上 14 种病症中，陈氏提出了与正规治疗完全不同的思路，说明陈氏确实有比较丰富的临床经验。我用断梦止遗丹治疗久治不愈的梦遗，用归芍六君子汤治疗面瘫，用滋水清肝饮治疗干眼症，都有很好的疗效。现今临床需要这种反向思维。

全治法

论治痨病　论虚劳　论治痨虫

天师曰：全治者，乃人病痨瘵之症也。痨病用不得霸药，宜用通身清火之味治之。方用：

熟地五钱　地骨皮五钱，药虽多而功用平和也　丹皮二钱　元参一钱　人参三钱　白术三分　桑叶五片　麦冬二钱　北五味五粒　茯苓二钱　芡实五钱　山茱萸一钱　白芥子三分　枣仁五分　沙参二钱

水煎服。此方妙在地骨皮为君，以入阴中，平其虚火，而又不损

其脾胃之气。余又加芡实、茯苓以利其湿气，则熟地专能生阴中之水，少加人参以补微阳而不助火，则肺有养矣。又益之麦冬、五味补其肺金，则金能生水，水生自能制虚火，而相火下伏，不夺心主之权，则一身安宁。此全治之法也。

更有一法，治人虚劳而成痨瘵之症。方用：

熟地一两　山药一两　山茱萸三钱　麦冬三钱　枣仁一钱　人参一钱　茯苓二钱　陈皮一钱　甘草一钱　沙参三钱　白芥子一钱　芡实五钱　白芍三钱　远志八分　丹皮一钱

水煎服。【痨症与虚损症，外症大相似而治实不同。虚损者，阴阳两虚，痨症阴虚阳亢，故虚损可用温补，痨症用清补而忌用温也。辨症，法不必凭脉，只看人着复衣，此着单衣者，为痨；人着单衣，此着复衣者，为虚损。一骨蒸而热，一荣卫虚而热故也。李子永识。】此方亦通身补其气血之方也。不寒不热，不多不少，不偏不倚，乃至中之方，当以此为主，治初起之痨役也。盖痨役之方，当世推尊补中益气，其方原无不利。但补中益气汤，治饮食内伤兼带风邪者最妙，不能治无有风邪而兼痨役内伤之症也。吾今立方，名为和平散，以治内伤而兼外感者神效。亦全治之一法也。【首方实平补神丹】

痨病前方妙矣。如前方服之不见起色者，必有痨虫、尸气，当用一方。【断虫神丹】用：

鬼箭三钱　鳖甲一两　地粟粉半斤　生何首乌半斤　熟地半斤　神曲二两　白薇三两　人参五钱　柴胡五钱　鹿角霜六两　地骨皮五两　沙参五两

各为细末，蜜为丸。每日服前汤后，送下五钱，一日两次。此方善能杀虫，又不耗伤真阴之气，真全治之巧者。因远公善心，余不吝罄传，天下无痨虫、尸气之忧矣。大约此药可服半料即止，不必尽也。此丸药服半料后，当改用六味地黄丸加麦冬二两，五味子一两，足矣。不必另立方矣。骨蒸有汗者，宜用丹皮；无汗者，宜用沙参。若地骨皮，则有汗无汗俱宜服之。

张公曰：痨病最难治，非偏于热，则偏于寒；非多于清，即多于补。正以当世无可遵之方，今岐天师酌定此三方，煎丸并用，平补无奇，实有鬼神难测之机，余又安敢以鄙浅而参间之？然而至神之中，不妨少益至微之语：前方可服五剂，即当服吾地黄丸一剂，再服前汤五剂，又服余地黄汤一剂。如此间服，则水胜于火，阳胜于阴，不至有偏旺之虞。虽岐天师方中补阴之品多于补阳，然而阳常有余，阴常不足，似乎多服补肾水之剂，尤为无弊也。方用：

熟地一两　山茱萸四钱　泽泻一钱五分　丹皮一钱五分　山药三钱　茯苓二钱　麦冬三钱　北五味五分

水煎服。此方即六味地黄汤加麦冬、五味者也。余特另酌分两，以示世之善用六味地黄汤者。

华君曰：此未传予之法也，无可谈。

雷公曰：我亦有方传子，痨病已成，人最难治。盖有虫主之，以食人之气血也。若徒补其气血，而不知入杀虫之品，则饮食入胃，只荫虫而不生气血矣；但只杀虫而不补气血，则五脏尽伤，又何有生理哉？予方于大补气血之中加入杀虫之药，则元气既全，真阴未散，虫死而身安矣。方用：

人参三两　熟地八两　何首乌生用，八两　地粟粉八两　鳖甲醋炙，一斤　神曲五两　麦冬五两　桑叶八两　白薇三两　山药一斤，为末，打成糊

前药各为末，为丸。每日白滚水送下五钱，半年而虫俱从大便中出。予方与天师方各有妙理。可并传之。

孙真君曰：未成痨病而将成痨病者，用：

熟地一两　地骨皮五钱　人参五分　麦冬五钱　北五味三分　白术一钱　山药三钱　白芥子一钱

水煎服。此方妙在平补而无偏胜之弊。虽熟地多用，然有参、术以行气，自然制其腻滞，故转能奏功。倘谓参、术助阳，熟地过湿，举世皆不知其妙也。

更有一方，治痨虫神效：

榧子半斤　鳖甲一斤　地粟粉八两　獭肝一付　白薇四两　生何首乌一斤

各为细末，蜜为丸。每日临睡空腹白滚水送下五钱。服半料，腹中似虫非虫尽行便出。天师乃治痨虫已成之圣方，而予方乃治痨虫将成之妙药也。_妙。

【点评】痨病属于古代"风痨臌疸"四大疑难病症之一，晋唐以来，各代中医文献均有记载。古人已经意识到此病是"痨虫"长期潜伏在体内，导致气血亏损，久而难愈，故而一方面需要杀虫，一方面需要扶正。杀虫不能用霸道药，扶正以养阴为主，两者兼顾，故称全治法。书中的清火之味、和平散、杀虫神丹、麦味地黄丸均秉承了这个原则。选用獭肝、何首乌、地粟、榧子等既能杀虫又不伤正之品作为治疗痨病的专药，也是传承了古人的经验。

生治法

论发狂 论呆病 论花癫 论羊癫

天师曰：生治者，乃人未死而若死者，用药以生之也。譬如发狂、呆病是也。发狂多是热病，登高而歌，弃衣而走，见水而入，骂詈之声、叫嚣杀人之语不绝于口，舌如芒刺，饮水不休，痰色光亮，面如火肿是也。【救胃自焚汤】方用：

石膏_{半斤}　元参_{一斤}　白芥子_{三两}　半夏_{三两}　知母_{一两}　甘草_{一两}　麦冬_{五两}　竹叶_{数百片}　人参_{一两}

先用糯米半斤，煎汤一锅，去其米粒，用汤半锅，将前药煎之，取数碗。彼索水时，与之饮，随索随与，饮尽必睡。【玄麦至神汤】急再用：

元参_{一斤}　麦冬_{半斤}

煎汤候之。一醒呼水，即以此汤与之。彼必欣然自饮，服完必又睡。又将渣煎汤候之，醒后再与。彼即不若从前之肯服，亦不必强，听其自然可也。【胜火神丹】后用：

　　熟地三两　麦冬三两　元参六两　山茱萸一两

煎二碗与之。一剂必愈，不必再与，此生治之一法也。

　　呆病又不如是治法。呆病抑郁不舒，愤怒而成者有之，羞恚而成者有之。【救呆至神丹】方用：

　　人参一两　柴胡一两　当归一两　白芍四两　半夏一两　甘草五钱　生枣仁一两　天南星五钱　附子一个　菖蒲一两　神曲五钱　茯苓三两　郁金五钱

　　水十碗，煎一碗灌之，彼必不肯饮，以双手执其头发，两人拿其左右手，以一人托其下额，一人将羊角去尖，插入其口，一人手拿住其头，一人倾药至羊角内灌之。倘或吐出不妨，益妙。尽灌完为主。彼必骂詈，少顷人困欲睡，听其自醒，切勿惊动，使彼自醒来，则全愈。惊醒来，则半愈矣。此生治之又一法也。

　　狂病之方，妙在用石膏之多，以平其阳明之火。然徒借石膏，未免过于峻烈，又济之以元参，元参亦能平胃火之浮游，不特去心肾之二火，又妙在用麦冬以济之，则肺金不畏火之炎上，而能下生肾水。肾水生，则胃中之火不必治而自愈。然而，狂病至不知人，则痰势借火奔腾可知，方中又用白芥子、半夏以祛逐其痰，痰去则心自清，况又有竹叶之清心乎？则火自息而人易复也。一剂之后，又佐以元参、麦冬，大剂煎饮，则火益息而水益深。后又用熟地之类滋其肾肺之药，相制而相成，宁不重夺其造化哉！后呆病之方，妙在用柴胡舒泄其不得意之气，又有白芍佐之，肝气一舒，心脉自散，又妙在用祛痰之剂，杂之于参苓之内，则正气足而邪气自散，尤妙在用菖蒲开窍之神品，同群共入，见匙即开，重关领禁之人，一旦再享春风之乐，是谁之功哉？生治法如何可尽？举一而悟其余耳。

　　张公曰：远公心解神怡，又何可言！尚有一说，在狂病多是热症，然亦有不全是热者，不可不辨也。狂之症同，而寒热各异。热症发狂，如岐天师之方治之可也。倘寒症发狂，又何以治之？凡人发狂而只骂詈人，不口渴索饮，与之水不饮者，乃寒症之狂也。此得之气郁不舒，怒气不能发泄。其人平日必懦弱不振，今一旦而狂病发作耳。治之法，宜祛痰为主，而佐之补气之药。【速救寒狂丹】方用：

人参—两　茯神—两　白术五钱　半夏—钱　南星—钱　附子—钱　菖蒲三分

水煎服。此方之妙，全在补气，而又不十分祛痰。盖寒证发狂与痫症同治。加入附子以消寒气，菖蒲引入心经，自然下喉熟睡，病如失也。方内再加柴胡一钱，以舒其肝木之郁气，尤易奏功。远公医道通神，何知柴胡之妙耶？

呆病无热症，不必重说。

华君曰：举二可以类推，不必尽传也。予当传之。予师所传之法，尚有二方。如人病花癫，妇人忽然癫痫，见男子则抱住不肯放。此乃思慕男子不可得，忽然病如暴风疾雨，罔识羞耻，见男子则以为情人也。此肝木枯槁，内火燔盛，脉必弦出寸口。法当平肝、散郁、祛邪之味。一方亦天师所传，【散花去癫汤】用：

柴胡五钱　白芍—两　当归五钱　炒栀子三钱　甘草—钱　茯神三钱菖蒲—钱　麦冬五钱　元参三钱　白芥子五钱

水煎服。如不肯服，用人灌之。彼必骂詈不休，久之人倦欲卧，卧后醒来，自家羞耻，紧闭房门者三日，少少与之饮食自愈。一剂后，不必更与之药。此生治之一法也。

更有羊癫之症，忽然卧倒，作羊马之声，口中吐痰如涌者。痰迷心窍，因寒而成，感寒则发也。天师所传一方治之神效，奏功实多。【回癫汤】方用：

人参三钱　白术—两　茯神五钱　山药三钱　薏仁五钱　肉桂—钱　附子—钱　半夏三钱

水煎服。此方助其正气，以生心血，又加桂、附以祛寒邪，加半夏以消痰，逐去其水，自然气回而癫止也。一剂全愈，永不再发。幸珍视之毋忽。羊癫症，得之小儿之时居多，内伤脾胃，外感风寒，结成在胸膈之中，所以一遇风寒，便发旧痰。今纯用补正之药，不尽祛痰，转能去其病根也。若作风痰治之，虽亦奏效，终不能一止而不再发。此天师方所以奇而正也。

雷公曰：我亦有方传子。治牛马之癫，虽与羊癫同治，而症实各异。方用：

人参三两　白术五两　甘草一两　陈皮三钱　生南星一两　半夏一两
附子一钱

为末，蜜为丸。须病未发前服之，永不再发。【天师云：妙甚。】盖健其胃气自不生痰，况又佐之祛痰斩关之将乎！若羊癫之人，亦先用此方治之，亦自愈。人病来如作牛马声，即牛马癫也。大约羊癫小儿居多，牛马癫大人居半也。

【点评】《内经》云"得神者昌，失神者亡"，本节介绍的发狂、呆病、花癫、羊癫，都属于失神之病，能够获得治愈，相当于重生，故称生治法。养阴清热，补肾益肺，为治本之法。发狂属于火热证居多，用救胃自焚汤，此方为竹叶石膏汤加减，但药量颇大；继而用大剂量玄参、麦冬，名玄麦至神汤；再加熟地、山茱萸，名胜火神丹。治疗呆病的救呆至神丹，为《局方》逍遥散加人参、附子、半夏、石菖蒲、郁金等温阳益气、化痰开窍之品。治疗花癫的散花去癫汤，为《局方》逍遥散加栀子、玄参、麦冬、石菖蒲、白芥子等清热养阴、化痰开窍之品。以上二证病机部分相同，都是肝气郁结。治疗羊癫的回癫汤，则是《局方》六君子汤加附、桂等，以温阳健脾、祛寒化痰为主。其中救呆至神丹治疗忧郁症，当代仍受到许多医家推崇。

死治法

论中邪　尸厥　论见鬼卒倒　中毒　中恶

天师曰：死治法者，如人死厥不省人事，中风不语，或感鬼神之祟，或遇山魈之侵，一时卒倒，不醒人事是也。此等病，是邪气中之，痰迷心窍也。怪病多起于痰，不必惊惶，治其痰而病自愈。然而邪之所凑，其气必虚。用祛痰之药，加入补正之中，则病去如扫，死者重生。方用：

人参三钱　白术五钱　茯苓三钱　半夏三钱　天南星三钱　白芥子一钱
生附子五分

生姜一大块捣汁，水半酒半，共二碗，煎八分服。外用皂角刺为末。【"刺"字疑衍文。李子永识】人研皂角刺时，先用纸一张湿透，封住同在之人鼻孔，然后研为细末。取一匙于鹅翎管吹入病人鼻孔内，必取喷嚏，以前药灌之立醒，必吐出痰水半盆或一盆，如胶如汤之类，或黄、黑、青、红之色，人自然困倦欲睡，不可惊他，任他自睡。【回正散】醒来用：

人参一钱　白薇一钱　茯苓三钱　白术五钱　半夏一钱　白芥子三钱
陈皮五分　甘草五分

水煎服。一剂全愈。此死治之一法也。盖人之中邪，必由元气之虚，邪遂乘虚而入，故用人参以助其正气，而以半夏、白芥子以祛邪与痰，天南星尤能入心而祛邪，用附子猛烈之将单刀直入，邪自惊退，故一下口而邪即外越，上涌出矣。然邪出之后，当纯补胃气，故又不用祛痰之剂，而竟用健脾补胃之品也。

更有死症治法，如尸厥之证，亦是气虚。【祛阴至圣丹】当用：

人参一两　白术五钱　半夏五钱　茯苓五钱　菖蒲一钱　陈皮五分

治之。【雷公曰：予治尸厥更易，只消一味苍术，切片，三两，水六碗，煎三碗，灌之尽，必吐，吐后即愈。盖苍术，阳药，善能祛鬼，故用之者有奇效耳。此方凡见鬼者治之，俱妙。】虽同是中邪，然前症是阳邪，此乃遇阴邪也。阳邪者，日间遇之；阴邪者，夜间遇之也。后方虽亦用人参以补正，而终不用南星之类，直入其心中也。如不能语言，亦用皂角末吹之。倘其前二症，俱遗尿手撒，则多不能救，否则皆一剂回生也。以上二症，皆死治之法也。触类旁通，头头是道，大约治邪之法，二方可以包括。再看病之轻重，用药之多寡，则得之矣。

张公曰：死治之妙，尽此二方，更求其余，尚有一法，是救穷人之法也。如人卒然见鬼卒倒，或在神庙之内，或在棺椁之旁，偶遇尸气，感中阴邪鬼魅，不省人事者，以瓜蒂散吐之，必然吐痰如涌泉，倾盆而出，鬼若远走则已，吐后仍见鬼者，痰未净也。又用前瓜蒂散吐之，以不见鬼为度。【祛鬼散】后用：

白术一两　茯苓五钱　白薇一钱　陈皮五分　半夏一钱　神曲一钱　炮姜一钱

水煎服。此方可治贫穷之人，以慰远公怜悯之心也。

紫金锭，亦祛痰圣药也。

华君曰：天师传予尚有二方，并传于君。死症有中阴邪、阳邪，是矣。另有中恶、中毒之分。中恶者，如天师所言之类是也；中毒者，尚未及之。如中蛇虫之毒，亦一时猝倒。中蛇毒身心直撺，舌必外出，眼必细开一缝是也。急用雄黄一两，研为细末，入水中飞过，取水用之，而不用雄黄，一碗加食盐少许，入滚水一碗，同调匀，灌之。以鹅翎探吐之，必吐出恶痰如蜗牛涎者碗许，自愈。后用人参五钱，茯苓五钱，生甘草三钱，白滚水煎服，再加白芷二钱。另煎水，倾入汤中，同服。二剂永无后患矣。【雷公曰：予中毒亦有神方，无论各毒，治之俱神效。方用白芷二钱，生甘草三钱，金银花二两，白矾五钱，水三碗，煎一碗，服之即解毒。天师方更胜吾方也。】

更有中金蚕之毒，如两粤间，有金蚕人家，收留在家，用计谴之不去。其初有嫁金蚕之法，人家感受此蚕，则子子孙孙，永不脱离，最可恶之物也。盖有神人作祟，附在此家不肯去。人家有不愿者，将平生所得财物，并将金蚕包裹其内，故意置入道旁，倘人不知其故，拾之而归，则金蚕附于身中，不可脱离矣。再祷而再送之，断断不能也。天师曾传予方，治一人神效灭踪。方用雷丸三钱为末，同白矾少许，调匀。倘见金蚕出见之时，辄以末少许，掺在虫身之上，立时化为红水如血，神道必然震怒作祟。倘空中有声，即将此药末，听其声音响处，望空洒去，则神道必大骂负心而去，永不再至矣。此予在三国入蜀中亲见者，近来此风少息。然南宁蛮洞中，尚有其毒，今传此方，以备不虞，未为不可。天师想因远公不重至西粤，故尔不传。然终隐天师方法，吾所以罄传无隐，以表扬天师术之奇也。予曾问之矣，初起得物之时，必然骤富，物从空中来，其人喜极，将金蚕供之厨柜间，晨夕拜祷，久之，人面如金色，与金蚕相同，服药无效。又久之，腹大如臌胀矣。当时蜀中，盛多此风。得金蚕者，大约年岁不出五年必死，而金蚕不去也，又传于子，子死传孙，往往至灭门之祸。后幸孔明先生入蜀，用符水解之，故蜀中今无此症矣。

【点评】怪病多生于痰，痰迷心窍，可至神志错乱或不省人事，而中邪、尸厥、见鬼猝倒、中毒、中恶，都可能出现类似死亡症状，故称死治法。处方当以祛痰之药加入补正药中。内服选用六君子汤加减，本节所载回正散、祛阴至圣丹、祛鬼散，都是其变方。外用皂荚研末吹入鼻中取嚏，或用瓜蒂散、雄黄、盐水催吐。至于中金蚕毒，程丑夫教授考证云："亦称金蚕蛊毒，始见《千金方》，其症面黄如金，腹大臌胀。丹溪尚有试验之法，谓'允白矾味甘，嚼黑豆不腥者，即是中蛊也'。其治丹溪用石榴根皮煎浓汁服。本篇用雷丸、白矾。白矾乃退黄要药，且能杀虫，而兼之雷丸杀虫消积，选药精当，配伍严谨。"（程丑夫. 石室秘录. 湖南科技出版社，1991）

卷之二　乐集

上治法

论头痛目痛　耳聋　口舌生疮
鼻肿　眉落　乌发　瘰串　目生星

天师曰：上治者，治上焦之症也。如头疼、目痛、耳聋、口舌生疮、鼻肿之类。头痛乃风入太阳经也。用：

川芎一钱　细辛一钱　白芷一钱　柴胡一钱　白芍三钱　半夏一钱　甘草一钱

治之。盖风虽犯太阳，治法不可全治太阳，当上清其邪，故用白芷、川芎、细辛三味以散之，又用赤芍、甘草、柴胡以清肝胆之火，胆经与肝经入于头络，故用此数味以散邪去火，又加半夏去痰，甘草和中，相济而相成也。

张公曰：头痛余传一方，【芎荆散】用：

川芎一两　蔓荆子二钱

水煎服，立愈。盖川芎补血，蔓荆子去风也。

天师曰：目痛者，肝经之病，宜治肝矣。而余偏不治肝，【洗目神散】方用：

黄连一钱　花椒七粒　明矾三分　荆芥五分　生姜一片

水煎半碗，乘热洗之。一日洗七次，明日即愈。此治火眼之如此。若虚火之眼，又不如是。用：

人乳半钟　生地二钱　葳蕤仁五分，去壳，取一分研碎　明矾半分

水半盅，同人乳煎药。取汁少许，洗七次，明日即愈。虚火之

眼，红而不痛，不涩，无泪，无眵是也；有火者。红肿如含桃，泪出不止，酸痛羞明，多眵是也。

雷公曰：予亦有治目痛方，用：

柴胡　防风各二分　黄连三分　花椒三粒　明矾一分

水半盅，饭锅蒸，洗眼如神。一日洗三次，二日即止痛。

张公曰：目痛余亦有一方，最妙。以：

人乳一合　黄连三分　大枣一个　明矾三分　人参三分

水半盅，同煎二沸，即取起洗眼。无论虚眼、实眼，奇妙。每日洗七次，三日即全愈。

天师曰：耳聋者，肾经病也。论理该用六味地黄丸，内加柴胡五钱，甘菊花二两，当归三两，枸杞子三两，麦冬三两，北五味三钱，白芍二两。今不用此，【通耳神丹】用：

鼠胆一枚　龙齿一分　冰片一分　麝香一分　朱砂一分　乳香半分　朝脑半分

各研为绝细末，以人乳为丸，如桐子大，用丝绵裹之，不可太大，塞入耳之深处，至不可受而止。塞三日取出，即耳聪，永不再聋。不必三丸。但鼠胆最难得，觅一大鼠，先以竹笼养之，后以纸为匣子，引其藏身，内用果品，令其自食，久之忽然用棒槌击死，立时取胆，则胆在肝中也，否则再不可得。干者可用，只消用水调化，俱入药末中，则一样也。实耳聋者，亦用此方，神效。

鼻肿者，乃肺经火盛也。宜用甘桔汤则效。今不用，方用皂角末吹入，打清嚏数十即愈。盖鼻因气壅，今打嚏，则壅塞之气尽开散，故不必清肺而鼻肿自消也。

口舌生疮者，乃心经热也。宜用黄连、黄芩之类凉散之自愈。今不用，【点舌神丹】用：

黄柏一钱　僵蚕一钱　枳壳烧灰，五分　炙甘草末五分　薄荷末五分　冰片三厘　山豆根五分

各为末，绝细，渗上。一日渗三次，第一日即少快，明日全愈，

神方也。以上皆上治之法也。

天师曰：眉落，方用桑叶七斤，每日洗之，一月重生如旧。须落亦然。须白当留一方，以救天下白须老子。须白乃肾水枯，任督血干也。二者得一，皆能白须。地日汤最妙，余不用。用：

桑椹半斤，取汁一碗，以骨碎补【骨碎补即故纸】一两，为末浸之，晒干，无日则火焙干，再浸，以汁干为度。

再用：

何首乌生者，为末，二两，用赤不用白　熟地焙干，为末，二两　青盐一两
没食子雌雄各四对，长者雄，圆者雌　当归一两

各为细末，每日擦牙者七七，擦左右各如数，一月之间，即黑如漆。盖桑椹专能补阴黑须，而又佐之熟地、首乌岂有不黑之理？但苦不能引入须根耳。今妙在用骨碎补、没石直透齿肉之内，既入齿肉，有不引须根者乎？此方之所以巧而奇也。倘更用乌须补肾，以通任督，则上下相资，吾见长生不老，未必非此老人，况仅仅髭髯，有不重臻于少年之时乎？会并传之：

桑椹一斤，蒸熟晒干，不蒸则此物最不肯干，但不可经铁器，大约熟地一经饭锅，虽铁器无碍　生赤何首乌一斤，切片，饭锅蒸熟晒干，九次为妙　南烛叶一斤，亦饭锅蒸熟晒干，若不蒸自干则无用　熟地一斤　麦冬半斤　花椒去壳皮，二两，以四两取米二两　白果一两　白术一斤

此方不刊，即名为**陈氏乌须丸**。久服长生不老。春夏服地日丸，秋冬服此丸，保汝升跻有路，斑白无迹。无桑椹时，可以桑叶代之，须用一斤。虽椹胜于叶，而叶之功亦不亚于椹也。

【乌须补至丹，又方名黑髯仙丹。熟地二斤，万年青三片，小同五片，桑椹一斤，黑芝麻八两，山药二斤，南烛皮四两，花椒一两，白果一两，用蜜为丸，早晚酒送下各五钱，忌萝卜而已，绝妙神方也。张公传：熟地二斤，薏仁、山茱、桑叶各八两，白术、生赤何首乌各三两，巨胜子、白果各三两，黑芝麻四两，北五味二两，山药一斤，花椒一两，乌头皮四两，胡桃肉三两，加丹参三两，无亦可，蜜为丸，服五钱。一方：岐公传旱莲可加三两。】

张公曰：乌须方，此方最妙。其余若秦真人万年青方，亦当附入。唇曰生疮，可将口疮方同治。

华君曰：传余无白须重乌方，然予传方中，尚有喉间瘰串之方，今传之。方用：

白芍一两　柴胡五钱　香附一两　白术五钱　金银花三两　瓦草一钱，瓦葱亦可　青苔一钱，干者只可用三分　人参五钱　白芥子二钱

各为末。人有病瘰串者，用米醋调，掺痰核之上。如已破者，不可用醋调，用麻油调之。

内服方，用：

柴胡五分　白芍五钱　当归五钱　半夏一钱　白芥子三钱　甘草一钱
桔梗三钱

水煎服。用前药外治，以此汤内治，尤易见功。不服此方，亦未尝不愈，但迟日月耳。

天师曰：眼目星久不能去，止可去暂时者。方用白蒺藜三钱，水煎洗之，三日即无星，尤妙。

瘰串乃鼠食之物，人不知食之，多生此病。然亦有郁气者，乃易成而不愈也。【消串神丹】方用：

白芍三两　白芥子三两　紫背天葵三两　香附三两　茯苓三两　当归三两　人参五钱　蒲公英一两　柴胡五钱　白术五两　砂仁二钱

各为末，米饭为丸，如细米大。每日白滚水送下三钱，日三服，一日即消，二月全愈。【天师曰：前方尚须加白矾三钱，麝香三分。又：化串汤、化瘰仙丹。】

跌损唇皮之类，以桑白皮作线缝之，以生肌散掺之自合。

雷公曰：予有乌须二方。一丸方，用：

熟地二斤　白术一斤　麦冬一斤　山茱萸半斤　黑芝麻半斤　山药二斤
巴戟四两　白果四两

为末，蜜为丸。每日早晚各服五钱。万年青六片，加入尤妙。

一煎方：

熟地一两　生何首乌赤者，一两　桑叶一两　白果二钱　黑芝麻五钱，炒，研碎　山药一两　万年青半片　人参三钱　花椒一钱

水煎，加酒一茶盅，再加桔梗五分。早服头煎，晚服二煎，夜服三煎。四剂即黑如漆。二方同用，永不再白。倘气血虚者，用服十剂必效。

孙真君曰：耳聋，用珍珠一粒，外用龙骨末一分，以蜜调之，丸在珠上，外用丹砂为衣，绵裹塞耳中，即愈。神方也。一月后取出，再用六味地黄丸一料，不再聋。

又曰：乌须方，莫妙用：

干桑椹—斤，饭锅蒸熟，晒干　　生何首乌—斤

为丸。二味朝夕吞服，自然乌黑矣。盖二味原是乌须之圣药，能日日服之，延生返老，岂特发之黑哉！或少加白果尤妙，不必加熟地。药愈多，其功转不大效。用生何首乌者，以滋味不外泄也。连皮用之，正取其皮引入人之皮毛耳。每日服五钱，或一两俱可。无桑椹用桑叶二斤、首乌一斤可也。

【点评】所谓上治法，指上部头面五官病，包括头痛、目痛、耳聋、口舌生疮、鼻肿、眉落、白发、瘰疬、目中生星等的治法。其中，头痛所用的内服药川芎、蔓荆子，出自古人的经验方。治疗目痛的4首外洗方多黄连、花椒、明矾并用，临床可参。其余耳聋用塞法，鼻肿用吹药，口疮用掺法，眉落用洗药，乌发用药物擦牙，瘰疬用敷法，目星用洗法，唇破用缝法，体现了中医外治法的丰富多彩，临床可以参考。

中治法

论统治诸疮

天师曰：中治者，或胸前生疮，乳上生疮，两肋、两背、两手生疮是也。然而疮疡别有专门，此不必再赘。既已立门，存一治法，统治中焦部位之疮，无不神效。【散邪败毒至神丹】方用：

金银花一两　元参一两　生甘草五钱　白矾二钱,有病则病受之也　当归一两　白芍一两　炒栀子三钱　荆芥三钱　连翘二钱　白芥子二钱

水煎服。一服知,二剂全消,破溃者四剂愈。如阴疮,方中去栀子,加肉桂一钱。此方统治中焦诸疮,俱效。妙在用散邪败毒之品于补药之内,转足以消毒而去火也。此中治之法。

张公曰:岐真人统治疮疡之方妙甚。然余更有奇方,【散毒仙丹】用:

生甘草一两　当归一两　蒲公英一两　黄芩一钱　金银花二两　乳香一钱

为末,先将前药用水五碗煎一碗,将乳香末调饮之,神效。亦足附前方之功也。一身上下俱可治之。乃统治之法。

华君曰:予同传,无可语。

孙真君曰:予亦有一方,统治诸疮。方用:

天花粉三钱　生甘草一两　金银花一两　蒲公英五钱

水煎服。一剂轻,二剂全愈。此方消毒实有奇功,下治诸痈。可统治之也。

【点评】所谓中治法,指身体中部即胸前、乳房、两胁、两背、两手疮疡的治法。陈氏用一首方通治,方名散邪败毒至神丹,共10味药。值得注意的是,方中的当归、玄参、金银花、甘草,即清末《验方新编》中的四妙勇安汤,用于清热解毒、滋阴活血,治疗脱疽,现代拓展用于各种感染性疾病的治疗。这4味药的组合,在本书中多次出见。

下治法

论腿痈　多骨痈　囊痈　骑马痈　鹤膝风　脚胫烂疮

天师曰:下治者,乃生腿痈、多骨痈、囊痈、骑马痈、鹤膝风、

两脚烂疮、脚疽等项是也。囊痈、骑马痈最难治。此皆少年人不保重，或窜花街柳巷，或贪倚翠偎红，忍精而战，耐饥而守，或将泄而提其气，或已走而再返其阳，或人方泄精而我又入其户，皆足以生此恶毒也。方用：

金银花四两　蒲公英二两　人参一两　当归一两　生甘草一两　大黄五钱　天花粉二钱

水煎服。一剂即消，二剂全愈，溃者三剂愈。盖此毒乃乘虚而入，必大补其血而佐之以逐邪之品，则病去如失。否则婉转流连，祸不旋踵。与其毒势弥漫，到后来发散，何不乘其初，起正气未衰，一剂而大加祛逐之为快哉？方中妙在金银花，而以当归补血为君，人参为佐，大黄为使，重轻多寡之得宜也。

鹤膝风治法则又不然。此又因湿而战，立而行房，水气袭之，故成此疾。方用：

黄芪八两　肉桂三钱　薏仁四两　茯苓二两　白术二两　防风五钱

水十余碗，煎二碗，分作二服，上午一服，临睡一服，服后以厚被盖之，必出大汗，不可轻去其被，令其汗自干则愈。一服可也，不必再服。此方妙在用黄芪以补气，盖两足之所以能动而举步者，气以行之也。今鹤膝之病，则人之气虚，不能周到，行步自然艰难。今用黄芪半斤，则气旺极矣，又佐之肉桂以通其气，又佐之防风以散其邪，始相恶而相济，又佐之白术、薏仁以去其寒湿之气，邪气去则正气自固，此功之所以速成也。若以为人不能受，畏而不用，则反害之矣。

多骨疽乃生于大腿之中，多生一骨者是。乃湿热而生者也。治之得法，则易易耳。否则变生可畏。【化骨至神丹】方用：

当归一两　金银花一两　白芍一两　柴胡一钱　茵陈三钱　龙胆草三钱　白术三钱　生甘草三钱

水煎服，即愈。苟或失治，即长一骨，横插于皮间作痛，必然取出此骨始愈。以铁铗钳出之，外用前生肌方药膏贴之，两个即愈。此方妙在用白芍，盖白芍能平肝木，又能活筋。多骨疽者，非骨也，筋变为骨，似骨非骨也。白芍不特平肝木之火，兼能散肝木之邪，邪去则筋舒，筋舒则似骨非骨者尽化。又加金银花，原能去毒，此二味之所以相济也。

足疽，亦湿热也。【祛湿消邪散】方用：

金银花一两　蒲公英一两　生甘草三钱　当归一两　薏仁二两

水煎服，一剂即愈。盖此方妙在薏仁为君，盖湿气必下受，而水流必下行，薏仁去湿而利关节之气，金银花去火毒之邪，助之以生甘草，则邪易散而湿易退矣。然而血虚则水气易侵，湿邪易入，今用当归以补其血，血足水无所侵而湿难以入，故用之合宜，而病可速效也。

脚胫之烂疮，亦湿热也。往往两腿腐烂，臭气难闻，若止以汤药治之，未易奏效。先以葱汤温洗，后以：

白蜡一两　黄丹二两　韭菜地上蚯蚓粪二两，炒干一两五钱　冰片五分
朝脑三钱　麝香五分　血蝎五钱　铅粉一两　炒松香三钱　乳香去油，三钱
没药三钱　铜绿三分　轻粉一钱　儿茶三钱

各为绝细末，乘葱汤洗湿之时，渗在疮口之上，必然痒不可当，但不可用手抓其痒，少顷必流黄水，如金汁者数碗，再用葱汤洗之，又渗，又流，又渗，如是者三次，则水渐少而痛渐止矣。明日用前膏药，以厚皮摊膏，仍入此末药，加入二钱贴之，任其水出。倘痒之极，外用鹤翎扫之，即不痒。贴二膏即止水而愈。腿痛即照多骨疽治法，不再立方。

脚胫烂疮，【分湿内化丹】内服汤药：

金银花一两　薏仁二两　茯苓一两　生甘草五钱　牛膝五钱　萆薢五钱
半夏五钱　肉桂五分

水煎服。自贴膏药，连用此方，二剂即愈。此方妙在薏仁为君，金银花、萆薢为臣，茯苓为佐使。盖薏仁去两足之湿，茯苓能分消脾中之湿气，生甘草、金银花能解郁热之毒，而萆薢又善能走足，且能

去湿健胫，又加之牛膝以助其筋力，则烂湿之疮，有不去如失者乎？此下治之最妙者也。

张公曰： 下治法，尽于此矣。余欲尚赞高深。多骨之生也，虽生于湿热，而成之不由湿热也。必有人喜饮凉水，好食果品而成之。初生多骨疽之时，【消毒散】即用：

大黄一两　芙蓉叶晒干为末，一两　麝香三分　冰片三分　五倍子一两　藤黄三钱　生矾三钱

各为末。米醋调成如厚糊一样，涂于多骨疽之左右，四周以药围其皮肉，中留一头如豆大，以醋用鹅翎不时扫之，若不扫，任其干围，则无益也。一日夜即内消。疽生于环跳之间，不用此围药，多成多骨疽。故疽一生，无论其有骨无骨，即以此药敷之，神效。其余痈疽疔毒，亦以此药敷之，无不神效。

华君曰： 予无可论。

雷公曰： 我亦有治多骨疽之方，用内消之法最奇效。大凡毒至于环跳之穴者，即多骨疽也。用：

人参三钱　大黄五钱　蒲公英一两　金银花二两　天花粉三钱　薏仁三两

先用水六碗，煎薏仁取汤三碗，煎前药三碗，分作二次服，二日服两剂即消。神方也。【天师云：方之神奇之甚，胜吾方也。】若已溃，用天师方治之。

鹤膝风，古多用大防风汤，内气血药并用，以病在下焦阴分故也。此除去血药，想用宜于初起之时。如病久，古方恐不可废。李子永识。

【点评】 本节所论治的腿痛、多骨痈、囊痈、骑马痈、鹤膝风、脚胫烂疮都生在人体下部，故称下治法。大部分是湿热火毒下注所至。其中治疗囊痈、骑马痈、附骨疽、足疽的处方，实则出自上一节"中治法"中的孙真君统治诸疮方，主方由金银花、蒲公英、天花粉、生甘草组成，书云："此方消毒实有奇功，下

治诸痛。可统治之也。"加当归、人参、大黄治疗囊痛、骑马痛，于清热解毒之中扶正祛邪，攻补兼施，设计巧妙；治疗附骨疽则去甘草，加人参、大黄、薏仁；治疗足疽去天花粉，加当归、薏仁。治疗鹤膝风以大剂量黄芪为主，益气温阳、祛风利湿，为此病的治疗另外开一法门，与后世所用四神煎虽大相径庭，但可并足而立。治疗脚胫烂疮，外贴膏药，内服汤药。均出自陈氏临床经验积累。

先治法

论外感初起　　论内伤初起　　论伤寒初起

天师曰： 先治者，宜先而先之也。人病发热，必先散其邪气，俟邪气速去，而后再扶其正气，则正气不为邪所伤。【散邪汤】方用：

　　柴胡—钱　　荆芥—钱　　半夏—钱　　黄芩—钱　　甘草—钱

水煎服，则邪散而身凉。盖四时不正之气，来犯人身，必然出皮毛而入营卫，今用柴胡、荆芥先散其皮毛之邪，邪既先散，安得入里？方中又有半夏以祛痰，使邪不得挟痰以作祟，又有黄芩，使不得挟火以作殃，况又有甘草，调和药味以和中，邪既先散，而正气又不相伤，此先治之妙也。一症一方，亦可类推。

张公曰： 先治法最妙，无奈世人不肯先服药何？所以邪由皮毛而入营卫，由营卫而入脏腑也。倘先用此方，又何至传经深入哉？先治法甚多，不能尽。再传二方，触类旁通，无非先治之法。

一方，【内伤散邪汤，妙。】用：

　　柴胡—钱　　当归—钱　　白芍二钱　　甘草　　陈皮各—钱　　天花粉二钱
栀子—钱

水煎服。此方凡肝脉郁者，用一剂即快，不必专是外感也。治内伤初起者神效。

又一方，【外感祛邪汤】用：

柴胡—钱　白芍—钱　茯苓—钱　甘草—钱　当归二钱　麻黄—钱　桂枝—钱　陈皮五分

水煎服。此方专治伤寒初起者，神效。乘其尚未传经，可从补正之中兼用祛邪之品，而热散之也。盖初起之邪，尚不敢与正气相敌。故一补正气而邪气自消。及一传经，则正气遁入于脏腑，不敢与邪相争，愈补而愈不敢出也。故一传经，万万不可用补药。今乘其初起之时，亟用补剂，而加之祛邪之品，用桂枝以散热，用麻黄以祛寒，寒热相攻，邪难内入，而又有正气之健助，所以一剂而尽愈也。先治之法，二方最妙，幸留意而善用之。

华君曰：予未闻师传也。

雷公曰：天下最难治者，莫过伤寒。然得其法，治之又甚易。张仲景论之详矣。今又增一法以治伤寒初起之病，攻补兼施，实有卓见，惜世人未知其论耳。其方可试，无不神效。然而人见白术、当归之多用，疑于太补，不知伤寒初起，何畏于补，鄙意尚可加入人参一钱，乘其邪未深入，初正以逐邪，则邪易走也。又何疑于术、归之用哉。【天师曰：此予方也。】但三日之内可加参，三日外者不可轻用也。

治外感初起，用小柴胡汤，人参、姜、枣加荆芥。按：小柴胡汤原治伤寒少阳经主药，此经半表半里，寒邪渐逼，而稍稍成热，故用之。亦非外感初起，须知内有湿热之人，而兼外感者用之则宜，其脉左右两寸俱弦洪者为准。李子永识。

【点评】所谓先治法，即外感、内伤、伤寒病初起，尚未传里、尚未严重时，先期予以治疗。书中散邪汤为小柴胡汤加减；内伤散邪汤、外感祛邪汤为逍遥散加减。此3方疏肝达郁，和表里，和气血，使邪不内传，病不加重，何尝不是一种"治未病"的设计。

后治法

论补正攻邪

天师曰：后治者，宜后而后之也。人有正气虚寒，以中邪气风寒，不可先攻其邪。盖邪之所凑，其气必虚，邪气敢入于正气之中者；是人之正气先虚也。不急补其正气，则邪何所畏而肯速去哉！譬如贼人入室，主懦而仆从又怯，贼必将安坐门庭，逍遥酒食矣。苟能用一二果敢之士，出死力而争敌，则盗寇且急走而不遑也。故必先补其正，而后可以散邪。【补正散】方用：

人参三钱　黄芪三钱　柴胡二钱　半夏一钱　甘草一钱　当归二钱　陈皮一钱　白术三钱　神曲五分　黄芩五分　山楂五粒

水煎服。此方妙在用参、归、芪、术以补正气，加柴胡、半夏以祛邪，加陈皮、山楂以消食，加甘草以和中。不治邪而邪自退，此后治之妙法也。

张公曰：后治法甚多，再传二法。一方，【扶正散邪汤】用：

人参一钱　白术三钱　甘草一钱　半夏一钱　柴胡三钱　茯苓三钱

水煎服。此方专治正气虚而邪气入之者。如头疼、发热，凡脉右寸口大于左寸口者，急用此方，无不全愈。盖虽有外邪，不可纯作邪治，当以补正为先，治邪为后。

又一方，【补血荡邪汤】用：

当归三钱　白芍三钱　枳壳一钱　槟榔一钱　甘草一钱

水煎服。此方治痢疾之病最效。以补正为先，荡邪为后。其余后治之法，可意会而默通之也。

华君曰：予未传。

雷公曰：后治法有疟疾方，用：

人参五钱　白术一两　青皮一钱　柴胡一钱　半夏三钱

水煎服。【天师云：方妙。】疟病虽有痰邪，不可先治邪，此方一味补正，略为祛邪以消痰，然正足而邪自退矣。更有阴虚而发热如疟者，亦以前方加熟地一两，生何首乌一两，去半夏，换白芥子三钱，治之亦效。

【点评】所谓后治法，即当正气虚，邪气入时，宜先补正后攻邪。书中补正散即小柴胡汤加黄芪、当归益气养血，加白术、陈皮、神曲、山楂健脾消食，颇有代表性。

急治法

论风邪作喘　直中阴寒　中心卒痛　中痰中邪中气
论气喘非外感　论腹痛非内伤

天师曰：急治者，不可须臾缓也。乃外感之喘胀，气不能息之类。如直中阴寒，手足厥冷，小腹冷痛而欲死者是也。如心中卒痛，手足不可按，气闷欲死者是也。凡人忽感风邪，寒入于肺经，以致一时喘急，抬肩大喘，气逆，痰吐不出，人不能卧是也。【灭邪汤】方用：

柴胡一钱　茯苓二钱　当归一钱　黄芩一钱　麦冬二钱　射干一钱　桔梗二钱　甘草　半夏各一钱

水煎服。此方妙在用柴胡、射干、桔梗以舒发肺金之气，用半夏以祛痰，用黄芩以去火。盖外感寒邪，则内必变为热症，今用黄芩以清解之，然徒用黄芩，虽曰清火，转足以抑遏其火气，妙在用桔梗、射干、柴胡，一派辛散之品，转足以消火灭邪，此急治之一法也。

直中阴寒之症，乃寒邪直入肾经，不由皮毛而入营卫，不由营卫而入脏腑也。乃阴寒之邪，直中于两肾之中，而命门之火无可藏之地，乃奔越星散，而寒邪乘其真火逃亡，趁势赶逐，于是入腹则腹痛，入肝则肝绝，入心则人亡。此至急之时，不可用药之须臾缓也。

【逐寒回阳汤】方用：

人参五钱　白术一两　附子一钱　肉桂一钱　干姜五分

水煎服。此方妙在用人参、白术。盖寒邪直入，宜只用附、桂以逐之，何必用参、术，而且多加之也？不知寒邪直犯肾宫，元阳遁出于脾胃之间，只此一线之微气在焉。若不用人参以救之，何能唤回于无何有之处？不多加白术，何能利其腰脐而回其元气？故又加附子、肉桂，以祛散其寒邪也。

中心卒痛，手不可按者，乃火邪犯心也。若不急救息其火，则脏腑内焚，必致身殉。【泻火定痛汤】方用：

栀子三钱　白芍五钱　甘草一钱　良姜三分　天花粉二钱　苍术一钱
贯仲一钱

水煎服。此方妙在用栀子以清火。或疑心经之热，宜用黄连以凉之，何以不用黄连，而反用栀子耶？盖心中火发，用黄连固宜，然黄连性燥，心中正在燥烈之时，以燥投燥，正其所恶，不特不能去火，而转助其焰矣。不若栀子泻其肝木之邪，母衰而子亦衰，不泻心火，正所以泻心火也。且栀子能泻六经之郁火，原不专入肝经，亦能入心经也，一味而两用之，此用药之奇妙，况又与白芍共用以泻肝，又加良姜数分，以引入心中，复增天花粉，以逐其火热之痰，痰去自然火散而郁气益舒，此急治肝，而正急治心也。又是急治之一法，余可类思。

张公曰：急治之法，妙矣。而余更有法。如人中痰、中邪、中气三法，亦不可不讲。

中痰方，【开窍消痰饮】用：

人参三钱　白术三钱　茯苓三钱　附子一钱　天南星一钱　半夏二钱

水煎服。下喉即愈。盖痰之生也，由于气之虚；而气之虚也，由于脏腑之冷。故方中用参、术以补正气；用半夏、南星、茯苓以祛痰；用附子以温中。所以一下喉而痰声静、痰气清也。

中邪方，【助气回生饮】用：

人参三钱　白术三钱　半夏三钱　皂角末一钱　陈皮一钱

水煎服。此方之妙，在皂角能开人之孔窍，引人参、白术、半夏之类，直入心经，而痰之迷滞无不尽开，痰去邪将何留？

中气方，用：

人参一两　白术五钱　茯苓五钱　甘草一钱　陈皮一钱　附子一钱　半夏三钱　南星三钱

方煎服。此方与中痰方相仿佛，而此方胜于前者，以分两之多，而又多甘草、陈皮，以消中和内也。三法有利于医者不浅。

华君曰：予闻之天师矣，尚有二症，一则气喘之不能卧，而非外感也；一则腹痛之不可忍，而非内伤也。凡人有气喘不得卧，吐痰如涌泉者，舌不燥而喘不甚，一卧则喘加，此非外感之风邪，乃肾中之寒气也。盖肾中无火则水无所养，乃上泛而为痰，将胃中之水尽助其汹涌之势，而不可止遏矣。法当用六味丸汤加附子、肉桂大剂饮之，则肾宫火热，而水有所归，水既归宫，喘逆之气亦下安而可卧。凡人之卧，必得肾气与肺气相交，而后河车之路平安，无奔逆也。【妙！】方中补其肾火，何以安然能卧？不知肾为肺之子，子安则母亦宁，肺金之气，可归于肾宫，以养其耗散之气矣。此所以补肾火，正所以养肺金也。况六味丸全是补肾水之神剂乎？水火同补，而肺金更安。肺肾相安，有不卧之而甚适者乎？

凡人腹中疼痛欲死，手按之转甚者，此乃火挟痰与食而作祟也。若作直中治之，立死矣。【纷解散】方用：

甘草一钱　茯苓三钱　白芍五钱　枳实一钱　栀子三钱　山楂二十粒

水煎服。加柴胡一钱，此方有解纷之妙。乃天师未传者，想于别门见之也。岐天师曰：实未传。

孙真君有治心痛方：

管仲三钱　乳香末二钱　白芍三钱，炒栀子三钱　甘草五分水煎服。一剂即止痛，此方专治火痛也，治呼号口渴者，神效。

【点评】本节所论风邪作喘、直中阴寒、中心卒痛、中痰、中邪、中气，均为临床急症，必须急治，不可耽误，故称急治法。治疗风寒气喘的灭邪汤，为小柴胡汤去人参、生姜、大枣，加射干、桔梗、茯苓、当归、麦冬。《伤寒论》小柴胡汤条文中，有"若咳者，去人参、大枣、生姜，加五味子、干姜"之论，灭邪汤又为用小柴胡汤加减治喘增添了一种新法。所谓善用经方者，临床可师可法。直中阴寒必然腹中剧痛，四肢逆冷，舌青唇白，脉紧或微，用逐寒回阳汤，此方即附桂理中汤加减。治疗心中卒痛的泻火定痛汤，为经方芍药甘草汤加减。用栀子治疗心痛，也出自经方，《伤寒论》第 78 条云："伤寒五六日，大下之后，身热不去，心中结痛者，未欲解也，栀子豉汤主之。"然而，在继承经方的基础上，加贯众解毒、苍术燥湿、天花粉养阴、良姜止痛，可谓颇有创意。中痰、中邪、中气均有神志昏迷或者精神错乱的表现，病机多为阳气虚寒、痰邪阻窍，故治疗三者的处方，均化裁自六君子汤，加附子温阳，加南星或皂荚末化痰，则属于常规治法。

缓治法

论阳明之火大渴　论大吐　论大泻

天师曰：缓治者，不可急，而姑缓之也。如人病火盛之症，大渴引饮，呼水自救，朝食即饥，或夜食不止；或久虚之人，气息奄奄，不能饮食者是。前症阳明火盛，故能食善消，自宜竹叶石膏汤以治之矣。然而不可急也。盖火盛必然水衰，火之有余，水之不足，石膏辛散之味，虽能去火，而势过猛烈，实能铄尽真阴。大热之际，不得已而用之，所以救存肾中之水也。若日日用之，则水不能救，而反耗真阴之气，真阴之气既耗，则火仍复沸腾，不若缓治之为得也。【消虚至凉汤】方用：

元参一两　麦冬五钱　白芥子二钱　竹叶三十片　干菊花二钱　生地三钱　陈皮五分　丹皮二钱

治之。此方之妙，全在元参能去浮游之火，使阳明之余火渐渐消灭；麦冬消肺中之热，断胃之来路；用生地清肾中之火，断胃之去路；加丹皮截胃之旁路；竹叶与白芥子清痰行心，又截胃之中路。四面八方俱是分散其势，则余火安能重聚？此缓治法，胜于急遽之功也。

至于久虚之人，气息奄奄，无不曰宜急治矣。不知气血大虚，骤加大补之剂，力量难任，必至胃口转加膨胀，反不若缓缓清补之也。【和缓散】方用：

茯苓一钱　白术五分　山药一钱　陈皮三分　甘草三分　人参三分　当归一钱　白芍二钱　枣仁五分　山楂三粒　麦芽三分　炮姜三分

水煎服。此方妙在用白芍为君，引参、苓入肝为佐，小小使令，徐徐奏功，潜移默夺，使脾气渐实，胃口渐开，不急于张皇，而徐能奏功，此又缓治之一法。

张公曰：缓治之法，不止阳明之火宜然。天师借而说法，余又广之可也。凡人久病俱不可急遽用药，须缓治为妙。譬如人大渴之后，不可纯用止渴之药是矣。然而大吐之人，岂亦可纯用止呕之味耶？不可也。法当用：

人参五钱　茯苓三钱　白术三钱　甘草三分　陈皮一钱　豆蔻仁三粒

水煎服。此方纯用健胃补脾之剂，而人不知其中奥妙也。大吐之后，津液已干，如何又用健脾补胃以重燥之，得毋伤子太甚耶？不知脾胃之气健，而后津液能生，苟以润药补之，则脾胃恶湿，反足伤其真气，所以不用润剂而反用燥药也。他脏腑恶燥，惟脾胃脏腑反恶湿而喜燥，以人参、白术投之，正投其所好，又安有燥烈之虞哉？

大泻之后，自多亡阴，宜以补阴药治之矣。然而以补阴之药急治，反足增其水势，法当以温药补之。【生阴止泻丹】用：

熟地五两　山药四两　山茱萸四两　白术五两　肉桂一两　肉果一两
北五味一两　吴茱萸一两　人参五两　薏仁五两

各为末，蜜为丸，如大梧子大。每日晚饭前吞服五钱，旬日即健矣。此方之妙，不用茯苓、泽泻、猪苓之类，去分消水气，而水气自然分消。盖补肾正所以补脾，而缓治胜于急治也。

华君曰：未传。

【点评】本节论述大渴、久虚、大吐、大泻之后的缓治法。大渴一般用石膏制剂，如竹叶石膏汤，但属于阴虚有热，当用消虚至凉汤。文曰："此方之妙，全在元参能去浮游之火，使阳明之余火渐渐消灭；麦冬清肺中之热，断胃之来路；用生地清肾中之火，断胃之去路；加丹皮截胃之旁路；竹叶与白芥子清痰行心，又截胃之中路。四面八方俱是分散其势，则余火安能重聚？此缓治法胜于急遽之功也。"这段论述十分精彩，著名的《温病条辨》中的增液汤，就是此节中玄参、麦冬、生地的药物组合。久虚之人须清补，和缓散虽源自八珍汤，但加减之间，颇有道理。大吐之后，宜用异功散加豆蔻仁。大泻之后，自多亡阴，当用生阴止泻丹，此方为六味地黄丸、四神丸、四君子汤加减，考虑周全。

本治法

论心惊不安　夜卧不睡　论精滑梦遗　见色倒戈

天师曰：本治者，治心肾之法也。人非心不能宁静致远，非肾不能作强生育，故补心即当补肾，补肾即为补心也。是二经一身之主宰，脏腑之根本也。故人病心惊不安，或夜卧不睡者，人以为心之病也，谁知非心病也，肾病也。如人见色而思战，入门而倒戈者，或梦遗精滑者，人以为肾之病也，谁知非肾病也，心病也。然则欲安心者当治肾，欲治肾者当治心。

治心方，用：

人参三两　茯苓三两　茯神三两　远志二两　生枣仁一两　熟地三两　山茱萸三两　当归三两　菖蒲三钱　黄连五钱　肉桂五钱　白芥子一两　麦冬三两　砂仁五钱

各为末，蜜为丸。每日送下五钱，或酒或汤俱可。此方乃治心之惊与不寐耳。宜用参、苓、当归、麦冬足矣。即或为火起不寐，加黄连亦足矣，何以反用熟地、山茱萸补肾之药，又加肉桂以助火？不知人之惊恐者，乃肾气不入于心也；不寐者，乃心气不归于肾也。今用熟地、山茱萸以补肾，则肾气有根，自然上通于心矣。肉桂以补命门之火，则肾气既温，相火有权，则心气下行，君火相得，自然上下同心，君臣合德矣。

治肾方者，精滑梦遗与见色倒戈，则关门不守，肾无开合之权矣。谁知皆心君之虚，而相火夺权，以致如此。方用：

熟地半斤　山药四两　山茱萸四两　茯苓三两　肉桂一两　附子一个　人参三两　白术四两　北五味一两　麦冬三两　远志一两　炒枣仁一两　鹿茸一副　巴戟天三两　肉苁蓉三两　柏子仁一两　砂仁五钱　紫河车一副　杜仲一两　破故纸一两

各为末，蜜为丸。此方用熟地、山萸、杜仲、山药之类补肾也，巴戟天、苁蓉、附子、鹿茸补肾中之火也，可以已矣。而必加人参、苓、柏子仁、麦冬、远志、枣仁之类者，何也？盖肾中之火虚，由于心中之火先虚也，故欲补肾火者，先补心火，使心火不补，肾火终不能益，而转增其上焦之枯渴，故必须兼补其心，心气下舒于肾中，肾气上交于心，则水火相济，君臣和悦，人民奠安，肺气清宁，脾胃得养，通调三焦，不妨整戈矛再利，即野御亦可收功也。

张公曰：予有一言，愿赞高深。本治责于心肾，又何疑焉？然而心不可徒补之肾，而肾不可徒补之心也。譬如人有心惊不寐，虽是肾气之不上通于心，而亦有肝气之不上生于心，故补肾之中，自宜添入补肝之品，方中有当归、肉桂亦是补肝之品，然终非直入肝经之药也。愚意前方中加入白芍三两，补肾而兼补肝，相因而生心火，心有不泰然者乎？肾虚而用补心之药固是，然补心而不补肝，则肝木郁塞，心难下生，愚意补肾方中，亦宜添入白芍三两，则肝气自舒，自生心包之火，火足自生命门之火矣。可质之岐天师，再定去留。【雷公曰：天师方固妙，而张公论亦佳。】

华君曰：予亦曾闻之夫子矣，有方亦妙，并传于此。凡人卧不安枕，方用：

人参五两　远志二两　枣仁炒，二两　熟地八两　山茱萸四两　茯神三两　柏子仁一两　麦冬三两　陈皮二两

各为末，蜜为丸。每日白滚水送下一两，五日即安。一料全愈。名为**宁神安卧丸**。

人有梦遗者，用：

熟地一斤　山药一斤　芡实一斤　生枣仁五两　巴戟天二两　麦冬三两北五味三两　莲子半斤，同心用

各为末，蜜为丸。每日白滚汤送下一两，名为益心止遗丸。前方补心中而兼补肾，后方补肾中而兼补心，与天师传方同意。二方亦天师传也，不知何故各各不同，然而四方俱奇妙通玄。甚矣！夫子之不可测也。巴戟天不特强阳，而且止精，肾水非火不能生，亦非火不能止。若用肉桂、附子大热之味，果然助其虚火，巴戟性非大热，不能温中，用之纯阴之中何害？反得其既济之功也。

孙真君传治心惊不安方。心惊非心病也，乃肝血虚不能养心也。方用：

白芍五钱　当归五钱　熟地五钱　生枣仁一两　远志一钱　茯神三钱麦冬五钱　北五味一钱　人参二钱

水煎服。【天师云：此方之妙，在用生枣仁至一两。】此方之妙，全不尽去治心，治肝正所以治心，治肺亦所以益心也。

又传治见色倒戈，方用：

人参三两　熟地八两　黄芪五两　白术八两　肉桂二两　山茱萸三两
巴戟天五两　肉苁蓉三两　麦冬五两　北五味一两　覆盆子五两

各为末，蜜为丸。每日半饥酒送下一两，一月后房事即改观，但不可传与匪人耳。

　　【点评】本节论述心肾是五脏之根本，对于心惊不安、夜卧不睡、精滑梦遗、见色倒戈者，都应该心肾同治。治心方为《备急千金要方》定志丸合《韩氏医通》交泰丸，再加熟地、山茱萸等补肾之品，肾气有根，自然上通于心。治肾方源自《景岳全书》右归丸，除了加鹿茸、紫河车、巴戟天、肉苁蓉等强化原方补肾作用之外，更加人参、茯苓、远志、枣仁、柏子仁、麦冬等补心，使心气下疏于肾，肾气上交于心。于此则水火既济，肺气清宁，脾胃得养，肝气得舒，三焦通调则疾病得愈。其他各方，均同此理。

末治法

论大便不通　小便不通　疟症不已　产妇感中风邪

天师曰：末治者，乃六府之治也。人如病大小便不通，或疟症不已，产后风寒，皆作末治也。凡久病之后，或大便一月不通，不必性急，只补其真阴，使精足以生血，血足以润肠，大便自出。不可视为根本之病，而速求其愈。亦有小便点滴不出，亦不必十分大急，乃肾气不能行于膀胱也。补其肾气，则小便自出，不必视为根本之病，而急欲出之也。

大便不通，方用：

熟地—两　元参—两　当归—两　川芎五钱　火麻仁—钱　蜜半瓯　大黄—钱　桃仁十个　红花三分

水煎服。此方妙在用熟地、元参、当归以生阴血，少加麻仁、大黄以润肠下行，此正末治其闭结，而不亟亟以通之也。

小便不通，方用：

肉桂—钱　熟地—两　山茱萸四钱　茯苓二钱　车前子—钱　泽泻—钱　丹皮—钱　山药—钱

水煎服。此方即**七味地黄汤**，妙在不去通小便而专治肾水肾火，盖肾中有火，而膀胱之气化自行，不通小便而小便自通矣。此末治之一法也。

疟症不已，终岁经朝，经年累月，或已止而又发，或未止而难痊。人皆谓有邪气未散也，急宜逐邪，不可末视之。殊不知邪之久踞，乃正虚之甚也，自当重补其正，而末治其邪。方用：

熟地五钱　何首乌五钱　鳖甲五钱　白术五钱　当归五钱　人参三钱　甘草—钱　柴胡—钱　半夏—钱　肉桂五分　山茱萸四钱

水煎服。此方妙在熟地、山茱萸、当归之品以补阴血，加人参、白术以健脾，加鳖甲以入阴分，加何首乌以补阴气，加半夏、柴胡少少去其痰与邪，则正气有余，邪自退舍。此又末治之一法也。

产妇感中风邪，皆作末治者。产妇旧血尽去，新血未生，大虚躯壳，原易中邪。风寒袭之，一散邪必有厥逆、寒症之变，死亡顷刻矣。方用：

当归—两　川芎五钱　人参—两　荆芥—钱　肉桂—钱　益母草—钱

治之。此方妙在用参、归各一两，参以固气，归以生血，气血既生，而风邪易去。大虚之人，略带祛邪之药，则邪原易出，乃腠理实疏，关门不锁故耳。方中荆芥一品最妙，不特易于祛邪，而且引旧血以归经，佐新血以复正，故两用之而成功也。益母草更是产科最利之品，安有他虞哉！此又固气血为先，散邪为末，又一法也。

张公曰：俱讲得入神出化，予又何佐高深哉？尚有一言相商，产妇临月之前一月，如有风邪感冒等症，皆作风寒感冒治之。其临月之期，如有感中风邪，不可作风邪治之。方用：

人参一两　当归一两　川芎五钱　柴胡二钱　甘草一钱　白芥子三钱

水煎服。毋论其头疼身痛、咳嗽、太阳痛、六经传经伤寒，俱宜以此方治之，切不可轻用桂枝、麻黄，盖孕妇实与平常人治法大不相同耳。

孙真君曰：大便不通，亦多实症，天师传者，治虚症之方耳。我传此方，治实症者实有奇效。方用：

大黄五钱　当归尾一两　升麻五分

蜜半瓯，水煎服。【天师云：此方尚加熟地一两。】大黄泄利，用当归润之，仍以为君，虽泄而不十分过猛，不至有亡阴之弊，况有升麻以提之，则泄中有留，又何必过虑哉？

　　【点评】五脏为本，六腑为末，大小便不通，属于大肠、膀胱两腑之病，故称末治法。疟疾与产后感受风邪是通过治本达到治末的目的，故也称作末治法。大便不通方源自桃红四物汤，去酸收的白芍，加玄参、麻仁、蜂蜜、大黄凉润泻下；小便不通用七味地黄丸，加车前子利尿，均符合临床实际。治疗疟疾不已方，源自《景岳全书》何人饮，原方只有何首乌、人参、当归、陈皮、生姜5味药，陈氏去陈皮、生姜，加熟地、山茱萸助当归补血柔肝，加白术助人参益气健脾，加柴胡透邪，加半夏化痰，增强了原方扶正祛邪的作用。产后感受风邪方，源自《太平惠民和剂局方》芎归散，原方仅川芎、当归两味药，补血活血，陈氏更加人参益气、肉桂温阳、荆芥祛风、益母草散瘀，扶正为主，兼以祛邪，设想周到。

不内外治法

论跌仆断伤

天师曰：内者，胸腹之中；外者，风邪之犯。今既无胸腹之病，又无风寒之侵，忽然跌仆为灾，断伤受困，此不内外之因，又一门也。【逐瘀至神丹】方用：

当归五钱　大黄二钱　生地三钱　赤芍药三钱　桃仁一钱　红花一钱　丹皮一钱　败龟板一钱

水一碗，酒一碗煎服。方中最妙当归、芍药和其血，大黄、桃仁逐其瘀，生地、红花动其滞，一剂即可病去也。倘以大黄为可畏，或不用，改用别味，则虽有前药，亦用之而不当。盖有病则病受之，用大黄之药，始能消去其瘀血，而终不能大下其脾中之物，又何必过忌哉？

倘跌伤、打伤、手足断折，急以杉板夹住手足，不可顾病人之痛，急为之扶正、凑合、安当，倘苟不正，此生必为废人。故必细心凑合端正，而后以杉板夹之，再用补骨之药，令其吞服，则完好如初矣。【接骨至神丹】方用：

羊踯躅三钱，炒黄　大黄三钱　当归三钱　芍药三钱　丹皮二钱　生地五钱　土狗十个，槌碎　土虱三十个，捣烂　红花三钱　自然铜末

先将前药酒煎，然后入自然铜末，调服一钱，连汤吞之，一夜生合。神奇之甚，不同世上折伤方也。不必再服，只服二剂可也。盖羊踯躅最能入心而去其败血，人受伤至折伤手足，未有不恶血奔心者，得踯躅入心，引诸活血之药，同群共入，则恶血必从下行，而新生之血，必群入于折伤之处，况大黄不特去瘀血，亦能逐瘀而生新，瘀去而各活血之品，必能补缺以遮其门路，况土狗、土虱俱是接骨之圣药，即有缺而不全，又得自然铜竟走空缺而补之，此所以奏功之速

耳。骨断之处，自然药后，瑟瑟有声，盖两相连贯，彼此合缝，若有神输鬼运之巧，恐世人不信耳，吾传至此，不畏上泄天机者，正副远公好善之心，共为救济之事。庶天卷可邀，衍尤可免耳。

跌损唇皮之类，以桑白皮作线缝之，后以生肌散糁之自合。

张公曰：至此神矣、圣矣、化矣！亦何能赞一言哉！惟有前方煎药之内少为商酌者：第一方中再加生地三钱，枳壳五钱，盖生地乃折伤之圣药，多多益善，少则力不全耳。折伤之病，未免瘀血奔心，有枳壳之利于中，则瘀血不能犯也。

华君曰：无可言。

【点评】本节论跌仆断伤的治法。因为宋代陈言的《三因极一病证方论》在对病因分类时，根据《金匮要略》的论述，将跌打损伤归于不内外因，故称不内外治法。对于一般的跌仆损伤，用逐瘀至神丹，即活血化瘀名方桃红四物汤去川芎，加丹皮、龟甲、大黄，水、酒同煎，对于瘀伤初起疗效更好。对于骨折的治疗，先用手法正骨，后用杉树皮固定，再内服接骨至神丹。接骨至神丹为逐瘀至神丹加减，去丹皮、桃仁、龟甲，加羊踯躅、自然铜、土狗、土虱。用手法正骨，用杉树皮固定治疗手臂骨折的方法，最早出自东晋葛洪的《肘后备急方》；用羊踯躅作为麻醉药止痛，最早出自南宋窦材的《扁鹊心书》；用自然铜、土狗、土虱促使骨折伤口愈合，出自民间中医。这些都是中医史上杰出的成就，流传至今，弥足珍贵。

阴治法

论肾虚感寒　论水亏夜热

天师曰：阴治者，病症乃阴气不足，而阴邪又犯之也。如肾水虚寒，又感寒者；或肾水亏竭，夜热昼寒是也。此等病，若认作阳证治之，则口渴而热益炽，必致削尽阴水，吐痰如絮，咳嗽不已，声哑声嘶，变成痨瘵。法当峻补其阴，则阴水足而火焰自消，而骨髓清泰，上热余火俱归乌有矣。【安火至圣汤】方用：

熟地一两　山茱萸五钱　麦冬五钱　北五味五钱　元参三钱　地骨皮三钱　丹皮一钱　沙参五钱　白芥子一钱　芡实五钱　车前子一钱　桑叶七片

水煎服。此方妙在纯用补阴之品，一直竟进肾宫，滋其匮乏，则焦急之形，不上焰于口舌皮毛之际，又加元参、地骨皮、沙参、丹皮之品，少清其骨髓中之内热，自然阴长阳消，不治阳而阳自安也，又何必更加柴胡以散之，而邪始去哉？此方乃治阴火自动者，神效。若阴寒无火者，又不宜用此方。【祛寒至圣丹】当用：

肉桂一钱　附子一钱　熟地一两　山茱萸四钱　白术三钱　人参三钱　柴胡五分

水煎服。此方之妙，用桂附祛寒之药，加之于参、熟地补阴之内，使阳得阴而有制，不至奔越沸腾，少加柴胡数分，则阴邪自散，又何必纯用麻黄、桂枝之类，铄尽真阴哉？况肾中之火，必得水而后生，以水非邪水，乃真水也。邪水可以犯心而立死，真水可以救心而长延。盖阳根于阴，而真阴肾水，实为真阳君相之火之母也。【妙极。】此方中加熟地、山萸，正是此意。恐人未知，故又表而出之。倘只用附、桂以祛寒，未尝不效，然而邪去而阴消，必然枯槁。苟或治之不得法，必有亡阳之症矣。愿人加意于水中补火，更于水中去邪也。

张公曰：妙绝之论，发千古所未发。何以再赞高深？然尚有一方以参之：前症乃阴虚火动也，用六味汤似亦相宜。后症乃阴寒无火也，八味汤似亦可用。然而终不及天师二方，盖治阴之内，即留以治阳；而治阳之中，即藏于补阴也。有贫不能用人参者，用予后方可也。

华君曰：同传，予法无异。

【点评】本节介绍肾虚感寒、水亏夜热的治法，因为后者属于阴虚火旺，前者属于阴虚无火，故称阴治法。治疗阴虚火旺的安火至圣丹，化裁自麦味地黄丸；治疗阴虚无火的祛寒至圣丹，化裁自金匮肾气丸。二方均加减得体，而且扶正祛邪兼顾，临床可参。

阳治法

论伤寒发斑　中暑火炽　伤暑吐血　阳症火泻

天师曰：阳治者，治阳证之病也。阳症甚多，不能概举，姑举一二症大者言之。伤寒内发斑，身热心如火，口渴呼水，气喘舌燥，扬手出身者是。或中暑热之气，大渴饮水数桶不止，汗如雨下，大喊狂呼，日重夜轻者是也。此皆阳火烧焚于胃口，烟腾势急，威猛不可止遏，皆阳症也。此时杯水实不足以胜之，非大剂寒凉，安能扑灭？即以用寒凉扑灭之矣，而余烟断火，微焰犹存，必得大雨滂沱，屋栋沟渠，无非膏泽，则火气消亡，门庭可整。此阳证之治难于阴证也。【滂沱汤】方用：

元参三两　升麻二钱　黄芩一两　麦冬三两　防风三钱　天花粉三钱　苏叶一钱　青黛三钱　生甘草三钱　生地一两　桑白皮五钱

一剂即消大半，二剂全愈。此方妙在元参为君，不特去其浮游之火，兼能清其胃中之热，且性又滋润，发斑虽是火热，不能外越，然亦因胸中水少不足润，故郁而不出也。今用元参润之，则火得润而难居，况有黄芩，以大凉其胸膈，又加升麻、防风，引散其火邪，更佐之麦冬、生地，凉血以清肺气，自然清肃下行，而中焦之火尽化为乌有也。

至于中暑之病，亦阳火邪炽也。【消暑至神汤】法用：

青蒿五钱　石膏五钱　麦冬五钱　半夏一钱　黄连一钱　人参三钱　甘草一钱　茯苓五钱　竹叶五十片

水煎服。此方妙在用青蒿去暑，再加二钱香薷，则暑气自化。用石膏以平泻其胃中之邪火，邪火一去，胃气始转，水能下行，不蓄停于膀胱之内，而散逸于四肢，况又有茯苓导其下行者乎！又虑火气伤心，复加黄连以救心，人参以救肺。各经既安，胃邪必遁，此治阳证之妙法也。

张公曰：妙论出奇不穷。阳症固多，二症最急，故天师特举之以为法。予再广之，有二症在焉。一则伤暑中之吐血也。凡人感伤暑气，忽然吐血倾盆，人皆谓是阴虚，不知阴虚吐血与阳虚吐血不同。阴虚吐血者，人必安静，不似阳症之躁动不宁也。阳症必大热作渴，欲饮凉水，舌必有刺，不似阴证之口不渴而舌苔滑也。法当清胃火，不必止其血。【祛暑止血汤】方用：

石膏三钱　青蒿五钱　香薷三钱　荆芥一钱　当归三钱　人参三钱

水煎服。此方乃止阳证吐血之神剂也。方中虽有解暑之味，然而补正多于解暑，去香薷一味，实可通治诸阳证之血也。但此方止可用一二剂，即宜改用六味地黄汤，以滋阴水，水足则阳火自消耳。一则阳证之火泻也，完谷不化，饮食下喉即出，一日或泻十余次，或泻数十次，或昼夜泻数百次，人以为热也。然而热之生也，何故？生于肾中之水衰不能制火，使胃土关门不守于上下，所以直进而直出也。论其势之急迫奔崩，似乎宜治其标，然治其标，不能使火之骤降，必须急补肾中之水，使火有可居之地，而后不至于上腾。【壮水汤】方用：

熟地三两　山茱萸一两　车前子一两　甘草一两　茯苓一两　白芍三两　肉桂三分

水煎服。此方乃补肾之汤，非止泻之药也，然而止泻之妙，捷如桴鼓。盖肾水一生，肾火即降，顷刻应验，非好为奇谈而不据实理也。若只作胃虚有火治之，未尝无功，终不若此之捷。

脾约丸亦佳，安能及此方之神哉！

华君曰：与余同，不必讲。

雷公曰：无一论不奇妙。

【点评】本节论述伤寒发斑、中暑火炽、伤暑吐血的治法，因为它们都属于暑天火热炽盛所致之病，故称阳治法。发斑用滂沱汤，君药重用玄参，清热解毒，滋阴化斑；生地、麦冬助玄参滋阴；升麻、青黛助玄参解毒，方与病证吻合。中暑火炽用消暑至神汤，此方源于《伤寒论》竹叶石膏汤，加黄连、青蒿，开清暑益气之先河。至于阳证之吐血、火泻，用方须斟酌。

假治法

论假热假寒

天师曰：假治者，病是假热，而治以假热之方；症是假寒，而治以假寒之药也。如人喉痛、口干、舌燥、身热，人以为热而非热也，内真寒而外现假热耳。如人手足冰冷，或发厥逆，或身战畏寒，人以为寒而非寒也，内真热而外现假寒耳。此时看症未确，死生反掌。吾以假热之药治假寒之症，以假寒之品治假热之病，是以假对假也。

假寒方：

附子一钱　肉桂一钱　人参三钱　白术五钱　猪胆汁半个　苦菜汁三匙

先将药二碗水煎好，以冰水泡凉，入猪胆汁、苦菜汁调匀，一气服之即愈。方中全是热药，倘服之不宜，必然虚火上冲，尽行呕出。吾以热药凉服，已足顺其性而下行，况又有苦菜汁、胆汁之苦，以骗其假道之防也。盖上热之症，下必寒极，热药入之，至于下焦，投其所喜，无奈关门皆为强贼所守，非以间牒绐之，必然拒绝而不可入。内无粮草，外无救援，奈之何哉？吾今用胆汁、菜汁以与守关之士，买其欢心，不特不为拒绝，转能导我入疆，假道灭虢，不信然哉！

至于假热之方，则又不然。心胸之内，全是一团邪火，盘踞于中焦，若不直捣中坚，巨魁不擒，余党安能星散？然而用师无法，则彼且方拒死斗而不可救。方用：

黄连三钱　柴胡二钱　白芍三钱　当归三钱　炒栀子二钱　半夏三钱
枳壳一钱　茯苓三钱　菖蒲三分

水煎服。此方妙在用黄连一味直入心经，佐以栀子副将，单刀直入，无邪不散。又柴胡、白芍，泻其运粮之道；又半夏、枳壳斩杀余党，中原既定，四隅不战而归正矣。然而火热居中，非用之得宜，则贼势弥空，安能直入？又加菖蒲之辛热，乘热饮之，则热喜同热，不致相反，而转能相济，此又假治之妙法也。

张公曰：讲得透彻痛快，予又何说之词？然而假热假寒，不止此二症也，吾再广言之。如人气喘不安，痰涎如锯而不止者，人以为热，而非热也，乃下元寒极，逼其火而上喘也。此最急最危之症，苟不急补其命门之火与肾水，则一线微阳，必然断绝。方用：

熟地四两　山茱萸三两　麦冬三两　北五味一两　牛膝一两　附子一钱
肉桂一钱

冰水泡冷服之。一剂即愈。附子、肉桂斩关夺门之药，其性最热，倘不用之于熟地、山茱萸、北五味之中，则孤阳乘大热之势沸腾而上矣。方中妙在用熟地、山茱萸之类使足生济火；又麦冬以滋肺金之化源，使金去生水，而水益足以生火，而火不敢于飞越；况又有牛膝之下走而不上行乎？然必冰水泡之，骗其上焦之热，直至肾宫，肾宫下热则上焦清凉，火自归舍，又何患喘与痰作祟哉？更有眼目红肿，经年不愈者，人以为热，而不知非热也，亦肾火上升而不下降耳。法用六味地黄汤加麦冬、甘菊花、白芍、当归各三两，柴胡五钱，各为末，蜜为丸。每日吞服五钱，一料必全愈。此虽病轻，而世人多患之，迷而不悟，予所以特表出也。虽非假治之法，而症实假热之症，可触类而旁通之耳。假寒之法，莫妙岐天师之方，可以统治矣，故不再传。

华君曰：亦同。

【点评】本节论述假热真寒与假寒真热的治法，故称假治法。治疗假热真寒的假寒方，为《伤寒论》四逆加猪胆汁汤加减；治疗假寒真热的假热方，为四逆散合丹栀逍遥散去丹皮，加黄连、半夏、石菖蒲。从两方的药物剂量来看，其所治疾病应该不属于危急重症。治疗气喘不安、痰声如锯，属于真寒假热之方，为金匮肾气丸去山药、茯苓、泽泻、丹皮，加麦冬、五味子、怀牛膝，重用熟地滋阴补肾，少用附子、肉桂引火归元，用冰水泡，冷服，现今临床可以效法。治疗眼目红肿，长年不愈，用六味地黄丸合逍遥散，去白术、甘草，加菊花为丸，颇为得当。

真治法

论真寒真热

天师曰：真病原难分晰，然有假即有真也。即以前症言之，如人喉痛、口干、舌燥、身热，与假热无异，然而此曰真热者，何以辨之？假热之症，口虽渴而不甚，舌虽干而不燥，即燥而无芒刺、无裂纹；虽头痛而日间轻，身虽热而有汗。不若真热之症，口干极而呼水，舌燥极而开裂、生刺，喉日夜痛而不已，身大热烙手而无汗也。方用：

麻黄三钱　黄连三钱　黄芩三钱　石膏三钱　知母三钱　半夏二钱　枳壳二钱　甘草一钱　当归五钱

水煎服。一剂轻，二剂愈。此方纯用寒凉之药以祛逐其火，火一去而上焦宽快矣。

更有人手足冰冷，或数厥逆，身战畏寒，与假寒无异，然而谓之真寒者，何以辨之？假寒之症，手足冰冷，或有时温和，厥逆身战，亦不太甚，有时而安。然有时而发搐，不若真寒之症，手足寒久不回，色变青紫，身战不已，口噤出声不可禁也。方用：

附子三钱　肉桂一钱　干姜一钱　白术五钱　人参一两

急救之。此乃真中寒邪，肾火避于躯壳之外，而阴寒之气直犯心宫，心君不守，肝气无依，乃发战、发噤，手足尽现青色也。然则只用附、桂、干姜，祛其寒邪足矣，何以又用白术、人参？且少用亦足济用，何以多加如许也？盖元阳飞越，只一线之气未绝，若不急用人参，返气于若存若亡之际，而徒用桂、附、干姜，一派辛辣火热之药，邪虽外逐，而正气亦就垂绝，故不若多加于危急之际，则败兵残卒，见有孤军未亡，而又骁勇之将，号召散失，有不再整旗枪，共奔纛下者乎？此真治之妙也。

张公曰：奇论天开。真治即直治，真治其本病，而不必以假药骗之，对症用药可也。余不再论。

华君曰：亦同。

【点评】本节论述真热假寒和真寒假热的鉴别方法与治疗方药，故称真治法。治疗真热假寒方为《外台秘要》石膏汤加减，治疗真寒假热方为《伤寒论》附子理中汤加减，均具有临床参考价值。

男治法

论狐疝　论强阳不倒　论痿阳不振

天师曰：男子与女子之治，原无区别，然而亦有殊处。男子与妇人殊者，疝病、强阳不倒、痿而不举。疝病不同，然而与妇人异者，只狐疝不同耳，余俱相同。狐疝者，日间缩在囊之上，夜间垂在囊之下也。此乃寒湿，又感阴阳不正之气，乘于交感之气，或在神道之旁，或在风湿之际，感而成之也。【扶正祛疝汤】方用：

杜仲五钱，捣汁，以凉水浣之，取汁一碗　加沙参一两　肉桂一钱　桂枝一钱　小茴香一钱　橘核一钱

水煎服。一服即伸出，二剂即消，三服全愈，神方也。

强阳不倒，此虚火炎上，而肺金之气，不能下行故尔。若用黄柏、知母二味，煎汤饮之，立时消散。然而自倒之后，终岁经年，不能重振，亦是苦也。【养阳汤】方用：

元参三两　肉桂三分　麦冬三两

水煎服。即倒。此方妙在元参以泻肾中浮游之火；尤妙肉桂三分，引其入宅，而招散其沸腾之火，同气相求，火自归合，况麦冬又助肺金之气，清肃下行，以生肾水，水足火自息矣。此不求倒而自倒，他日亦可重整戈矛，再图欢合耳。

至于痿而不振者，乃过于琢削，日泄其肾中之水，而肾中之火亦日消亡。盖水去则火亦去，必然之理。如一家人口，厨下无水，又何以煮爨而生烟，必汲其泉源，而后取其薪炭，可以钻燧取火，以煮饮食，否则空铛安爨也。【起阳至神丹】方用：

熟地一两　山茱萸四钱　远志一钱　巴戟天一钱　肉苁蓉一钱　肉桂二钱　人参三钱　枸杞子三钱　茯神二钱　杜仲一钱　白术五钱

水煎服。一剂起，二剂强，三剂妙。老人倍加。此方用热药于补水之中，则火起而不愁炎烧之祸，自然煮汤可饮，煮米可飧，断不致焦釜沸干，或虞爆碎也。此皆男治之法也。

张公曰：男治法妙。然余亦有数方，可并传之狐疝方，【遂狐丹】用：

白术五钱　沙参一两　柴胡三钱　白芍三钱　王不留行三钱

水煎服。一剂即出而不缩。

阳倒不举方，【强阳神丹】用：

熟地一斤　肉桂三两　覆盆子三两　黄芪二斤　巴戟天六两　柏子仁三两，去油　麦冬三两　当归六两　白术八两

各为末，蜜为丸。每日白滚水送下一两，自然阳旺不倒矣。

孙真君传治疝方，用：

沙参一两　橘核一钱　肉桂一钱　柴胡一钱　白芍五钱　陈皮五分　吴茱萸五分

水煎服。一剂即定痛，二剂即全愈。疝气一症，大约皆肝木之病，予所以治其肝，自随手而奏功也。方妙。

【点评】本节论述男子病，包括狐疝、阳强不倒与阳痿不振的治法，故称为男治法。基本方药不脱古人窠臼。治疗狐疝方以温散疏达为主，但难以断根。治疗阳强不倒方，用大剂量玄参、麦冬滋阴降火，少量肉桂引火归元。起阳至神丹治疗阳痿，用平和之品补益肝肾，健脾益气，缓图而不峻补，都是借鉴了古人的经验。

女治法

论风邪入血室　论治羞隐　阴内生虫　阴门生疮

天师曰：女症各经，俱与男人同治。惟是经症宜知，至于羞隐之处，更宜留心是也。经期前后，寒热温凉，有邪无邪，俱当细辨，世有专门，不须枚举。今我止据一症而言之，如妇人经期适来，为寒风所中，则经水必然骤止，经不外泄，必变为寒热，时而身战，时而身凉，目见鬼神，心中惊悸。论治法，本当刺期门之穴，一刺出血，立已。无奈世人不肯刺于乳下，羞患不肯为医人所见，于是必变，而益发狂谵语，所由来也。今立一方治之，方用：

柴胡三钱　当归二钱　白芍五钱　枳壳二钱　炒栀子三钱　甘草一钱　陈皮五分　生地二钱

水煎服。此方妙在用柴胡于白芍之中。盖前症经血不能外出，则血藏于血室之中，藏而不出，则血化为热，气郁结不申，必在半表半里之间，以兴妖作怪。柴胡真半表半里之药，用白芍直入血室，和平而分解之，如人羞患隐藏于血宅之内，必得一相信之人，走入其中，为之开导，而后众人排闼而入，庶几一笑回春，仍然欢好，身出而祸亦消。此方之妙，理实相同。故取而显譬之，非好为论说也。至于羞隐之症，亦不可枚举，查其专门，而细询病情，随症加减，治之可耳。

张公曰：论奇辟，予更有说。热入血室，非热也，乃风邪壅之而热也。所以用柴胡一散而愈。

妇人羞隐之处，不便明言，而大约非寒则热耳。今有一试方，先用：

当归三钱　白芍三钱　川芎一钱　熟地五钱　甘草一钱　柴胡一钱　白芥子一钱　黄芩三分　炮姜三分

水煎服。倘有羞隐之处，不肯明言者，以此方投之，必奏奇功。问其服药后，较前平善，则是虚症也，竟用四物汤治之可也。未好则是热病作祟，方中大加栀子三钱，治之，必奏功也。此亦妙法，行医者宜亟知之。

华君曰：女子治法，尚有二条未传，待予补之。妇人阴内生虫，乃湿热也。用鸡肝入药末引之亦妙，终不若夫子之方更神也。方用蚯蚓三四条，炙干为末，用葱数条，火上炙干为末，用蜜一碗，煮成膏，将药捣于其中，纳入阴户，虫尽死矣，自然随溺而下。神方也。世人未知，幸为留意。

又妇人阴门边生疮作痒作痛不止者，以此方煎水洗之立效。方用：

蛇床子一两　花椒三钱　白矾三钱

水十碗，煎五碗，乘热熏之，温则洗之，一次即止痒，二次即止痛，三剂即全愈。分作五日洗之，每日只消洗一次，神效之极。幸珍之。

【点评】本节的几种妇科病治法，均源自《金匮要略·妇人杂病脉证并治》。治疗风邪入血室，《金匮要略》针刺期门穴，用小柴胡汤。后世合用四物汤，更加符合临床实际，此处也是运用两方加减。治疗阴内生虫，《金匮要略》用蛇床子散、矾石丸制成坐药，塞入阴道，此处用蚯蚓、葱与蜂蜜做成栓塞剂，药物有所不同。治疗阴门生疮，则以蛇床子、矾石、花椒外洗。至今临床仍然有效。

虚治法

论气虚　论血虚

天师曰： 虚证亦多，我举一二以概其余。虚治者，非气虚即血虚也。气虚如人不能饮食，食之而不能化是。血虚者，面色黄瘦，或出汗、盗汗，或夜眠常醒，不能润色以养筋者是也。盖饮食入胃，必须胃气充足，始能化糟粕而生津液，气既自馁，何能化饮食也？方用：

人参三钱　黄芪三钱　白术三钱　陈皮五分　甘草一钱　麦芽五分　神曲五分　山楂五粒　炮姜一钱　茯苓三钱

水煎服。此方参、苓、芪、术纯是健脾开胃之品，又恐饮食难消，复加山楂、神曲、麦芽之类以消之，则胃气既旺，又何愁饮食之不化，津液之不生耶？

血虚自当补血，舍四物汤又何求耶？余今不用四物汤，用：

麦冬三钱　熟地一两　桑叶一片　枸杞子三钱　茜草一钱　当归五钱

水煎服。此方妙在用桑叶以补阴而生血，又妙加入茜草，则血得活而益生，又济之熟地、麦冬、当归大剂，以共生之，则血足而色润筋舒也。外症即见改观，则内自安而寐适，心气得养，又宁有盗汗之生哉？此虚治之法也。

张公曰： 虚治亦不止补气补血，盖此二方，实可统治之。甚矣，天师立方之妙也！别有加减之法：气虚方中，倘伤米食，加麦芽五分；伤肉食，加山楂十粒；伤面食，加萝卜子五分；有痰，加半夏一钱，白芥子一钱；咳嗽，加苏子一钱，桔梗二钱；伤风，柴胡二钱；夜卧不安，加炒枣仁二钱；胸中若微疼，加枳壳五分。血虚方中亦同前加减法治之。

华君曰：尚有一方并传子。有气血两虚之人，饮食不进，形容枯槁，补其气而血益燥，补其血而气益馁，助胃气而盗汗难止，补血脉而胸膈阻滞，法当气血同治。方用：

人参一钱　白术一钱　甘草八分　陈皮五分　茯苓二钱　当归二钱　白芍三钱　熟地三钱　川芎一钱　神曲五分　麦冬五钱　谷芽一钱

水煎服。此方气血双补，与八珍汤同功，而此更妙于八珍汤也，妙在补中有调和之法耳。

【点评】本节论述气血虚的治法。气虚用理中汤合异功散、三仙汤加黄芪，设计合理周全。血虚用大剂量熟地、当归、麦冬滋阴养血，少许桑叶、茜草清热凉血，应该是为血虚盗汗而设。气血两虚，用八珍汤加减，的确比原方要灵动一些。

实治法

论治实邪

天师曰：实病亦不同，亦甚多。今举其一二。如人终岁终年，不畏劳役，不辞辛苦，寒凉之品，可以多食，辛热之味，不能上口者是也。至于邪气之入，不可同观。吾言实病之多，皆邪气之多也。人实者少，而虚者多。邪气之入，别有治法，不可混入于此门。倘人有强壮之容颜，过于热甚，欲求方者与之。方用：

陈皮一钱　神曲一钱　麦芽一钱　黄芩一钱　厚朴一钱　天花粉一钱甘草五分　芍药二钱　山楂十粒　枳壳五分　当归二钱　茯苓一钱

水煎服。此等方只可备用以治有余之人，不可据之概治天下之人也。盖实者一百中一二人，而虚者遍天下，天地之气，何能过厚？况培植者少，而琢削者多乎！今定此方，亦定一门之治法，非教医者，执此以消导之耳。

张公曰：仁心仁术，于此方并见。实病甚少，天师言多者，乃言邪气之实，非言正气之实也。邪气之实，伤寒门最多。天师言有专门者，说有伤寒之书也。倘人病邪气之实，幸于伤寒门查而治之，无差毫发。伤寒门书卷繁多，兹不能备载耳。

华君曰：予未传。

【点评】本节论述实治法。陈氏认为这类人身体强壮，热甚，属于有余之人，可以多食寒凉，但不宜食辛辣，然而治疗方以三仙汤加理气、养血、滋阴、清热之品杂投，疑方证不合。

寒治法

论吐血衄血　论目肿　论口舌生疮

天师曰：寒治者，乃火盛而正折之也。如人病目痛、口舌生疮、鼻中出血是也。此等之症，乃火气郁勃于上焦，不能分散，故重则上冲而为吐血、衄血，轻者目痛而口舌生疮也。法当用寒凉之品，以清其火热燎原之势，并泻其炎上巅顶之威。方用：

生地一两　当归一两　川芎五钱　元参五钱　黄芩三钱　三七根末三钱甘草一钱　荆芥炒，一钱

水煎服。此方妙在不纯用寒凉以逐火，而反用微寒之药以滋阴，盖阴气生则阳气自然下降。尤妙用荆芥引血归经，用三七末以截其新来之路，又加黄芩以少清其奔腾之势，诚恐过于寒凉，恐冷热相战，又加甘草以和之。此治热之最巧、最妙法也。若竟用寒凉折之，非不

取快一时，然火降而水不足，则火无所归，仍然焰生风起，必较前更胜，而始以清补之药救之，则胃气已虚，何能胜任？予所以乘其初起，即用之为妙也。

目肿而痛，亦是火症，然必看其眵多、泪多，红肿而痛，如有物针触一般。用：

柴胡三钱　甘草一钱　炒栀子三钱　半夏一钱　白蒺藜三钱

水煎服。此方之妙，全在直散肝胆之郁火，火散则热自退，不攻之攻胜于攻，不下之下胜于下也。一剂即可奏功，正不必再服。

口舌生疮，又不可如是治之，乃心火郁热，而舌乃心苗，故先见症。法用：

黄连二钱　菖蒲一钱

水煎服。一剂而愈，神方也。此方不奇在黄连，而奇在菖蒲，菖蒲引心经之药，黄连虽亦入心经，然未免肝脾亦入，未若菖蒲之单入心也。况不杂之以各经之品，孤军深入，又何疑哉？此所以奏功如响也。倘不知用药神机，轻混之以肝脾之药，虽亦奏功，终不能捷如桴鼓。此治热之又一法也。

张公曰：寒治之法，世人最多，予皆不取，今天师之法，不容予不首折也。用寒而又远寒，用散而又远散，真奇与巧并行，而攻与补兼用也。予又何必多言哉？无已，则更有一方，在治火初起之时，尚未现于头目口舌之际，亦可化有为无。方用：

柴胡二钱　白芍三钱　甘草一钱　炒栀子三钱　半夏一钱　羌活五分　茯苓三钱

水煎服。一剂可以散火，方名**先解汤**。乘外症之不见，而先解之，亦争上流法。医者宜留意焉。

华君曰：亦无有传我。

孙真人曰：予有吐血方传子：生地汁一碗，无鲜生地处用干者一两，煎汤半碗，调三七根末三钱，炮姜灰末五分。服一剂即止血，神效。衄血亦可治，妙。

【点评】本节论述吐血、衄血、目肿、口舌生疮的治法，此类病多为热证，用药寒凉，故称为寒治法。然而，组方并非一味苦寒直折。治疗吐血、衄血，以四物汤去白芍加玄参滋阴、黄芩清火、三七止血、荆芥引血归经、甘草和胃，很有见地。补充的孙真人治疗吐血、衄血方，用大剂量生地，又于滋阴降火中佐以炮姜温摄止血，对于虚火上浮，此种配伍更为贴切。治疗目肿，用柴胡疏肝、栀子清肝、白蒺藜平肝、半夏化痰、甘草和胃，药味精炼。治疗口舌生疮，更是精炼到只有黄连、石菖蒲两味药，黄连苦燥佐石菖蒲之辛温，令人眼界大开。用寒远寒，在本节中有所体现。

热治法

论肾寒吐泻　论心寒胃弱

天师曰：热治寒也。寒症不同，举一二症言之。如呕吐不已，食久而出是也。或下利不已，五更时分，痛泻四五次是也。此等之症，人皆以为脾胃之寒，治其胃，则呕吐可止；治其脾，则下利可遏。然而终岁经年，服脾胃药而不愈者，何也？不得其故耳。盖胃为肾之关，而脾为肾之海。胃气不补命门之火，则心包寒甚，何以生胃土而消其谷食？脾气不补命门之火，则下焦虚冷，何以化其糟粕而生精微？故补胃必宜补肾，而补脾亦宜补肾也。【补命全生丹】方用：

熟地三两　山茱萸二两　茯苓三两　人参三两　肉桂一两　附子一两
北五味一两　吴茱萸五钱　山药四两

各为末，蜜为丸。饥服一两。此方之妙，全在用肾药居多而脾胃药居少。尤妙用热温之药于补肾补土之中，则火足而土健，谁知水足而生火也。此种议论，举世未闻，然岂徒托空言以示奇乎？实有至理存焉，试之，无不效奏顷刻。愿世人加意之。此热治之妙法，一方可兼治之。凡如此等之病，无不可统而兼治也。

张公曰： 真妙绝之论，快心之语。天师言补肾之法，而余更有论，乃言补心方也。胃与脾虽同是属土，而补胃补脾宜辨。凡人能食而食之不化者，乃胃不病而脾病也。当以补脾，而补脾尤宜补肾中之火，盖肾火能生脾土也。有人不能食，而食之反安然者，乃胃病而非脾病，不可补肾中之火，当补心中之火，盖心火能生胃土也。世人一见人不能饮食，动曰脾胃之病，而不知分胃之虚寒责之心，分脾之虚寒而责之肾也。天师之法，心肾兼补，予可不必更立奇方，然而治脾胃两虚者，用之神效。若单是胃虚、胃寒者，自宜独治心之为妙。余所以更定一方，以佐天师之未及。方用：

人参<small>一两</small>　白术<small>三两</small>　茯神<small>三两</small>　菖蒲<small>五钱</small>　良姜<small>五钱</small>　莲肉<small>三两</small>　山药<small>四两</small>　半夏<small>三钱</small>　白芥子<small>三钱</small>　附子<small>三钱</small>　远志<small>二两</small>　炒枣仁<small>五钱</small>　白芍<small>三两</small>

各为末，蜜为丸。每日白滚水送下三钱，饭后服。此方专补心火，并疏肝气，专生心火，内加附子、良姜，以助火热之气，心火足，自然生胃土，胃土足，而饮食自然能进而无害矣。此方实可济天师之未及也。

华君曰： 治法与余相同，无可言。

【点评】 本节论述肾寒吐泻、心寒胃弱的治法。长年吐泻或五更泻，宜补肾为主，用补命全生丹，此方为金匮肾气丸合四神丸加减。胃弱不能食，则宜补心为主。补心方取参苓白术散之半健脾；以附子、良姜、远志、石菖蒲温通心阳，使火能生土；以枣仁、白芍柔肝，使木不克土；再以半夏、白芥子清肺化痰，则五脏兼顾，胃弱得以改善。

通治法

论痢下通治　论大泻通治　论下血通治

天师曰：通治者，因其通而通之也。如人病下痢者是。痢疾之症，多起于暑天之郁热，而又感以水湿雨露之气以成之。红白相见，如血如脓，甚者如屋漏水，如鱼冻水，里急后重，崩追痛疼，欲下而不能，不下而不快，一日数十行，或一夜数百行，或日夜数千行，气息奄奄，坐而待死，此通之病也。若骤止其邪，则死生顷刻；不止其邪，则危绝如丝；欲补其气，则邪气转加；欲清其火，则下行更甚。此时惟有因势利导之法，可行于困顿之间。或疑人已气虚血败，更加利导，必致归阴，不知邪气一刻不去，则正气一刻不安，古人之痢疾无止法，信不诬也。方用：

白芍三两　当归三两　萝卜子一两　枳壳三钱　槟榔三钱　甘草三钱
车前子三钱

水煎服。一剂即止，二剂全安，可用饮食矣。【此方前已有了，只分两不同耳。多车前子一味。】此方之奇而妙者，全在用白芍、当归。盖水泻最忌当归之滑，而痢疾最喜其滑也。芍药味酸，入肝以平木，使木不敢再侵脾土；又有枳壳、槟榔，消逐其湿热之邪；又加车前分利其水湿，而又不耗真阴之水，所以功胜于茯苓也。尤奇者，在用萝卜子一味。世多不解，盖萝卜子味辣而能逐邪去湿，且又能上下通达，消食利气，使气行于血分之中，助归、芍以生新血，而祛荡其败瘀也。少加甘草以和中，则无过烈之患。此奏功之神奇，实有妙理耳。

张公曰：固然奇妙通权。通因通用，痢疾立论最为妥当。然而通因之法不止疾痢也，水泻亦是，下血亦是也。水泻者，人见其如潮而来，如瀑而下，皆曰急宜止之，以免亡阴之症，用粟壳、罂粟、乌梅之类止之。其论则是，其治则非也。水泻虽不比痢疾之断不可止，然而水泻之中，亦有不可遽止之病，如疼痛于腹中，后重于门口，皆是有火而泻，不比虚寒之直泻，俱当用通因之法治之。方用：

人参三钱　车前子一两　白芍三钱　槟榔一钱　甘草一钱

治之。此方之妙，妙在车前以滑之，而又佐以槟榔之去积，自然有滞皆行。况车前性虽滑，而能分消水谷，则水气自然分开。第大泻之后，自然亡阴，又用人参以补气，则气足而阴自生。又虑久泻自然亏中，又加甘草以和之。虽是通因之法，实乃扶正之方。

下血之症，其人之血虚，不言可知，似乎宜补其血矣。然而血之下也，必非无故，非湿热之相侵，即酒毒之深结，若不逐去其湿热酒毒，而徒尚止涩之味，吾未见其下血之能止也。【解酒散火汤】方用：

熟地一两　地榆三钱　白芍三钱　当归三钱　黄连三钱　甘草一钱　葛根一钱　柞树枝五钱

水煎服。一剂必下血更多，二剂略少，三剂全愈。盖此病不用通因之法，永不奏功，必如此而能愈也。方中妙在用熟地、当归、芍药以生新血，新血生则旧血必去。又妙在地榆以凉大肠，用柞木以去酒毒，所以相济而成功也。此二方亦通因之妙用，人亦亟宜知之。

华君曰：同。

雷公曰：通因通因，张公补论之尤为酣畅，我无以赞一言。虽然，尚有一说。在大泻之后，虽是火泻，毕竟宜温补之，以生其阴，泻一止，即用四物汤加人参、炮姜以温补，而不可谓水泻忌滑，而禁用归、熟也。【天师曰：妙论。】

痢症，按昔贤谓如屋漏水者，为不治症；鱼冻水者，为虚寒症。后方恐宜酌用。李子永识。

【**点评**】通治法，即通因通用法。此法理论出自《黄帝内经》，实践最早出自《伤寒论》用承气汤治疗"热结旁流"。历代医家也积累了许多通因通用的经验，如刘完素《保命集》芍药汤，以大剂量白芍合大黄黄连泻心汤，加枳壳、槟榔等理气药，是通因通用治疗痢疾的名方，受到后世医家推崇。本节治疗痢疾方不用大黄，而以大剂量当归、白芍润肠通便，大剂量萝卜子加枳壳、槟榔理气消滞；以车前子利水。与芍药汤同为通因通用法，但此方更适合体虚、血虚不耐攻伐者。重用车前子，通过利小便止泻的方法，最早出自宋代张果《医说》。书中记载，欧阳修腹泻不止，请名医治疗无效，用米汤调服一味车前子而愈。此法来自民间验方，堪称通因通用的典范。本节止泻方重用车前子，加枳壳、槟榔理气消滞，加人参、甘草、白芍调养气血，久泻体虚者更为适宜。解酒散火汤以四物汤去川芎，加清热燥湿解酒之品，治疗因饮酒导致出血有效，虽然重用熟地可致便溏，但不属于通因通用法。

塞治法

论气虚中满　论饱食填塞

天师曰：塞者，因其塞而塞之也。如人气虚、中满是也。凡人气虚，多不能食，食则倒饱。人以为多食之故，以香砂、枳实等丸消导之，其初未尝不少快，久则腹饱，又消之，久久不已，必变成中满之症矣。腹高而大，气喘而粗，人又以为臌胀也，用牵牛、甘遂等药以利导其水，水未必去而臌胀益甚；又以为药之不胜也，又用大黄、巴豆之药下之，又不应；以为风邪袭之，又以辛散之品，如龙胆草、茵陈之类，杂然纷进，不至死不止。犹然开鬼门、泄净府纷纷议论，皆操刀下石之徒也。谁知初起之时，即以补脾健胃之药，先为速治，何至此哉？初用之方，【消胀至神汤】用：

人参一钱　白术二钱　茯苓三钱　陈皮三分　甘草一分　萝卜子一钱
薏仁五钱　芡实五钱　山药三钱

水煎服。此方绝不去消导，而专以补为事，世医未有不笑其迂，以为此等药，服之必增胀满。下喉之时，实觉微饱，世医乃夸示曰：吾言之验如此。而病人与病家，并诸亲友，俱叹世医，而咎此方之迂而害事也。讵知下喉之时，虽觉微胀，入腹之后，渐觉开爽，连服数剂，不特开爽，而并无胀满之疾矣。盖中满之疾，原是气虚而成，不补其虚，胀何从解？补药之中，加以萝卜子，分消其胀气，使人参不敢助邪，而反助正，况又有茯苓、薏仁、芡实之类，纯是去湿之药，则水道自行而上壅可免。尤妙用甘草一分，以引群药之入于满处，盖中满最忌甘草，而余偏用之，成功于忌之中也。

张公曰：妙论叠出不穷，大哉！圣人之语。中满固是塞症，饱食填塞于胸膛亦是塞症也。人皆用香、砂、厚朴消之，而余独不然。方用：

人参三钱　白术三钱　陈皮一钱　甘草一分　肉桂一钱　神曲三钱

水煎服。此方妙在全不去消食，反助其饱闷之气，谁知饱闷而不消者，由于胃气之不足也。我补其胃气，则胃强自能运化，而入于脾中，又何必用厚朴、枳壳之消导哉！此亦塞治之法也。可与天师方并垂天壤。

华君曰：法同于余，而论备之。

雷公曰：我亦有方。中满病，固是胃气之虚，然独补胃气亦难疗，当补心火以生胃土。方用：

人参三钱　白术五钱　炒枣仁五钱　远志八分　山药三钱　茯苓三钱
米仁五钱　陈皮三分　神曲三分　麦芽五分

水煎服。方中全不治满，而满自除，正以治火也。

【点评】本节论述塞治法，即塞因塞用治疗气虚中满，饮食难以消化。基本方以参苓白术散合保和丸加减，而不用木香、厚朴、砂仁等芳香理气药。

解治法

论结胸　论内伤肝郁

天师曰： 解者，邪聚于一处而分解之也。如人病结胸等症者是。伤寒初愈，五脏六腑久不见饮食矣，一旦饱食，则各经群起而盼，无如胃经火炽，一瓯之物不足以供其自食，又安能分散于诸人乎？势必群起而争，而胃经自家困乏，茹而不吐，则五脏六腑喧哗扰攘，而胃经坚不肯出矣。然则治之法奈何？惟有坚壁以待，枵腹以守，则敌人自散。盖原因无食，所以起争，使终无粮草，势亦难于久待，自然仰关而攻，不战自退，乘其散亡之时，少佐师旅，声言追逐，实仍和解，彼此同归于好。方用：

元参一两　麦冬一两

水二碗，煎服。此方之妙，全不去顾胃中之火，亦不去消胃中之食，只分清肺中之气，散其心肾浮游之焰，心、肾、肺经，既已退舍，则肝经一旅之师又何能为难哉！脾与胃唇齿相倚，从前不过同群共逐，大家声扬，原未尝有战攻之举，今心、肝、肺、肾之火，既已收师，则脾脏一经，亦自相安于无事矣。倘一逢结胸，即以此方投之，则不特无功，转且有害。故一遇结胸之病，必须令其空腹数日，而后以此方投之，万举万当。此解治之一法也。

张公曰： 真妙绝奇文！结胸之症，不意发如许奇语。非天师又乌能哉！我欲再发一言，不可得矣。非学贯天人，不可言医；非识通今古，不可谈医；非穷尽方书，不可注医。此得人所以最难。自古及今，代不数人。元以前无论，明朝三百年，只得数人而已。李濒湖之博，缪仲仁之辨，薛立斋之智，近则李士才之达，喻嘉言之明，通吾子之弘肆，我所言者数人，今日既许子在著书中人，愿吾子勿以菲薄自待也。著书当弘而肆。医道尽矣！至矣！化矣！神矣！

解法更有人病内伤，而头疼、目疼、心胁痛、遍身痛、手足又痛，此皆肝气郁蒸之故。或头痛救头，脚痛救脚，治何日始能尽期？当据其要先治之，余者不治自愈。方用：

白芍五钱　当归三钱　柴胡三钱　天花粉二钱　丹皮三钱　栀子三钱
甘草三钱　川芎一钱　香附一钱　桂枝一钱

水煎服。此方妙在白芍为君，柴胡为臣，祛风祛痰之药为佐使，一剂而胁痛失，再剂而诸痛平，三剂而一身泰。真扼要争奇，解法之至妙者！施治内伤之症，尤多奇功。愿世人勤而用之，功无量也。

华君曰：未传于予。

【点评】所谓解治法，即分解治疗之意。此处所称结胸，指伤寒初愈，因饥饿数日，一旦饱食则不能消化，饮食积于胃中，胸中梗塞不舒的症状，与《伤寒论》中所说的结胸不同。陈氏认为，可先采取饥饿疗法，不与进食数日，使得积食自然消解，再以大剂量玄参、麦冬滋阴清虚火，为患者提供一定营养。此说也不无道理。内伤肝郁导致全身各处疼痛，以疏肝解郁为主，治疗方用丹栀逍遥散加减。

敛治法

论亡阳　论下血　论止血　论头汗　论手汗

天师曰：敛治者，乃气将散而收敛之也。譬如人汗出不已，此亡阳而气欲散也。又如下血与吐血不已，此血欲散而不能住者是也。气散仅存一线之阳，倘再令其奔越，则阳脱而死所不免也。然而治脱之法，惟在敛其肺气，使皮毛腠理固密，则阳从何散？第徒然敛肺气，而不大补元阳，则元气仍然欲脱，不脱出于皮毛腠理，必然脱出于口鼻耳目，故必以补为敛之为得也。方用：

人参一两　黄芪一两　当归一两　五味子一钱　山茱萸四钱　桑叶五片　酸枣仁一钱　麦冬三钱

水煎服。此方之妙，全在用参、归以补气，用山茱萸、五味以敛气，则补足以济敛之功，而敛足以滋补之益。况又有桑叶收汗之妙品，调停于敛之中，不偏于敛，亦不偏于补也。

下血之症，多因好酒成病。用解酒之品，可以成功，而殊不尽然也。世医所用解酒之品，无过干葛、桑白皮而已，然而干葛不可多服，而桑白皮又气味轻清，不可专任，此二味所以解酒，而酒病终难去也。况中酒之病，其来已素，非一朝一夕之有，岂是轻清、不可久服之药可能治之乎？余故皆弃而不取，【生新汤】方用：

人参二钱　当归一两　地榆三钱　生地五钱　三七根末三钱

水煎服。此方之妙，全在不去治酒病，亦不去治血病，全在以生地、当归活其血，血活则新血生而旧血止，况又佐以地榆之寒，以去大肠之火；又佐以三七之末，以杜塞大肠之窍，自然血止而病愈也。此敛治之一法也。

更有吐血之症，或倾盆，或盈碗，若不急以收敛，则吐将安止？然而一味酸收寒遏，则血势更狂，愈足以恣其崩腾之势。不若从其性，而少加以收敛之品，则火寝息而血归经。方用：

人参一两　当归一两　酸枣仁三钱　三七根末三钱

水调煎服。此方之妙，不去止血而惟固其气。盖血脱益气，实有奇功。血乃有形之物，既已倾盆盈碗，尽情吐出，则一身之中，无血以养可知，自当急用生血补血之品，尤以为迟，奈何反用补气之味，得无迂而寡效乎？谁知血乃有形之物，气为无形之化，有形不能速生，无形实能先得。况有形之物必从无形中生之。气无形，始能生血有形之物。补气正所以补血，生气正所以生血也。况血既尽情吐出，止存几希一线之气，若不急为补之，一旦气绝，又何以生血而补血哉！经云：有形之血不能速生，无形之气所当急固。真治血之妙法，此又敛之之一法也。

张公曰：真有不可思议之妙，余无以赞一词矣。只语汝头汗出而敛之法。凡人头项出汗，乃肾火有余，而肾水不足。若不知其故，而徒用止汗之药，必致目昏而耳痛。法当滋其肾，而清肺金之化源，自易奏功如响。【遏汗汤】方用：

桑叶一斤　熟地二斤　北五味三两　麦冬六两

各为末，蜜为丸。每日白滚水送下五钱或一两，一月后永不出汗矣。

更有人每饭之时，头汗如雨落者，此又胃火胜，而非肾火余也。【敛汗汤】法当用：

元参一斤　麦冬一斤　天冬一斤　生地一斤　北五味四两　酸枣仁半斤

各为末，蜜为丸。每日白滚水送下一两，二月必愈。似乎胃火胜，宜用竹叶石膏汤，而余偏不用者，何也？盖胃火之胜者，微胜耳，非若炽盛而火炎，奔腾而发热，不过因饮食之味入于胃中，遂觉津津汗出，饮食完而汗随止。然则以元参一味，解之有余矣。况又有天、麦二冬以清肺火，生地以凉血，酸枣仁以平心火，五味子以收汗而滋液，则胃经有火之盛，亦已消磨，况原未十分之盛乎！此敛治之一法也。手中之汗，细小病也，不必入于此中。以药水洗之即愈。至后可入处予当言之。

华君曰：亦未传。

【**点评**】敛治法指收敛阳气、收敛止血、收敛止汗的方法。收敛阳气方以生脉散合当归补血汤，加山茱萸收敛肝气、桑叶收敛肺气、酸枣仁收敛心气，构想很全面。治疗下血与吐血方都是根据血脱益气的治则而设计的，用人参益气、当归补血、三七止血。下血病情较缓者用生新汤，方中人参用量轻，当归用量重，再加生地、地榆凉血清热。吐血盈盆，病情危急，人参、当归用量俱重，再加酸枣仁收敛心气。头项汗出重用熟地滋肾、桑叶清肺，加五味子、麦冬收敛，为蜜丸久服。吃饭时汗出如雨用固本丸，以玄参代熟地，加五味子、酸枣仁收敛，为蜜丸久服。以上各方，均别具一格，有临床参考价值。

升治法

论阳虚下陷　论阴虚下陷

天师曰：升治者，乃气虚下陷，不能升而升之者也。凡人因饥饱劳役，内伤正气，以致气乃下行，脾胃不能克化，饮食不能运动，往往变成痨瘵。若疑饮食不进，谓是脾胃之火；或疑肉黍所伤，谓是水谷之积。轻则砂仁、枳壳、山楂、麦芽之类，重则大黄、芒硝、牵牛、巴豆之品，纷然杂进，必致臌闷不已。倘先以升提之药治之，何成此等病症哉？方用：

人参一钱　黄芪三钱　柴胡一钱　升麻三分　当归三钱　陈皮一钱　甘草一钱　白术三钱

治之。此方即**补中益气汤**，余为之增定其轻重，以为万世不删之定则。东垣一生学问，全在此方。凡人右手寸脉大于左手寸口之脉，无论其左右关脉与左右肾脉之大与小、沉与浮，即以此方投之，无不神效。盖右寸之脉大于左寸之脉，即内伤之症也，此方实是对病。妙在用柴胡、升麻二味，杂于参、芪、归、术之中，以升提其至阳之气，不使其下陷于阴分之间。尤妙加甘草、陈皮于补中解纷，则补者不至呆补，而升者不至偏堕，所以下口安然，奏效如响耳。或疑参、芪太多，不妨略减则可。倘以为补药不可骤，竟去参、芪，则柴、麻无力。譬如绳索细小，欲升千斤重物于百丈之上，难矣！或用参而不用芪，或用芪而不用参，则功必减半，然犹胜于尽去之也。倘以升、柴提气，或疑清气不升，反又浊阴之腾上者，此必左手寸口之脉大于右手寸口，始可借言。苟或不然，杀人无算。必是此人创说也。余最恶此等似是而非。为吾道之乡愿，愿吾子尽辟之也。

张公曰：讲补中益气汤，从无有如此痛快者。东垣何幸得如此之褒扬哉！余何言乎！惟是阳虚而下陷者，宜如是升提，阴虚而下陷者，又当何法以升提之乎？天师不言，予当增入。譬如人阴虚脾泄，岁久不止，或食而不能化，化而溏泄是也。【升阴汤】方用：

熟地五钱　山茱萸五钱　北五味一钱　白术一两　山药三钱　车前子一钱　肉桂一钱　茯苓三钱　升麻三分

水煎服。【雷公曰：张公之方妙甚，真补天手也。】此方之妙，纯是补阴之药，惟加升麻三分，以提阴中之气，阴气升而泻自止。乃又有温热之味，以暖命门而健脾土，又何至再行溏泄哉！天师乃升阳气之论，而余乃补阴气之汤也。有此二方，可与乾坤不老。

华君曰：亦未传。

【点评】本节论述阳虚下陷与阴虚下陷。阳虚下陷即气虚下陷，用补中益气汤原方，陈氏进行了详细的解析。阴虚下陷除了提到溏泻之外，陈氏并未阐述其他表现，其方即六味地黄丸去泽泻、丹皮，加五味子养阴、白术健脾、车前子利水、肉桂引火归元、升麻升提止泻。

堕治法

论腹痛三症

天师曰：堕治者，不能下降，用药以堕之也。如腹中痛，手按疼甚；或胸中伤食，手不可按者，皆宜堕之也。【速腐汤】方用：

白术_{二钱}　枳壳_{三钱}　白芍_{三钱}　甘草_{一钱}　山楂_{二十粒}　麦芽_{三钱}
厚朴_{一钱}

水煎服。论理，胸中既然伤食，但用麦芽、厚朴、山楂、枳壳消之足矣，何以又加白术与白芍？盖伤食而食不能化，所以结在心胸，以致作痛，若徒消食而不健脾胃之气，则土亏而物难速腐，故必用白术以健其胃口之气，以生其脾内之阴，则土气有余，何难消食？然而心胸饱闷，则肝经乘我之困来侵脾胃之土，又加白芍以平肝木，则木弱而脾胃之土自安，自可顺还以化糟粕矣。此堕治之妙法也。

至于邪气挟食，存于大肠，大肠之内，火气炎蒸，夹食作祟，故痛而不可按，是食已离脾胃，可攻之直下。方用：

大黄_{三钱}　芒硝_{一钱}　厚朴_{一钱}　柴胡_{一钱}　黄芩_{一钱}　甘草_{一钱}

治之。此即**大承气汤**也。此方之妙，全在用大黄、芒硝二味。盖大黄性凉而散，又善走而不守；芒硝性更紧于大黄，但其味实热，佐之黄芩，则相济有功。尤妙仍用柴胡以舒其肝经之邪气，又佐之厚朴以祛荡。若邪甚者，或再加枳实，尤易成功。此堕之又一法也。

张公曰：不可思议之论，予何言耶？必欲予言，又有一症相商。有人成痞块之症，一时发作，而腹痛亦不可手按者，亦可用下堕之法。盖乘其邪动而堕之也。方用：

枳实_{一两}　白术_{二两}　马粪_{炒焦，五钱}

酒煎服。盖马粪最能安痛，又不伤气，且又能逐邪而化物，药箱中最宜先备而不用也。盖仓猝间，不可即得，此物愈久愈妙。不必多用至五钱，即一二钱用之，无不奇妙，今况用之五钱乎？况又与枳实同用，则积块自消。然而徒消其积，未免恐伤脾阴，又佐以白术二两，大健其脾气，则马粪与枳实可以施其祛荡之功。此又堕治之妙法也。

华君曰：亦未传。

雷公曰：我尚有堕治之方。如人腹痛手不可按，方用：

枳实_{一钱}　大黄_{二钱}　生甘草_{一钱}　白芍_{五钱}　乳香末_{一钱}

水煎服。【天师云：此方极妙，可师之。】此方之妙，用攻于和解之中，不十分攻邪，而邪自退舍。此堕治之最善者也。

【点评】此论堕治法其实就是八法中的消法与下法。因伤食而腹痛用速腐汤，即以山楂、麦芽消食，厚朴、枳壳理气，白术健脾，白芍、甘草平肝止痛。腹痛不可按用大承气汤攻下，以《伤寒论》大承气汤去枳实，加柴胡、黄芩、甘草。用炒焦马粪逐邪止痛，出自民间验方。

开治法

论关隔　论尸厥

天师曰：开治者，气闭不开而开之也。如关隔之症是也，或如尸厥气闭是也。关隔者，乃上焦有关一层，关住而饮食不能下；下焦有关一层，关住而下不能出。此乃气之郁塞，一时偶得上吐下泻，不能尽命而死矣。此等症，五脏六腑原未尝有损，偶然触怒，肝气冲于胃口之间，肾气不得上行，肺气不得下达，以成此症。若言胃病，而胃实未病；若言脾病，而脾实无病也。法当开郁为主，【和解至圣丹】方用：

柴胡一钱　郁金一钱　白芍三钱　茯苓一钱　白芥子一钱　天花粉一钱
苏子一钱　荆芥一钱　甘草五分

水煎服。此方妙在平常而有至理。盖肝气之郁，必用柴、芍以舒之，然过多则必阻而不纳。方中以此二味为君，而佐以郁金之寒散，芥子之去痰，天花粉之散结，甘草之和中，茯苓之去湿，气味平和，委婉易入，不争不战，相爱相亲，自然到门而款关，不致扣关而坚壁也。

至于尸厥闭气，此中邪气闭，必须用药以开之。开之奈何？不用瓜蒂以探吐，即用皂角以取喷也。方用瓜蒂七个，水二碗，煎汤一碗，加盐少许灌之，即大吐浓痰数碗而愈。或用皂角刺研为细末，取鹅翎管盛药末，吹入疾人鼻中，得打喷嚏，口吐浓痰如黄物者即愈。盖厥症多系热邪，然热邪必然叫号，今黯然无语，宛似死人，明系阴虚之人忽中阴邪，不可以治阳厥之法治之，多至不救。不若先以瓜蒂、皂角取吐，以其去痰涎，人自出声。而后以：

人参五钱　白薇一钱　茯苓三钱　白术五钱　半夏二钱

治之，自安。此乃开治之一法也。

张公曰：论奇而方妙。中风之症，亦可用瓜蒂散、皂角汤以开之。然必用：

人参一两　半夏三钱　南星三钱　附子一钱

以继之也。否则，徒用瓜蒂、皂刺，徒取一时之开关，而终不能留中气之坚固，虽开关何益哉？

华君曰：尚有二法未传。一**阴阳汤**也。法用滚水、凉水各一碗，均之，加炒盐一撮，打百余下，起泡饮之。凡有上焦欲吐而不能吐者，饮之立吐而愈。一喷嚏之法未授也。用生半夏三钱为末，水丸如黄豆大，入鼻孔中，则必喷嚏不已，用水饮之立止。通治中风不语、尸厥等症，中恶、中鬼俱妙。皆开治之法也。

关隔症，上不得入，下不得出，痛在上下二焦，而根实本于中焦，喻嘉言以黄连汤进退法，兼服八味丸治之，甚善。附记于末。以俟临症者之自择，方法详《医门法律·关隔》条，兹不赘。李子永识。

【点评】所谓开治法即开郁、开闭的治法。以和解至圣丹，即逍遥散加减开郁治关隔；以瓜蒂散或阴阳水催吐开闭；以皂荚刺或生半夏取嚏，治疗尸厥气闭、中风。均简便易行，但要辨证准确。

闭治法

论交感脱精　论梦遗脱精

天师曰：闭治者，乃虚极下脱，关门不闭而闭之也。如人交感乐极，男女脱精而死者，或梦遗、精滑不守者是也。男女走精而亡，亦因气虚不能自禁，一时男贪女爱，尽情纵欲，以致虚火沸腾，下元尽失。先泄者阴精，后泄者纯血，血尽继之以气而已。当此之时，切不可离炉，仍然抱住，男脱，则女以口哺送其热气；女脱，则男以口哺送其热气。一连数口呵之，则必悠悠忽忽，阳气重回，阴精不尽全流出。倘一出玉炉，则彼此不相交接，必立时身死。然苟能以独参汤数两急煎之，内可加附子一钱，乘热灌之，亦有已死重生者。盖脱症，乃一时暴亡，阳气未绝，只阴精脱绝耳。故急补其真阳，则阳能生阴，可以回绝续于无何有之乡。方中人参，纯是补气之剂；附子乃追亡逐失之妙药，相济易于成功。倘无参而徒用附子，则阳壮而阴愈消，故必用人参以为君。既用参矣，而珍惜不肯多加，终亦无效。盖阴精尽泄，一身之中，已成空壳，若不多加人参何以生津以长其再造之阴哉？故必多加人参而后收功耳。

问：用阴药以引阳可否？

天师曰：似是而非，此喻嘉言之臆说耳。盖阴精尽出，用补阴之味，内无根源，何从补入？必补阳以生阴，而不可补阴以引阳也。论理，阴精脱尽，宜用涩精之药以闭之。殊不知内已无阴，何从闭涩？独用人参补气，气足而阴自生，阴生而关自闭，此不闭之闭，正妙于闭也。

至于梦遗脱精，又不可执此法以治之。梦遗之症，多成于读书飘荡之子，或见色而思，或已泄而战，或用心作文，以取快于一时，或夜卧不安而渔色，遂至风情大胜，心气不宁，操守全无，玉关不闭。往往少年坐困，老大徒伤，为可叹也。今立一方：

熟地八两　山茱萸四两　远志一两　车前子三两　茯苓三两　芡实半斤　白术八两

各为末，蜜为丸。每日白滚水送下一两，一料全愈，不再发。此方妙在用芡实、山药为君，而以熟地、山茱之类为佐，直补其心肾之阴，而又以白术利其腰脐，而元精自不外泄。况梦遗原无止法，愈止而愈泄。不若补其阴气，纵或走泄，亦不狼狈。何必补涩而后不走失乎？然则不闭之闭，正深于闭，又何必牡蛎、金樱子之为得哉！车前子利小便而不走气，利其水，则必存其精，又不可不知其功也。

张公曰： 前后俱妙。男女脱精，以口送气固佳，然而不知其法，以冷气送之，亦是徒然。必须闭口先提关元之气，尽力哺于口中，而后送下喉，可救于垂危之顷。否则，适所以害之也。但不可遽然离炉。即欲离炉，亦须缓缓取出，不可见其死去，惊走下床也。离炉抱住其身，尚不至死。此等症，富贵人多而贫贱人少。富贵人自宜独参三两，或四两，或半斤，或一斤，愈妙。煎汤灌之，可以重苏。若贫穷之士，荆布之妇，亦得此病，急用：

黄芪四两　当归二两　附子二钱

水五碗，煎一碗，急灌之，亦有生者，又不可不知。即死在床褥之内，亦可以药灌之而生。大约夜死者，日救之则活；日死者，夜救之则亡。梦遗之症，余尚有一方至妙，可佐天师之不言。有人梦遗，日日而遗者，有不须梦而遗者，俱效。方用：

芡实八两　山药十两　生枣仁十两　莲子心五钱

将莲子劈开，肉不用，单用其绿芽，焙干为末。前药俱为末，米汤打粉为丸，如桐子大。每日早晚用白滚水送下各五钱。此方平淡之中，有至理存焉。盖心一动而精即遗，此乃心虚之故，而玉门不闭也。方中山药补肾而生精，芡实生心而去湿，生枣仁清心而益心包之火，莲肉心尤能清心，而气下通于肾，使心肾相交，关玉门之圣药。

谁知莲肉之妙，全在心，总由世医之不读书耳。果然此段文乃载在《大乘莲花经》内，医道所以须通竺典。生枣仁正安其不睡，始能不泄。妙在与山药同用，又能睡而不泄。

华君曰：同。

雷公曰：我亦有梦遗方最妙。方用：

白术八两　山药八两　人参二两　生枣仁四两　远志一两　麦冬四两
芡实四两，炒　北五味一两　车前一两

各为末，蜜为丸。每日白滚水送下五钱自愈。此亦补心肾之法。

孙真君曰：遇交感脱精，急用人参三两，煎汤灌之，固是奇妙方法。然贫家何以救之？我有法：用人抱起坐之，以人之口气呵其口，又恐不能入喉，以笔管通其两头，入病人喉内，使女子呵之，不必皆妻妾也。凡妇人皆可尽力呵之。虽死去者，亦能生，妙法也。吾今泄天地之奇。【孙君泄尽天地之秘矣。】

【点评】闭治法指用闭塞之法治疗性交脱精时或梦遗脱精致下元关闭。性交时脱精是危急重症，人已昏迷，需口对口进行人工呼吸，并服参附汤、独参汤或当归补血汤加附子急救。梦遗脱精则须缓图，以芡实、莲子、枣仁、五味子、山茱萸等为丸常服，文中几首补肝肾、固涩下元方均可运用。

吐治法

论痰块壅塞

天师曰：吐治者，病在胃口之间，不能下，则必上越而吐之。如人上焦壅塞，痰块不上不下，塞在胸间，气喘，欲呕不能，欲吐不肯者是也。法当用阴阳水探吐之，或用瓜蒂、藜芦煎汁饮之即吐。然必痰气与火结住在胸间作痛者，始可用此法吐之，否则断断不可。盖人之元气不可一伤，吐一次，则五脏反覆，必损寿元。故必问其人胸痛否？气塞否？喉间有所碍者，痰吐出黄否？有此数种，始可用前药吐之。苟或不尽然，即病人自家欲吐，亦须慎之。况行医者乎！此吐治之一法，在人裁度而用之耳。

张公曰：吐不可轻用，不知禁忌而妄吐之，必致五脏反覆不宁，天师之叮咛告诫，真仁人之言也，汝当敬听。我更有一法，教人宜吐之症，必须看其痰，吐在壁上有光亮者，放心吐之，余则皆忌。光亮者，如蜗牛之涎一样光亮也。但看见光亮者，无论其痰在上、中、下，此光亮之色，必须俟其痰迹干而分辨之，不可据其湿痰时，而即为光亮也。

华君曰：同。

【**点评**】本节论述的吐法主要运用于治疗痰块壅塞胸中，以及鉴别宜用吐法的痰块。并且陈氏告诫医者吐法宜慎用。

泄治法

天师曰：泄治者，汗之也。邪居于腠理之间，不肯自出，必用汗药以疏泄之。【去湿散邪汤】方用：

荆芥一钱　桔梗一钱　防风一钱　甘草一钱　苏叶一钱　白术五钱　茯苓三钱　陈皮五分

水煎服。此方妙在用白术为君，而以表汗为佐使。盖人脾气健，而皮毛腠理始得开阖自如。今用白术以健土去湿而利腰脐，邪已难于久住，况有防风、荆芥、苏叶之品尽散，外邪何敢再居营卫？况又有甘草从中调治，则邪不必攻而自散矣。此泄治之佳者。

张公曰：予方泄治最多，无如此方之妙。我方一味主散，天师方妙在健脾而散邪也。此方倘治冬月之泄汗，或加入桂枝五分乎？或加入麻黄五分乎？亦在人斟酌之耳。

华君曰：亦同。

泄治方用白术，与苏合丸用白术同意，其法甚妙。_{李子永识。}

【点评】本节论述疏泄发汗的方法，用去湿散邪汤。

卷之三 射集

王治法

论饮食难消　内伤诸症

天师曰：王治者，不可以霸道治之，而用王道治法，为必全而尊尚之也。如人病已将愈，不过饮食难消，胸膈不快，或吐酸，或溏泄，或夜卧不宁，或日间潮热，俱宜王道治之，而不可以偏师取胜。方用：

人参一钱　茯苓二钱　白术二钱　甘草五分　陈皮五分　半夏七分

此六君子汤也，最妙者。有热，加黄芩三分；夜间不睡，加黄连五分，肉桂五分；潮热，加柴胡一钱，地骨皮三钱，丹皮一钱；有食觉腹中少痛，加枳壳五分，山楂十粒；有痰，加白芥子一钱；咳嗽，加桔梗一钱；下泄水，加车前子一钱；腹中痛，加肉桂五分，白芍一钱；头晕，加蔓荆子一钱，川芎一钱；上吐酸水，加白芍三钱，倍加茯苓；饱满，加枳壳五分。所谓王道荡荡，看之平常，用之奇妙。日计不足，岁计有余。何必用参至两许，加桂、附以出奇哉？此王道之法也。

张公曰：天师用药多尚霸法，此偏以王道出奇，真不可测也。言医者细心观之，勿以天师皆用霸术，而群以霸道斗奇，置王道于不用，又非天师之心，并失远公之求矣。

华君曰：未尝传予。

【点评】本节论述内伤诸证，疾病将愈，饮食难消，是因脾胃虚弱，易生痰湿，用六君子汤，健脾化痰。此类方药偏于调补，非霸道攻邪之法，故称之为王治法。

霸治法

论大渴　大吐　大泻　大满　发背　痈肿

天师曰：霸治者，不可用王道，不得已而霸者也。如人病至危，安可仍用六君子辈迂缓从事，以图速功哉？势必如宋襄之速亡而已。故一遇大渴、大吐、大泻、大满、发背、痈肿之类，死亡顷刻，若不用大剂去毒、去邪之药，单刀直进，催荡逐除，而欲尚补正，则邪自散之论，未有不一败涂地，而不可救者也。故必须大剂与之为得。大吐方，此寒邪直入肾宫，将脾胃之水挟之尽出，手足厥逆，少腹痛不可忍，以火热之物，熨之少快，否则寒冷欲死，【定吐至神丹】方用：

附子一个　白术四两　肉桂一钱　干姜三钱　人参三两

救之。下喉便觉吐定，再剂则安然如故。【雷公曰：方中夫人参三两，大吐有火邪而吐者，饮之水则呃逆不止，与之茶则吐，食亦不吐。有吐至二三日不已者，方用人参一两，炒栀子三钱，黄连三钱，各为末，米糕水调服。少少服之，若吐，再服少少，即不吐矣。此方名止吐泄火丹。盖吐则未有不胃气伤者也。以人参救胃气，则吐泄自止矣。】盖肾水养人，何能克心以杀人？惟阴寒邪气，直入肾宫，则肾火逃避，而诸邪挟众逆犯心君不宁矣。所以必用附子、肉桂、干姜一派辛辣大热之物，而又必多用人参以定变，使诸药遍列分布，无非春温之气，自然寒散而吐止，此方之所以霸而奇也。

大泻者，乃火挟邪势将膀胱、脾中水谷尽驱而出，必欲无留一丝而后快，腹必大痛，手不可按，完谷不化，饮食下喉即出，捷如奔马，若稍稍迟延，必死亡顷刻。盖其病得之夏秋之暑热，一遇凉风，便起波涛，乘风拍浪，荡日掀天，直趋海口而下。若不急用大剂治之，而尚王道之迟迟，鲜不败乃事矣。当用：

大黄一两　人参二两　黄连五钱　车前子五钱　甘草一钱

水煎服。此方之奇，全在用大黄。既已火泻，何反助其威？不知火泻之症，乃火留于肠胃之间，若不因势利导，则火不出而水不流，故用大黄以利之也。然徒用大黄，而不多用人参，有攻无补，反致损伤真气矣。至于方中又加甘草者，恐大黄过于猛迅，用此缓之也。更用车前者，分消其水势也，水不入于膀胱，则大肠增势而添流，今得车前，自然引水归于故道，又何至陆地为水乡哉！此又用霸治之妙法也。

大满之症，此邪壅住上焦，而不得散也。方用：

枳壳三钱　栀子三钱　瓜蒌一个　天花粉三钱　甘草一钱　陈皮三钱
厚朴一钱五分　半夏一钱

水煎服。此方之妙，全在瓜蒌，盖瓜蒌最能去胸膈之食，而能消上焦之痰；况又佐之枳壳，天花粉，同是消中焦之圣药；又有厚朴、半夏，以逐其胃口之痰；尤妙用甘草，使诸药留中而不速下，则邪气不能久留，自然分散而潜消矣。此又用霸治之妙法也。

大渴之症，前已备载，兹不再谈。

发背前已定方立论，俱可通观，亦不再悉。

张公曰：奇谈畅论，霸道之说，无不入神入妙，又何能赞一说？惟大泻之症不可不辨，大泻有火泻，有寒泻。天师之言乃火泻也，未言寒泻，予补之。寒泻之症，以一日或数十行，或数百行，腹亦有痛者，亦完谷不化，下喉即出，亦死亡顷刻，亦多在夏秋之间。然则将何以辨之？予辨之热与痛耳。火热者，口必渴，舌必燥，甚则生刺也，苔必黄，灰黑色，腹必痛，而手不可按也。若寒泻者，口不渴，即渴亦不十分喜饮水，舌苔必白滑而不燥，腹痛喜手按，不按则苦是也。然则治之法，岂可相同哉？法当急用补气之药，以生其胃气，佐以分消之品。【止泻定痛丹】方用：

人参一两　白术三两　附子一钱　茯苓一两　泽泻三钱　猪苓三钱　肉桂二钱

水煎服。此方即五苓散加人参者也。妙在加参至一两，有参始能挽回垂绝之地，佐白术、茯苓以去水湿之气，而又有附子、肉桂以温补命门之火，使火热以生脾土，而膀胱气化，水道可通于故辙；况又有猪苓、泽泻以分消其水势乎！自然大便实而寒邪去也。此霸治之不可不知者，又一也。其余天师之言尽矣。不再赘。

华君曰：与予同传。

大泻方，借治火痢甚妙。_{李子永识。}

【点评】本节论述大吐、大泻、大满、大渴的治法，因为病情危急，治疗必须单刀直入，且用药量大，故称霸治法。大吐，手足逆冷，属于寒证，用定吐至神丹，即附桂理中汤重用附子、人参、白术。大泻，腹痛不可按，属于火泻者用《金匮要略》大黄甘草汤，加大剂量人参，使攻中有补，元气不伤；加黄连为佐，清肠道湿热；加车前子利尿，分消水势，药简而力专。属于寒泻者，当用五苓散加人参、附子，且重用人参，以防水泻致阳气下脱。治疗大满方源于《金匮要略》瓜蒌薤白半夏汤合枳实薤白桂枝汤加减，原方去薤白、桂枝，加栀子、天花粉，以证测方此处胸满当属于热证。以上诸方，都是对古人治法的补充发展，可供临床参考。

倒治法

论肝叶倒转

天师曰：倒治者，乃不可顺，因而倒转治之也。如人病伤筋力，将肝叶倒转，视各物倒置，人又无病，用诸药罔效，必须将人倒悬之，一人手持木棍，劈头打去，不必十分用力，轻轻打之。然不可先与之言，必须动怒气，使肝叶开张，而后击之，彼必婉转相避者数次，则肝叶依然相顺矣。【雷公曰：如人视正为斜，视斜为正，亦以此法治之愈。】

更有一法，以黄酒一壶，令病人饮之大醉，以竹轿抬之，故意跌翻，亦必愈也。更有痰结在胃中，不能吐出，狂言如见鬼状，时发时止，气塞胸堂，以牛肉五斤，水二斗，煎汤饮之，至不可食而止，以鹅翎探吐，必大吐，必吐至如块黄色顽痰而后止，若不吐出，再饮之，必以吐尽而止。前病顿失，后以陈皮茯苓甘草白术汤，徐徐饮之，平复如故。此倒治之法也。

张公曰：好。倒治法无可言。

华君曰：同。然予尚有一法未传。如人堕水而死，令一人将死人双足反背在肩上，行二里许，必然口中倒出水来；然后放在灰内半日，任其不动；然后以生半夏丸纳鼻孔中。倘冬天则不能救，其夏秋之间，无不活者，必然打嚏而苏。急以：

人参三钱　茯苓一两　白术五钱　薏仁五钱　车前五钱　肉桂一钱

煎汤半盏灌之，无不全生也。

【点评】本节所论肝叶倒转，虽然颇似奇谈怪论，但倒治法有可取之处。其中饮牛肉汤后用鹅毛探吐治疗虚人顽痰不出的方法，出自明代《韩氏医通》，称作"倒仓法"。溺水而亡，用倒背使水排出的方法现代已不提倡使用。有专家论证表明，此种方法不仅不会加助肺内水的排出，还会延误心肺复苏的最佳时机，耽误救治。

缚治法

论肺痈开刀　论欠伸两手不能下

天师曰：缚治者，乃肺中生痈，必须开刀，有不可内消者，必其人不守禁忌，犯色而变者也。毒结成于肺叶之下，吐痰即痛欲死，手按痛处，亦痛欲死。此等肺痈，必须开刀。将病人用绵绳缚在柱上，必须牢紧妥当，不可使病人知。手执二寸之刀，令一人以凉水急浇其头面，乘病人惊呼之际，看定痛处，以刀刺入一分，必有脓射出如注，乃解其缚，任其流脓流血，不可以药敷之，后以前膏药贴之，不可遽入生肌散，三日后加之可也。此缚治之法也。

问：服煎药否？天师曰：方用：

金银花一两　元参五钱　人参三钱　甘草三钱

足矣。可用四剂，不必再用。肝痈不可刺。

张公曰：缚治法妙极，亦无可言。

华君曰：同。然予尚有一症。凡人有欠伸，而两手不能下者，将人抱住，缚在柱上，又把木棒打去，病人自然把手来遮隔，而两手自下矣。下后用：

当归一两　川芎五钱　红花五钱　生地五钱　桃仁五钱　甘草一钱　大黄一钱　丹皮二钱

水煎服，二贴全愈。比有妇人而得此症者，亦缚在柱上，令一人解其下衣，而彼怕羞，自然以两手来遮隔，亦一时手下，亦以前汤与之可愈也。

【点评】所谓缚治法，即将患者绑缚后予以治疗的方法。从"以刀刺入一分，必有脓射出如注"来看，陈氏所论治的只是皮下的痈疽，并非肺脓疡。用绑缚法治疗因患者欠伸而双手不能下，利用了人的本能反应。本节的绑缚只能说是一种辅助治疗的手段，不能说是一种治法。

肥治法

论气虚多痰

天师曰：肥治者，治肥人之病也。肥人多痰，乃气虚也。虚则气不能运行，故痰生之，则治痰焉。可仅治其痰哉？必须补其气，而后带消其痰为得耳。然而气之补法，又不可纯补脾胃之土，而当兼补其命门之火。盖火能生土，而土自生气，气足而痰自消，不治痰正所以治痰也。【火土两培丹】方用：

人参三两　白术五两　茯苓二两　薏仁五两　芡实五两　熟地八两　山茱萸四两　北五味一两　杜仲三两　肉桂二两　砂仁五钱　益智仁一两　白芥子三两　橘红一两

各为末，蜜为丸。每日白滚水送下五钱。此方之佳，全在肉桂之妙，妙在补命门、心包之火，心包之火足，自能开胃以去痰；命门之火足，始能健脾以去湿。况方中纯是补心、补肾之味，肉桂于补药之中，行其地天之泰，水自归经，痰从何积？此肥人之治法有如此。

张公曰：妙。肥人治法，不过如此，无可再言，此乃丸药方也。若有人不肯服丸药，当用煎方。予定一方，【补气消痰饮】用：

人参三钱　白术五钱　茯苓三钱　熟地一两　山茱萸四钱　肉桂一钱　砂仁一钱　益智仁一钱　半夏一钱　陈皮五分　神曲一钱

水煎服。此方治虚气，而兼补肾水、肾火者也。肾中水火足，而脾胃之气自健，痰亦渐消矣。此方肥人可常用也。

华君曰：同。

【点评】本节所谓肥治法，即肥胖症的治疗方法，所用火土两培丹为参苓白术丸合金匮肾气丸加减。陈氏一反惯常以消法为主，而以补法为主治疗肥胖症，可另备一说。

瘦治法

论瘦人多火

天师曰：瘦人多火，人尽知之。然而火之有余，水之不足也。不补水以镇阳光，又安能去火而消其烈焰哉？【添阴汤】方用：

熟地三两　元参八两　生地四两　麦冬三两　白芍五两　丹皮三两　沙参三两　地骨皮五两　天门冬三两　陈皮五钱

各为末，蜜为丸。方名。加桑叶六两，亦为末，同捣为丸。每日白滚水送下五钱。妙在元参去浮游之火，而又能调停于五脏之阳。各品之药，阴多于阳，则阴气胜于阳气，自然阴胜阳消。又何必石膏、知母之纷纷哉！虽石膏、知母原是去火神剂，不可偏废，然而用于火腾热极之初，可以救阴水之熬干，不可用之于火微热退之后，减阳光之转运。此瘦人之治法又如此。

张公曰：妙。瘦人多火，予亦定一煎方。【去薪汤】方用：

元参一两　麦冬三钱　天冬三钱　生地三钱　熟地三钱　山茱萸一钱
北五味五分　白芍三钱　丹皮二钱　白芥子一钱　甘草五分

水煎服。此方皆滋阴之药，而又不凝滞于胃中，瘦人常服，必无火症之侵矣。【妙】

【点评】瘦治法即针对瘦人的治法。火有余则水不足，用添阴汤。此方源自养阴名方固本丸，更加玄参、沙参、丹皮、桑叶、地骨皮滋阴清热凉血，为蜜丸久服，确有道理。

摩治法

论手足疼痛　论脏腑癥结　论颈项强直　论口眼歪斜

天师曰：摩治者，抚摩以治之也。譬如手足疼痛、脏腑癥结、颈项强直、口眼歪斜是也。法当以人手为之按摩，则气血流通，疾病易愈。手足疼痛者，以一人抱住身子，以两人两腿，夹住左右各足一条，轻轻捶之千数，觉两足少快，然后以手执其三里之间，少为伸之者七次，放足，执其两手，捻之者千下而后已，左右手各如是。一日之间，而手足之疼痛可已。

脏腑癥结之法：以一人按其小腹，揉之，不可缓，不可急，不可重，不可轻，最难之事，总以中和为主，揉之至千下乃止。觉腹中滚热，乃自家心中注定病，口微微漱津，送下丹田气海，七次乃止。如是七日，癥结可消。

颈项强直乃风也。以一人抱住下身，以一人手拳而摇之，至数千下，放手，深按其风门之穴，久之，则其中酸痛乃止，病人乃自坐起，口中微微咽津，送下丹田者，七次而后已，一日即痊。

口眼歪斜之法，令一人抱住身子，又一人捏住不歪斜之耳轮。又令一人摩其歪斜之处者，至数百下，面上火热而后已。少顷口眼如故矣。此皆摩之之法也。

张公曰：妙。予不能增一词。

华君曰：无。

【点评】摩治法即按摩疗法。本节介绍了手足疼痛、脏腑癥结、头项强痛、口眼歪斜的按摩方法，可供参考。

浴治法

论治疥　论止手汗　论治癞头

天师曰：浴治者，以水煮滚浴之也。如人生疮、生疥者是。不可在浴堂内去浴，必须在自家屋内。用：

苦参四两　生甘草一两　金银花一两　苍耳草半斤　荆芥一两　防风一两　生黄芪三两

水煮汤一大锅，乘热熏之。外用席二条，裹住身上，用衣盖之，使气不散，俟稍凉浴之，以至汤寒而后已。一日再浴，将渣再煎，如前浴之，三日疮疥必痊愈也。

熏不可为训，恐引毒入脏腑也。熏者，乃用裹在纸内，或在火炉，同人熏于被内者是，切不可用之，不若洗浴之为妙。

张公曰：妙。人有手出汗者，以：

黄芪二两　　葛根一两　　荆芥三钱　　防风三钱

水煎汤一盆，热熏而温洗，三次即无汗，神方也。即是此汤亦可，然不若每日一换药之为妙也。

更有癞头洗方，用蜗牛数十条，以癞头洗之，二次必全愈，亦神方也。水三碗，煎蜗牛三十条足矣。

华君曰：无。

【**点评**】浴治法即用药物洗浴的方法，本节介绍了疥疮、手足出汗、癞头的外用方药，可供参考。

达治法

论火丹砂疹

天师曰：达治者，乃火郁于胸中而不得散，因而达之外也。火气热甚，蕴蓄日久，则热势益盛，往往变成火丹之症，或发痧疹是也。若不急为达之，则火势燎原，立刻灰烬。【达郁汤】方用：

升麻三钱　　元参八两　　干葛三两　　青蒿三两　　黄芪三两

水煎服。此方之奇，奇在青蒿与元参同用，盖火丹、痧疹之病，乃胃火与肝结之火，共腾而外越，治肝则胃不得舒，治胃则肝不得泄，今妙在用青蒿，青蒿平胃火，兼能平肝火，然未免性平而味不甚峻，又佐之元参之重剂，则火势散漫，无不扑灭矣。然而，青蒿虽平胃肝之火，而胃肝二火相形，毕竟胃火胜于肝火，又佐以干葛之平胃。此方之斟酌咸善，而人不可测度者也。此达治之法也。

张公曰：达治法，古今绝妙异方，目中不曾多见，此方实奇而当。予更增一方【固本散】，亦可少佐高深：

白芍三钱　柴胡二钱　丹皮二钱　元参三钱　麦冬三钱　荆芥三钱　生地三钱　炒栀子三钱　防风一钱　天花粉二钱

水煎服。此方专散肝木中之火，达其肝木之火，而诸经之火尽散矣。

华君曰： 无。

孙真人传治火丹，神效：

丝瓜子一两　柴胡一钱　元参一两　升麻一钱　当归五钱

水煎服，一剂即消。【天师云：绝奇绝妙之方。】

【点评】本节论述火丹痧疹的治法，这类病初起时，需要往外透达，故称达治法。治方为宋代《阎氏小儿方论》升麻葛根汤加减。升麻葛根汤具有解肌凉血、透疹解毒功能，治疗小儿麻疹初起，不能透达。达郁汤去白芍之收敛，加青蒿、玄参，使清热解毒透达功能更强；又加黄芪，不但解毒，亦能益气固表，效果超过升麻葛根汤原方，值得推崇。

发治法

论疏通肝邪

天师曰： 发治者，邪入皮毛腠理，将入营卫，而急发散之谓也。方用：

柴胡一钱　白术三钱　荆芥一钱　苏叶一钱　半夏一钱　甘草一钱　苍术一钱　丹皮一钱

水煎服。此方平和之中有妙理。盖木气之郁，最宜平散，今所用之药，俱是直入肝经之圣药，自然肝木疏通，枝叶调达，无风吹动，柳叶自繁，嫩丝芳草，遍出新青，宇宙之间，无非春气之舒畅矣。此发治之法也。

张公曰：不意天师早已言之矣，我前方可废也。予方即发之也，可删之。远公言是，姑两存之。

华君曰：无。

【点评】所谓发治法，即外邪已入皮毛腠理，将入营卫，急于往外发散之法。本方取小柴胡汤之半，加祛风、燥湿、健脾、凉肝之品，谓之疏通肝邪。立论牵强，证候不明，用药杂乱，不足为法。

夺治法

论水肿腹胀跗肿

天师曰：夺治者，乃土气壅塞而不行，不夺则愈加阻滞，故必夺门而出，而水乃大流也。如病水肿之疾，腹胀如鼓，两跗如浮，按之如泥，小便不利，大便反结。人以为水病，谁知皆由土气之郁。方用鸡屎醴一升，炒黄色，为末，以黄酒一斤，先将鸡屎醴盛于新布上，后将黄酒洒之，不可太骤，缓缓冲之，则药味尽下。取汁一碗，病人服之。切不可令病人先知，则不肯信心而服，使生别病。下喉之后，腹即作雷鸣，一饭之间，倾腹而出，两足即减大半，再饮一碗全消。盖鸡屎善能逐水，而又通土性，无微不入，将从前所蓄之水，无不开其水口，尽归大肠而泄。此夺治法之奇也。至于牵牛、甘遂非不善于逐水，终不胜鸡屎神效。但已用之后，必须禁用饮食，否则再发无救。行医者切宜知之，有病者切宜记之。

张公曰：鸡屎醴果然神效。若言甘遂、牵牛不及鸡屎，则未然也。二方但可酌用。

华君曰：同。然予尚有一法未传。水肿之法，有用大麦芒二两，煎汤饮之亦消。且无后病。但须一连数月作汤饮之，即泄水而愈。药味平常，而奏功甚奇，此类是也。天师何故不传？岂以无奇而忽之耶？然而奏功实神，予终不敢没其奇。

天师曰： 此方止可治初起之水肿，而不可治久病之水肿也。

【点评】本节所论夺治法，治疗水肿腹胀、跗肿、小便不利、大便秘结。通过泻利使水从下夺门而出，故称夺治法。所用方鸡矢醴出自《素问·腹中论》，原治臌胀病，后世医书如《医学正传》《东医宝鉴》多有记载。此处详细介绍了鸡屎醴的制作方法，临床可借鉴。

深治法

论病入膏肓　骨髓　脑中

天师曰： 深治者，病患深而深治之也。如人病在膏肓，或在骨髓，或在脑中者是。此等症，成非一朝，则治亦非一日，必须多服汤药于日间，久服丸饵于夜半，非数百剂，非数十斤，不能奏效。大约劳瘵之症居多，而虚劳次之。方用：

熟地一两　山茱萸四钱　山药三钱　丹皮二钱　泽泻二钱　茯苓三钱　北五味一钱　麦冬三钱　芡实五钱

水煎服，此朝服方也。

晚服丸方，用：

紫河车一具　鹿角胶二两　龟胶三两　元参三两　熟地八两　山茱萸四两　地骨皮五两　人参二两　白术五两　白芍五两　炒枣仁三两　枸杞子三两　麦冬三两　人乳二碗，浸熟地晒干　砂仁五钱

各为末，每日半夜白滚水送下五钱。此方不热不寒，可以长服，方名中正丸。病伤根本，扶之不易，譬如花木，大肆摧残，欲得枝叶

之茂，岂是一朝可成？必须培植灌溉，终岁经年，自然春意渐回，萌芽可达，渐渐扶苏，而不可性急也。方丸并用，饮食更须得时，深治之难，从来眉蹙，切勿心急，以期奏功之速。此深治之法也。膏肓病，十人止可逃一二。论此治法，非尽人能救之也。但舍此又别无治法。余悯世人，故又立门如此。倘肯听吾言，断绝色欲，口淡滋味，心戒贪嗔，自然服药有功。否则亦止可苟延岁月而已。又不可不告诫也。

张公曰：佛心神术。劳瘵之症，诚难速效。天师之方，平稳中实有妙理。余更有一方，亦极平稳，可并传以备世选用。【长寿粉】方用：

芡实八两　薏仁八两　山药三斤　糯米一斤　人参三两　茯苓三两　莲子半斤　白糖半斤

各为末，每日白滚水调服一两。如不欲调服，以水打成丸如元宵，服亦可。上、下午服一丸最妙。亦可为深治之佐。

华君曰：无。

雷公曰：我亦有一方传子。用：

芡实一斤　山药二斤　黑芝麻八两　小黄米炒，三斤　薏仁一斤　肉桂五钱

各为末，白滚水每日调服五钱或一两，自能开胃健脾，补肾益精也。【天师曰：妙极，可常服。】或疑入肉桂恐动火，不知人非命门之火，不能生长，于七斤有余之药，加桂只五钱，不过百分之一，何热之有？正取其温气以生长脾胃耳，方名全生至宝丹。【张真人曰：极妙。】

【**点评**】本节论述久病深重的治法，主要针对虚劳、劳瘵一类的疾病，从肾与脾两方面进行调补。补肾方朝服煎剂麦味地黄汤加芡实，晚服丸剂龟鹿二仙膏加减。补脾方以七味健脾药研末，或冲服，或做成元宵服。此方可以视为清宫八珍糕的滥觞。

浅治法

论细小疾病

天师曰：浅者，因病未深而浅治之，不必深治之者也。如人患细小疾病，何必张皇而用人参，惊惧而加桂附？饮食不调，用六君子汤可也；头痛，用小柴胡汤可也；咳嗽，用逍遥散可也；水泻，用五苓散可也；腹痛，用小建中汤可也；两胁饱闷，亦用逍遥散可也。盖略一舒之，自必奏功，无容以深中脏腑之药，以治皮毛也。此浅治之法，又宜知之也。

张公曰：浅治法妙。

华君曰：无。

【**点评**】所谓浅治法即对清浅的日常小病，可以采取一般治法。本节对饮食不调、头痛、咳嗽、水泻、腹痛、两胁胀痛各提供了一首比较平和的常用方。

长治法

论痿症　论腰痛　论背脊骨痛
论两腿酸痛　论胬肉扳睛　论痉病

天师曰：长治者，永远之症，不可以岁月计也。如病痿症、痉症是也。痿病，必久卧床席，不能辄起，其故何也？盖诸痿之症，尽属阳明胃火，胃火烁尽肾水，则胃中空虚，无滋润，则不能起立矣。然则止治阳明，而骨中之髓何日充满？欲其双足有力，难矣。【润阴坚骨汤】方用：

元参一两　熟地二两　麦冬一两　牛膝二钱

水煎服。此方之妙，全在不去治阳明，而直治肾经，以补其匮乏。肾水一生，则胃火自然息焰。况又有麦冬以清肺气，牛膝以坚膝胫。故以此方长治之，则痿废之状可免。若徒以石膏、知母之类，降其胃中之火，火降矣，肾水益干，又将何物以充其骨髓乎？无怪经年累月，愈治而愈惫也。此长治之法，不可不知之。

张公曰：妙。长治法，不止痿、痉二项，予为广之。如腰疼、背脊骨痛、两腿酸痛、两目生胬肉扳睛是也。腰痛服药，服之不验者，乃湿气入于两腰子也，最难治。补肾水而益痛，泻肾水而觉空，去风而无益，去寒而转增，去火而益甚，此所以知为水湿之症也。外无水象，内无水形，令人揣摩不着。然余实有辨而知之之法，凡腰痛而不能下俯者是也，【解湿仙丹】方用：

柴胡一钱　防己二钱　泽泻一钱　猪苓一钱　肉桂三分　白术五钱　甘草五分　山药三钱　白芥子一钱

水煎服。此方妙在入肾而去湿气，不是入肾而补水，然须多服为妙。大约此等腰痛初起之时，三四剂即可奏功，痛至经年累月者，非服两月不效也。

腰不能俯者，水湿。腰不能直者，非水湿，乃风寒也，用逍遥散加防己一钱。初起时，一剂可愈，久则非一剂可愈也。【利腰丹】当改用：

白术二两　杜仲一两

酒煎服。十剂可愈。可为长治之法。

背脊骨痛者，乃肾水衰耗，不能上润于脑，则河车之路干涩而难行，故尔作痛。此等症，非一二剂可以见功，非久服补气之药以生阴，非大补阴之药以生水，未易奏功也。【润河汤】方用：

黄芪一两　熟地一两　山茱萸四钱　麦冬四钱　北五味一钱　白术五钱　防风五分　茯苓三钱　附子一分

水煎服。此方补气则有黄芪、白术，补水则有熟地、山茱，去湿则有茯苓，去风则有防风，引经则有附子，而又麦冬以生肾水之母，自然金旺生水，水足则河车之路不干，不干则润金滋骨可知，又何痛之作楚？既不痛矣，又何背之不直哉！然此方不可奏近功于旦夕，必须多服、久服乃效，所以入于长治之门也。

两腿酸痛，又不如是治法。此湿气入于骨中，而皮外无湿也。此病不只骨内而受湿气，或被褥中得之也。【壮骨去湿丹】方用：

薏仁二两　芡实一两　茯苓三钱　肉桂一钱　牛膝三钱　草薢一钱

水煎服。此方之妙，妙在薏仁能入骨而去水，加芡实健脾以去湿，不使湿以增湿，而牛膝、草薢又是最利双足之品，又加肉桂引经，直入骨中，湿有不去，酸疼有不止者乎？但脚中之病，乃人身之下流，一有病，不易去之。况湿气在骨，如陆地低洼之处，久已成潭，如何能车水即干？必多用人功，而后可以告竭。故此方必须多服久服，正是此意。

胬肉扳睛，乃眼病失治而生肉，人不知避忌，将眼皮翻转以取凉快，谁知风忽中之，则眼毛倒生而扳睛矣。此等病最忌动刀，一动刀则不可内治矣。当用丸散以消之，然非服至半年不能奏效。方用：

甘菊花十两，须用家园自种者为妙，否则断不可用　白芍一斤　当归半斤柴胡四两　丹皮三两　葳蕤一斤　潼州蒺藜一斤　草决明四两　茯苓十两麦冬十两　天门冬十两　枸杞子一斤

各为末，蜜为丸。每日饥服一两，一料少愈，二料全痊。最忌房事。能断欲者，一料全愈，否则必须二料、三料也。此亦长治之一法，可参用之，故又广之如此。

天师曰：痿病，乃寒湿之气，集之双足之间，骨中寒痛而不可止，亦终岁经年，不能身离床褥，伛偻之状可掬，其故何也？盖诸痿尽皆水湿也。水气久不出，则一身关节无非水气之弥空，土无权矣，又何以分消而利道哉？然则只治其水，而湿气可以尽去，乃治水亦终岁经年，仍然不验者为何？徒治水而不治土也。方用：

白术五钱　薏仁二两　芡实三钱　茯苓一两　肉桂一钱　牛膝一钱　草

萆_{一钱}　杜仲_{三钱}

水煎服。此方之妙，利其水湿之气，又不耗其真阴。日日吞服，不必改方，服之三月，必然如旧，再服三月，必然步履如初矣。此真长治之法，人宜遵守，而不可变更者也。

华君曰：同。

雷公曰：痉病方：

白术_{四两}　薏仁_{八两}　山药_{八两}　车前子_{一两}　牛膝_{三两}　生黄芪_{十两}
肉桂_{一两}　杜仲_{四两}

各为末，蜜为丸。每日饭前，酒送下一两，一料必全愈。用补于利之中也。

又方，治痿用：

元参_{一两}　甘菊花_{五钱}　麦冬_{一两}　熟地_{二两}　牛膝_{五钱}　天门冬_{三钱}
水煎服。此方与天师方同意。【妙】

【点评】所谓长治法，即慢性病的治疗难以马上见效，需要长久服药。本节列举了痿症、腰痛、背脊骨痛、两腿酸痛、胬肉攀睛、痉病等。对于痿症的治法，《内经》有"独取阳明"的论述，后世医家多以寒凉之品清胃火，本节以滋肾阴为主达到降胃火的目的，用大剂量熟地、玄参、麦冬这一组合作为滋阴降火的基本方。腰痛、背脊骨疼痛、两腿酸痛、痉病多与下焦寒湿有关。腰痛用解湿仙丹，此方即五苓散加减。腰不能俯为水湿，不能直为风寒，用逍遥散加防己；病久则用利腰丹，即大剂量白术、杜仲。背脊骨痛用润河汤，此方为玉屏风散合麦味地黄丸加减，脾肾双调。两腿酸痛，用薏苡仁、芡实、牛膝、草薢，这一健脾益肾祛湿的组合在书中常见；寒湿加肉桂。治疗痉病也是用这个组合加减。胬肉攀睛，用丹栀逍遥散加滋阴明目之品为丸。以上均需长期服用方能痊愈。

短治法

论阳明口渴用石膏汤　论四逆汤　论附子理中汤　论大承气汤

天师曰：短治者，乃病不必长治，而可以短兵取胜，则用短治之法。譬如阳明之症初起，乘其口渴引水自救之时，忽用石膏、知母煎服，一剂而渴减，再剂而渴止，三剂而病如失，即不可再与四剂矣。盖石膏初用有荡邪之功，久用有损正之失，故可暂用而不可长用。倘不信吾言，以石膏为夺命之药，日日与之，必致变为痿症而不能速起也，故我频频戒用石膏者为此。

仲景创立此方，所以救人伤寒传入阳明之症，不得已而用之，截住其邪，不使再传也。原非叫人日日用之也。奈何世人不知此故，妄自多加，任情纵意，忍于轻用，以致杀人而不悟也。悲夫！此短治之法，又不可不知之。

张公曰：吾方得岐天师发明，真大幸也。我立此方，原所以救一时之急，非教人经年累月，而亦用之也。世医不悟，亦可闻岐天师之语而悟矣。短治法不只石膏汤，如四逆汤，不可久服也，久则有火盛自焚之虑；附子理中汤亦不可久用，有太刚则折之虞；大承气汤只可一剂而不可至再，重则有大下亡阴之祸。诸如此俱可类推。

华君曰：同。

白虎汤，张路玉谓为治喝、热病主方，极有理。故在伤寒门亦不可轻用。李子永识。

【**点评**】所谓短治法，即方药只能短期使用，不能久服。本节列举了石膏剂治渴，四逆汤、附子理中汤救逆，大承气汤攻下的证治，均有道理。

日治法

论日间发寒热

天师曰：日治者，病重于日间，而发寒发热，较夜尤重。此等症，必须从天未明而先截之。【补正逐邪汤】方用：

柴胡三钱　当归三钱　黄芪五钱　人参一钱　陈皮一钱　半夏一钱　青皮一钱　枳壳一钱　白术五钱　甘草一钱　干姜五分

水煎服。此方妙在加柴胡于参、芪、归、术之中，盖邪之敢在日间作祟者，欺正气之衰也。今用祛邪之品，同补正之药，共相攻邪，则正气有余，邪自退舍，譬如贼人，白昼操戈入室，明欺主人软弱，故肆无忌惮，倘主人退缩潜形，则贼势更张，必大恣摽掠，席卷资囊而去，正气日消，病安能愈也？妙在全用补正为君，则主人无惧，指挥如意，号召家人，奋勇格斗，前后左右，无不执耒而来，负锄而至，争先捍卫，贼人自然胆落，惟恐去之不速矣。况方中有柴胡、半夏之类，各各消邪，又譬如主人既勇，奴仆无非勇士，则贼不奔逃，必被擒获。此方之用于日间，必有妙用也。

张公曰：妙绝。日间之病，以此治之最妙。余尚有一法，治日间之症，尤易奏功。【阴阳兼治汤】方用：

人参一钱　白术五钱　甘草一钱　陈皮一钱　柴胡二钱　熟地一两　白芥子一钱

水煎服。天师之方，乃治阳虚之症，余方乃治阳虚而兼阴虚之症，二方彼此参用，何愁日间之病棘手哉！

华君曰：同。

雷公曰：日间发热，乃邪在于阳分也，补阳气而邪自退。乃用：

人参三钱　甘草一钱　白术五钱　当归三钱　陈皮一钱　柴胡二钱

水煎服。有痰加半夏一钱，有食加山楂一钱。方名**助正汤**，助其正，邪不祛而自祛也。

【**点评**】本节论述日间发寒热属于阳气不足的治法，方用补中益气汤加减，称为日治法，后世谓甘温除热法。临床有效。

夜治法

论夜发寒热

天师曰：夜治者，病重于夜间而发热者也。或寒少而热多，或热少而寒多，一到天明，便觉精爽，一到黄昏，便觉沉困。此阴气甚虚，故行阳分则病减，行阴分则病重也。【补阴辟邪汤】方用：

熟地一两　山茱萸四钱　当归三钱　白芍三钱　鳖甲五钱　柴胡三钱　白芥子三钱　陈皮一钱　生何首乌三钱　茯苓五钱　北五味一钱　麦冬三钱

水煎服。此方妙在鳖甲同柴胡并用，又以诸补阴之药合而攻之也。盖鳖甲乃至阴之物，逢阴则入，遇阳则转。即此二味，原是治阴经之邪热，况又用于纯阴同队之中，有不去阴邪而迅散哉！生何首乌直入阴经，亦能攻邪；加以白芥子去脏膈之滞痰，又不耗其真阴之气，有不奏功如响者乎！譬如人家主妇，一旦被贼人所执，刀火相逼，倘箱柜空虚，则贼人失望，势必因羞变怒，愈将主妇施刑。今用熟地、山茱、当归、芍药，纯是补正之品，同群其投，犹贼在房中，尽将金银散倾，则贼喜出望外，必且弃主妇而取资财，饱则扬去。又有鳖甲、首乌、芥子之类，力能战邪，则堂外声扬，夺门攻击，邪自张皇，更思早遁。倘只用鳖甲、首乌，则又势单力薄，无物饵贼，岂肯甘心反走？必致相争相战，彼此败衄而后去。更有妙论，人多未知。如此等症，必须在黄昏之前以此药先与之，则阴气固而邪不敢入。又譬如人家门户谨防，锁钥严整，司更值宿之仆，俱各精健绝伦，则贼必望风退却，又何至越墙上壁，而至主妇知觉，呼召家人捆缚而献哉！此皆日间不治，而以夜间先治之法也。

张公曰：真绝奇之论。予何从而赞助高深？惟有阴经之邪盛而又带阳经之邪，天师尚未发明也，余一论之。阴邪之盛，必发夜间无疑矣。然亦有阴邪而带阳邪，亦发热于夜间，其病亦发寒发热，无异纯阴邪气之症，但少少烦躁耳，不比阴症之常静也。法当于补阴之中少杂阳药一二味，使阴长阳消，自然奏功如响。方用：

熟地—两　山茱萸四钱　当归三钱　鳖甲五钱　柴胡三钱　白芥子三钱陈皮—钱　生何首乌三钱　茯苓五钱　北五味—钱　麦冬三钱

此天师方也。予再加人参二钱，白术三钱而已。即可治阴邪而兼治阳邪之症。

【点评】所谓夜治法即夜间发寒热的治法，用补阴辟邪汤。此方即麦味地黄丸合逍遥丸加减。目前临床禁用生何首乌。

气治法

天师曰：气治者，气实气虚而不可不平之也。气实者非气实，乃正气虚而邪气实也。若作正气之实，而用消气之药，使正气益虚，而邪气益实，害且不可救药。方用补正之药，而佐以祛邪之品，则正气自旺，邪气日消矣。【补正荡邪汤】方用：

人参—钱　白术—钱　甘草—钱　柴胡三钱　白芍三钱　麻黄—钱　半夏—钱

水煎服。此方之妙，亦是用散药于补正之中，使正气旺于邪气，自然两相击斗，邪可逃亡。否则，适所取败。此气病宜知气治耳。

张公曰：气治法甚多，天师只言一条，似乎未备，余更广之。气陷，补中益气汤可用；气衰，六君子汤可采；气寒，人参白术附子汤可施；气虚，则用四君子；气郁，则用归脾汤；气热，则用生脉散；气喘，则用独参汤；气动，则用二陈汤加人参；气壅滞，则用射干汤；气逆，则用逍遥散。余广至此，气治之法，庶几全乎！人可因症而施治也。

华君曰：同。予更有论，气虚、气实，原有分别。气虚则羸弱而难施，气实则壮盛而易察。虚者用天师之方，实者另有一方【消实汤】：

枳壳五分　白术一钱　陈皮五分　茯苓三钱　甘草一钱　山楂十粒　柴胡一钱　白芍三钱　炒栀子一钱

水煎服。亦可佐天师之未逮。

雷公曰：华君补得妙。

【点评】所谓气治法，即气虚、气实的治法。所用补正荡邪汤化裁自柴芍六君子汤，功用健脾疏肝，又加麻黄宣肺散邪，以补正气之虚，而祛邪气之实。

血治法

论治血宜顺性

天师曰：血治者，乃血病不肯归经，或上或下，或四肢皮毛各处出血者是也。血循经络，外行于皮毛，中行于脏腑，内行于筋骨，上行于头目、两手，下行于二便、两足、一脐，是周身无非血路。一不归经，自然各处妄行，有孔则钻，有洞则泄，甚则吐呕，标出于毛孔，流出于齿缝，渗出于脐腹，而不只大小便之出也。然则血宜顺其性而不宜拂，方用：

当归三钱　白芍三钱　熟地五钱　川芎一钱　荆芥末一钱　生地五钱　麦冬三钱　茜草根一钱　甘草一钱

水煎服。此方即四物汤加减，妙在用茜草根、荆芥引血归经，不拂乱其性，则血自归经，各不相犯矣。倘用止血之剂，未尝无效，然而如石压草，一时虽止，而性思冲突，必得空隙，仍复飞越奔腾，何如此方顺其性而引之？譬如与强横之人同行，少拂其意，便怀愠怒，愠怒未已，必致斗殴，皮碎血流是其常也。若赞扬称颂，顺其性而与之饮食，则同群相得，转得其气力，以助我匮乏，同舟无敌国之形，一室无操戈之事，久则为我绸缪，彻我桑土，不特血不妄行，亦将润筋生色，永断覆辙之患。又何必绝之太甚，以自取争斗哉！此血治之法，尤当留意。

张公曰：讲得近理近情。治血以四物汤为主，加荆芥、茜草更妙，顺其性而引其归经也。然而用六味丸汤，治血症亦妙。盖血病最忌寒凉之品，寒则凝滞不行，难以归经，六味丸汤妙在不寒不热，补肾水以滋肝木，肝木得养，则血有可藏之经，自然不致外泄，何至上吐？方用：

熟地五钱　山茱萸三钱　山药二钱　丹皮二钱　泽泻二钱　茯苓二钱

此**六味地黄汤**方也，又加麦冬三钱，北五味一钱。得此二味，又去清补肺金，使皮毛有养，毛孔坚固，则血难外越。肺金不干，下且足以克肝，而肝木畏金之克，又何至上犯于肺耶？故血症最宜用此方，久服三年不吐，始庆重生。否则尚在生死之间也。

华君曰：同。而余又另有方，【止血归经汤】用：

生地一两　荆芥一钱　麦冬三钱　元参三钱

水煎服。一剂血止，后用六味汤全愈。雷公曰：血症余亦有奇方，用：

生地一两　三七根末三钱　荆芥末一钱　人参三钱

水煎，调末服。一剂即止血，后亦须用六味汤调理。

【点评】本节论述出血的治法。用四物汤或六味地黄汤加茜草根、荆芥、三七，以滋阴养血为主，辅以凉血、止血、活血，思路正确，临床可参。特别对于妇科不规则出血，更有运用价值。

脏治法

论肺脾同治　论肾肝同治　论心肾同治　论肺经独治

天师曰：脏治者，五脏中有病而治之者也。脏有五，治法惟三：脾肺同一治，肾肝同一治，心肾同一治也。肺气之伤，必补脾气，脾气既伤，肺气亦困，故补肺必须补脾，而补脾必须补肺。如人或咳嗽不已，吐泻不已，此肺脾之伤。人以为咳嗽宜治肺，吐泻宜治脾。殊不知咳嗽由于脾气之衰，而吐、呕、泻由于肺气之衰。盖肺气无清肃之下行，始上呕而下泻；脾气斡旋之令不行，则上为咳嗽矣。【肺脾双解饮】方用：

人参一钱　麦冬三钱　茯苓三钱　柴胡一钱　神曲五分　车前子一钱　甘草一钱　薏仁五钱

水煎服。此方乃治肺、治脾之药，合而用之者也。咳嗽、喘病之尽除，吐、呕、泻症之各去，所谓一方两用也。

肾肝同治者，肾水不能滋肝，则肝木抑郁而不舒，必有两胁饱闷之症，肝木不能生肾中之火，则肾水日寒，必有腰脊难于俯仰之症。故补肝必须补肾中之水，补肾中之水又不可不补肝木。倘补肝而不补肾，则胁痛何以顿除？补肾而不补肝，则腰脊何以立愈！【肾肝同补汤】方用：

熟地一两　山茱萸五钱　白芍五钱　当归五钱　柴胡二钱　肉桂一钱

水煎服。此方熟地、山茱补肾之药，而当归、白芍、柴胡、肉桂补肝之品，既两脏平补，似乎药不该轻重，今补肝之药，反多于补肾者，可见肾为肝之母，肝又为命门之母也。命门是一身主宰，当生五脏之气，不宜为五脏所生，然而五脏迭为生克，肝既是木，岂木独不可以生命门之火乎？此有至理存焉。非吾仙人，安能阐发？愿世人勿惊为创说奇闻，而疑为不可执之以治病也。

再心肾治法。二脏合而治之者，其义又何居？肾，水脏也；心，火脏也。是心肾二经为仇敌，似乎不宜牵连而一治之。不知心肾虽相克，其实相须。无心之火，则成死灰；无肾之水，则成冰炭。心，必得肾水以滋养；肾，必得心火而温暖。如人惊惕不安，梦遗精泄，岂非心肾不交乎？人以为惊惕不安，心之病，我以为肾之病；梦遗精泄，人以为肾之病，我以为心之病。非颠倒之也，实至当不易之理。

【心肾同补丹】方用：

人参三两　白术五两　远志一两　炒枣仁三两　熟地五两　山茱萸三两　麦冬三两　北五味一两　芡实五两　山药三两　菖蒲一两　柏子仁三两，去油　茯神三两　砂仁三钱　橘红一两

各为末，蜜为丸。白滚水送下五钱。此丸之妙，乃治肾之药，少于治心。盖心君宁静，肾气自安，肾气既安，何至心动？此治心正所以治肾，而治肾正所以治心也。此治脏之法，幸人加意之哉！

张公曰：脏治之法，尽于三方，无可再议不已。其肺脏之独治乎，肺有忽感风寒，而鼻塞出嚏，咳嗽不已，吐痰如败絮，乃肺经独病也，不必兼治于脾。予留一方，【散寒汤】用：

甘草一钱　桔梗三钱　半夏一钱　射干一钱

水煎服。此方之妙，妙在桔梗升提于鼻，引去痰之药上行于肺，以散风寒之邪，邪散则鼻塞顿除，痰亦随之而散。又何必治脾之迂缓哉！然只可治风寒之外感，而不可治内伤诸症。内伤诸症有天师方在，肺脾同治之可耳，肾、肝与心肾治法，亦不必再言。天师曰：尽善也。

华君曰：无。

此脾湿熏肺之症，方用燥脾利湿为宜。如肺热移于大肠者，又宜清肺润燥法治之，不可以泄泻而戒用润剂也。李子永识。

　　【**点评**】本节论述肺脾同治、肾肝同治、心肾同治、肺经独

治。其中，脾肺双解饮、肾肝同补汤组方并无特色，散寒汤则方不对证。心肾同补丹治疗惊惕梦遗可供临床参考。

腑治法

论小便闭塞　论大便闭结　论治胆怯　论肾虚吐呕

天师曰：腑治甚多，我举其一二症，取以为法，余可推广。如人病小便不通，大便甚结者是也。小便不通，乃膀胱之病，膀胱之气化不行，小便即不能出。小便闭塞，治膀胱之经而已矣，然而治法全不在治膀胱也。【通水至奇丹】方用：

人参三钱　莲子三钱　白果二十个　茯苓三钱　甘草一钱　车前子三钱　肉桂三分　王不留行三钱

水煎服。一剂即如注。此方之奇妙，全在用人参，其次则用肉桂三分。盖膀胱必得气化而始出，气化者何？心包络之气也。膀胱必得心包络之气下行，而水路能出。尤妙用白果二十个，人多不识此意，白果通任督之脉，又走膀胱，引参、桂之气直奔于膀胱之中，而车前、王不留行尽是泄走之物，各随之趋出于阴气之口也。此治腑之妙法，不知之乎？

大便闭结者，人以为大肠燥甚，谁知是肺气燥乎？肺燥则清肃之气不能下行于大肠，而肾经之水仅足以自顾，又何能旁流以润溪涧哉？【润燥至神汤】方用：

熟地三两　元参三两　火麻子一钱　升麻二钱　牛乳一碗

水二钟，煎六分，将牛乳同调一碗服之。方名。一剂不解，二剂必大便矣。此方之妙，全在不润大肠而补肾，尤妙不止补肾而且补肺，更妙不止补肺而且升肺。盖大肠居于下流，最难独治，必须从肾经以润之，从肺经以清之。气既下行，沉于海底，非用升提之法，则水注闭塞而不通，启其上孔，则下孔自然流动。此下病治上之法，亦腑病治脏之法也。其余治腑之法，可即此以悟。

肾治法亦不必再言。天师曰：法尽善也。

华君曰：无。

此脾湿熏肺之症，方用燥脾利湿为宜。如肺热遗于大肠者，又宜清肺润燥。治肾之不可以泄泻，而戒用润。

张公曰：天师太略，余当增广之。凡人胆怯不敢见人者，少阳胆经虚也。而所以致少阳胆经之虚者，肝木之衰也。而肝木之衰，又因肾水之不足。法当补肾以生肝木，【助勇丹】方用：

熟地一两　山茱萸四钱　芍药五钱　当归五钱　柴胡一钱　茯神五钱
白芥子一钱　生枣仁一钱　肉桂一钱

水煎服。此方之妙，补肾之中用补肝之品；尤妙再去补心，使心不取给于肝胆之血，则胆之汁有余而怯形可去；又妙在用肉桂以入肝，如人得勇往之人，自然顷刻胆壮矣。此治腑实有妙理，人知之乎？

吐呕之症，人以为胃虚，谁知由于肾虚。无论食入即出，是肾之衰。凡有吐症，无非肾虚之故，故治吐不治肾，未窥见病之根也。【转胃丹】方用：

人参三钱　白术五钱　薏仁五钱　芡实五钱　砂仁三粒　吴茱萸五分

水煎服。此方似平治脾胃之药，不知皆治肾之法。方中除人参救胃之外，其余药品，俱入肾经，而不只留在脾也。肾火生脾，脾土始能生胃，胃气一转，呕吐始平。此治胃而用治肾之药，人知之乎？

华君曰：亦无。

孙真君传治小便闭塞，方用：

车前子五钱　肉桂三分

水煎服，即通。

　　【点评】本节论六腑病的治法。小便闭塞的治疗，一般多用五苓散温通利尿。本节的通水至奇丹虽然仍以肉桂启动膀胱气化，但以人参益气，白果固涩，车前子、刘寄奴利尿，寓补涩于流通之中，别具一格，值得推崇。治疗大便秘结的润燥至神汤以大剂量熟地补肾、玄参清肺、牛乳润燥，以小剂量麻仁润肠、升麻升提，与张景岳的济川煎有异曲同工之妙。胆怯症通常用《备急千金要方》的温胆汤治疗，本节采用逍遥散加熟地、山茱萸、酸枣仁、肉桂，补肾、养肝、益心，与温胆汤形成一组对方，一补一泻，为治疗胆怯证增添了一首新的方剂。治疗呕吐的转胃丹源于参苓白术散加减，选药精当，但陈氏认为"凡有吐症，无非肾虚之故"，则有些偏颇。

常治法

论头疼　论目痛

天师曰：常治者，可以常法而常治之者也。如人病头疼，则以头疼常法治之，目痛则以目痛常法治之是也。何必头疼而治之两足，目痛而治之以两手乎？虽头疼实有治两足而愈，目痛实有治两手而痊者，然彼必常法治之而不愈、不痊，然后以变法治之，非可以常治，而先求之于变法也。故一遇头疼，【止疼汤】即以：

蔓荆子一钱　川芎五钱　白芷一钱　甘草一钱　细辛一钱

治之，病去如扫。

一遇目痛，【明目定痛饮】以：

柴胡一钱　白芍三钱　当归一钱　白蒺藜二钱　甘菊花一钱　荆芥防风各一钱　半夏一钱　甘草五分　栀子二钱

水煎服，二剂即愈。皆无事舍常而思变也。此常治之法，为可师也。

张公曰：常病用常法极是，予亦不再言变也。

华君曰：无。

【点评】本节论述头痛、目痛的常规治法。头痛方源自李东垣，李氏常以川芎、细辛、蔓荆子、白芷为治疗头痛的要药。治疗目痛方为丹栀逍遥散加减，临床可参。

变治法

论伤寒变结胸　论疟变下痢　论中风变狂
论中暑变亡阳　论反胃变噎膈

天师曰：变法者，不可以常法治，不得已而思变之也。变症不同，用药各异，吾举其大者言之。如伤寒变为结胸，疟疾变为下利，中风变为发狂，中暑变为亡阳，反胃变成噎膈。若不以变法治之，仍以平常药饵相治，吾见其坐毙而已矣。然则结胸之症，乃伤寒之变也，可不以变法治之乎？伤寒火邪正炽，原不可急与饮食，若不知禁忌与之，胃中得食，不啻如宝，如茹而不出，而他脏见胃中有食，群起而争，其势猖狂，非杯水可解，必当以变法治之。急须以瓜蒌一枚，槌碎，入甘草一钱，同煎服之。夫瓜蒌乃陷胸之圣物，平常人服之，必致心如遗落，今病人一旦服之，不畏其虚乎？谁知无病常人断断不可服此。而伤寒结胸之症却有相宜。盖食结在胸，非大黄、芒硝、枳壳、槟榔、厚朴之类，可能祛逐，必得瓜蒌，始能陷之，入于脾中，尤恐其过于下也，少加甘草留之，且得甘草之和，不到十分推荡。此变症而用变法，真胜于用正也。

疟疾本是常症，只可以平常消导而发散之。今忽为下利等症，则变轻为重，欲发汗则身已亡阴，欲祛邪则下已便物，顾上则虑下，顾下则碍上。倘仍以常法治之，奏功实少。【补阳消疟丹】今用：

人参—两　鳖甲—两　白术三两　茯苓—两　当归—两　白芍三两　柴胡—钱　枳壳—钱　槟榔—钱

水煎服。此方奇在用人参、白术，盖疟病则亡阳，若不急补其阳气，则下多亡阴，势必立亡。惟急补其阳气之不足，阳生阴长，始有生机。尤妙白芍、当归之多，以滋润其肠中之阴，盖下利多则阴亡亦多，今用补阴之剂，则阴生阳降，自然春意融和，冰泮化水，分消水道，污秽全无。况方中又加枳壳、槟榔，仍然去积，又妙少用柴胡，微舒肝气，使木气相安，不来克土，自然土克水之多，水润木之下。内气既生，外邪亦散。此治下利而疟病同除。此种变治之法，何可不知？

中风系是危症，况变发狂，死在眉睫。倘不以变法救之，何以得免于垂绝耶？【救绝至圣丹】方用：

人参三两　菖蒲三钱　半夏三钱　南星三钱，生用　附子—钱　丹砂末三钱

先将参、苓、附子等项煎汤，调入丹砂末灌之。十人中亦可救三四。盖天下无真中风之人，不过中气、中痰、中湿而已，若不用人参、附子大剂煎饮，何能返已去之元阳，回将绝之心气哉？况人将死之时，未有不痰上涌者，妙在用半夏、南星以祛逐之。尤妙用菖蒲引入心经，使附子、半夏得施其荡邪之功。而丹砂又能镇定心气，所以往往返危为安。倘以寻常二陈之类以消痰，痰未必消而心气已绝，此又症变而法变者也。

中暑原是热症，然而热之中也，亦由于气之虚，人若气实形壮者，多难中暑。然则中暑之病，宜补气为先，解暑为次。无如人以为热也，治表为急，治本为末。先以香薷饮治之；不效，又改用白虎汤；又不效，乃用发散之剂。杂然并进，则火邪乘热气外走，尽趋皮肤而出，而不可止，以变为亡阳之症者多矣。【仙丹】法当以：

人参三两　元参三两　甘草—钱　北五味—钱　生地三两

救之。此方之妙，全在用人参以补元气；用元参以凉血，盖血得

凉则气自止而不走；又有五味子之酸，以收敛肺金之气，此不止汗而汗自止也。倘惟以四君子汤平常治法，则一杯之水何能止车薪之发焰哉！此又变法之宜知也。

反胃症，初起之时，未尝非胃病也，当时以逍遥散加黄连一钱，立止也。无如世医不知治法，乃用香砂、厚朴、枳壳、砂仁之类，纷投之；不应，又改用大黄、巴豆之类下之；又不应，乃改用黄连、黄柏、黄芩、栀子、知母大寒之品以凉之；又不应，乃改用桂枝、白果、肉桂、附子、干姜、吴茱萸之类以热之；又不应，乃始用柴胡、荆芥、桔梗、防风、苏子之类以散之，遂成噎膈之症矣。吾今悯之，乃传一方，【转食至神丹】用：

熟地一两　山茱萸四钱　麦冬三钱　北五味一钱　元参一两　当归三钱
白芥子一钱　牛膝二钱

水煎服。此方之妙，全在不治反胃，正所以治反胃也。盖人之反胃乃肾中阴水竭也。肾水不足则大肠细小，水不足以润之。故肠细而干涸，肠既细小，则饮食入胃不能下行，必反而上吐。治之之法，不可治上，而宜治下。方中用熟地、山茱之类，纯是补肾中之水也。肾水足而大肠有水相资，则大肠仍复宽转，可以容物，水路既宽，则舟楫无碍，大舸小舶可以顺行，又何惧区区小舟不可以转运粮食哉？此肾中虚而水不足以润大肠者，宜如是治法。若肾中寒凉而虚者，又不如是治也。盖反胃之名虽同，反胃之实各异。肾中无水而反胃者，食下喉即吐；肾中无火而反胃者，食久而始吐也。譬如今日食之，明日始尽将今日之物吐出者是也。方用：

熟地一两　附子一钱　肉桂一钱　山茱萸四钱　麦冬三钱　北五味一钱
茯苓二钱　山药二钱　丹皮一钱　泽泻一钱　牛膝一钱

水煎服。此方**八味丸汤**也。妙在用附子、肉桂于补肾水之中，使去水中补火。补火者，补命门之火也。盖脾胃之气，必得命门之火始生，譬如釜下无火，何以煮爨？未免水冷金寒，结成冰冻，必得一阳初复之气，始解阳和，人身脾胃亦然。然而寒凉之病，只该腹痛心疼，今反无此症，乃上越而吐者何也？盖脾胃有出路则寒邪之气不留于中。今日日上吐，将胃口咽门已成大道熟径，往来无所阻滞，则径情趋奔，其势甚便，又何必积蓄于中州，盘踞于心腹？颠寒作热，以苦楚此脾胃哉！此翻胃下寒，心腹之所以不痛也。此又不治反胃，而适所以治反胃也。此变法治病之端也。

张公曰：说得我闭口无言。汝知而不能言，今可以言矣。无可一言，惟有三叹，顿首而已。惟圣者知之，予亦不能言之也。

华君曰：余虽有传，不及君之多而且畅。

雷公曰：无一论不奇辟，真圣人之言，不可测也。

反胃而用逍遥散加黄连，赵养葵先生亦主此方。但此必食入即吐之症，如朝食暮吐者，又为命门无火，当是八味汤症矣。李子永识。

【点评】本节论述了伤寒变结胸、疟疾变下痢、中风变狂、中暑变亡阳、呕吐变噎膈的证治，故称变治法，用瓜蒌治疗结胸，源自《伤寒论》第138条，书云："小结胸证，正在心下，按之则痛，小陷胸汤主之。"小陷胸汤由瓜蒌、半夏、黄连组成，瓜蒌是治疗结胸证的君药。陈氏治疗伤寒变结胸重用瓜蒌，加甘草，十分得当。后世张锡纯亦用一味瓜蒌治疗温病结胸。疟疾变下痢用补阳消疟丹，此方为四君子汤合逍遥散加减，以人参、白术健脾，当归、白芍养血，枳壳、槟榔理气，共治下利；又以柴胡、鳖甲治疟，使本病与变病都能治愈。治疗中风变发狂的救绝至圣丹为参附汤化裁，以大剂量人参、附子回阳益气；加半夏、南星化痰，石菖蒲通心窍，朱砂末镇心安神。治疗中暑方源自李东垣的生脉饮，去麦冬改加大剂量玄参、生地，滋阴降火的作用更强。噎膈自古为难治之症，本节勉示两方，阴虚血枯用转食至神丹，阳虚用八味丸，均有待临床验证。

初治法

论伤风初治　论伤寒初治　论伤食初治

论伤暑初治　论伤湿初治　论燥病初治　论火病初治

天师曰：初治者，首先宜此治之也。初病伤风，即以伤风治之；初病伤寒，即以伤寒治之；初病伤食，即以伤食治之也。凡人病初起之时，用药原易奏功，无如人看不清，用药错乱，往往变症蜂起。苟认得清，用得当，又何变症之生耶？如伤风之症，必然头疼、身痛、咳嗽痰多，切其脉必浮，此伤风也。【逐风汤】即以：

防风一钱　荆芥一钱　柴胡一钱　甘草一钱　黄芩一钱　半夏一钱

水煎服。一剂即止，不必再剂也。

伤寒症之初起也，鼻塞、目痛、项强，头亦痛，然切其脉必浮紧，此伤寒也。若以伤寒治之即愈。【荡寒汤】方用：

桂枝一钱　甘草一钱　陈皮一钱　干葛一钱

水煎服。一剂即愈。

伤食之症，心中饱闷，见食则恶，食之转痛，此伤食也。即以消食药服之立已。【消食散】方用：

白术一钱　茯苓一钱　枳壳一钱　山楂二十粒　麦芽二钱　谷芽二钱　神曲三分　半夏一钱　甘草五分　砂仁三粒

水煎服。一剂快，二剂愈。此初治之法，人易知之。不能知，即知而不肯用，行医者，无轻易此初治法也。

张公曰：又不必言。甚矣！圣人之言之大也。三方而初症定之矣。初病伤暑，必然头晕、口渴、恶热，甚则身热、痰多气喘是也。【青香散】方用：

青蒿一两　香薷三钱　白术五钱　陈皮一钱　甘草一钱　茯苓三钱

有参加一钱，无亦可。一剂即愈。

伤湿初起之时，必然恶湿、身重、足肿、小便短赤。【引水散】方用：

白术三钱　泽泻三钱　猪苓三钱　肉桂五分　茯苓五钱　柴胡一钱　车前子一钱　半夏一钱

水煎服。一剂立愈，二剂脱然。

燥病初起，咽干口燥，嗽不已，痰不能吐，面目红色，不畏风吹者是也。【宁肺汤】方用：

麦冬五钱　桔梗三钱　甘草一钱　天花粉一钱　陈皮三分　元参五钱　百部八分

水煎服。一剂燥立止，二剂嗽止，三剂全愈。

火症初起，必大渴引饮，身有斑点，或身热如焚，或发狂乱语。【平乱汤】方用：

石膏三钱　元参一两　麦冬三两　甘草三钱　升麻三钱　知母三钱　半夏三钱　竹叶百片

一剂少止，二剂即安，三剂全愈，不可用四剂也。若初起之时，火势少衰，减半与之。乘其火势初起，胃气未衰，急用此汤，以止遏之，则火自然骤灭，而不为害矣。方即竹叶石膏汤，妙在加入元参、麦冬数两，使石膏不为主帅，而反为偏裨，听麦冬、元参之差遣，则只去火而不损肾中之阴；又妙加入升麻，引其外出而不能入，只祛火而不损肾水，所以更奏功如神也。倘疑升麻太多而少减之，则转不奏功之捷。予所以又戒世人之不知用升麻者。

华君曰：余未传。

暑症未有不兼湿者，故方中多用术、苓。李子永识。

【**点评**】本节论述外感六淫初起的治法。风邪初起，用逐风汤，即小柴胡汤去姜、枣加防风、荆芥；伤食初起用消食散，此方即《太平惠民和剂局方》保和丸加减；伤暑初起用青香散，此方即《太平惠民和剂局方》香薷饮加减；伤湿初起用引水散，系据五苓散加减；燥病初起用宁肺汤，据桔梗甘草汤加减；火症初起用平乱汤，是由竹叶石膏汤加减。以上各方，均可师法。但伤寒初起用荡寒汤则方证不符，当用麻黄汤或者葛根汤。

终治法

论伤寒调理　论中暑调治　论中风调治
论中湿调治　论火症调治　论燥症善后

天师曰：终治者，病已愈而为善后之计，故曰终治。如伤寒愈后，作何调治？中暑之后，作何汤饮？中风之后，作何将息是也。伤寒邪已尽退，正气自虚，理宜补正，但胃强脾弱，多食补剂，恐能食而不能受。法当用补胃之药少，而补脾之药多，尤不宜补脾之药多，而补肾之药少。盖肾能生土，而土自能生金，金旺则木有所畏，不至来克脾土，然则补肾正所以补脾也。【脾肾至资汤】方用：

熟地一两　麦冬三钱　五味子五分　白芍三钱　肉桂三分　白术三钱
薏仁三钱　白芥子一钱

水煎服。此方专补肾脾二经，不去通补各脏，而各脏无不治也。

中暑伤气而调治之法，不可以治气为先，当以补血为主，盖阳伤则阴血亦耗也。方用：

当归一两　白芍三钱　川芎一钱　熟地一两　五味子一钱　麦冬三钱

水煎服。此方即**四物汤**也。妙在全是阴经之药，又加之麦冬、五味以养肺金，金既旺可以制木之克脾，则四物生肝而安于无事之福也。

中风之后，亦气之虚也。此等症断宜补气，不宜补血。盖血滞而后中风，不可再补血增其气滞也。【气血两补丹】方用：

人参三钱　茯苓三钱　薏仁三钱　半夏一钱　神曲五分　白术五钱　甘草一钱　肉桂一钱　陈皮五分

水煎服。此方妙在补胃气以生肺金之气，补命门以生脾土之阴，又何畏风木之旺哉！此三方皆善后至妙者，可以为终治之法。

张公曰：极妙矣！予又何言？予当一一补之。中湿之后，水已泻尽，法当健脾，然而不可徒健脾也，当补命门之火以生脾土。方用：

白术五钱　茯苓三钱　肉桂三分　白芍三钱　薏仁五钱　白芥子一钱

水煎服。此方专补肾经之火而又不十分太热，则脾气得温，自然能去湿气而生胃气也。

火症既已散尽，余火势必气息奄奄，不能坐立，若一味泻火则胃气必伤而骨髓耗尽，水何日重生？【济水汤】方用：

熟地一两　元参五钱　麦冬一两　牛膝一钱　白芍三钱

水煎服。此方妙在润肺金以生肾水，兼去平肝。三脏既安，则胃气自然得生，又何必再泻其余火哉！

燥病既除，善后之计，惟大补肾水，水足则肺金有养。方用六味汤加麦冬、五味子治之可也。

华君曰：予亦未传，无可谈。

【点评】所谓终治法，即疾病痊愈后的善后治疗。中医讲究辨证论治，而不是从概念出发。本节伤寒、中暑伤气、中风、中湿之后的治疗理论与方药，均值得商榷。惟火症散后、燥病既除的治疗方药可参。

专治法

论直中阴经　论中暑

天师曰：专治者，专治一脏，单刀直入之谓也。如人病直中阴经寒症势如奔马不可止遏。倘微兵分调于各路，势必观望低徊，而不能急遽以救主。不若只用一二大将，斩关直进之为得也。方用：

人参一两　附子二钱

水煎服。即愈。方名**参附汤**，用之却有至理。盖寒邪直入肾脏，邑主外亡，市民逃窜，贼人且驱倾城之民，尽为盗贼，上犯潢池，其锋不可当。此时若号召邻邑之兵，则缓不济事，故不若即此具师，推大将登坛，以兵马之权尽归之，令其奋勇当先，突围冲入，斩杀剪除，城安民乐，前途倒戈返兵而逐贼矣。方中用附子者，如大将也；用人参者，乃兵马也。身如城廓，药可借观，生死相同，足以显譬。愿人深思，自得之。专治之法。

张公曰：专治之法，归属直中阴寒之症，绰乎有理，但直中一门，不只一方尽之。吾传一门，可畅观之，而治无遗法也。

华君曰：余亦同传。然余尚有法。如人病中暑之症，发渴引饮，其势亦甚急。若欲缓兵分治，则暑邪不易分散，当用一二味解暑之品，以直逐其邪，则心君庶可以安宁。【消暑神丹】法当用：

人参一两　青蒿二两　香薷三钱　白术五钱

水煎服。此方之妙，妙在人参以固元气，而后青蒿始得以散其邪，虽青蒿一味亦能解暑，似不必人参之助。然解暑而不补气，暑虽解矣，人必弱也。惟与参同用，则祛邪之中，而有补正之道，暑散而不耗散真气，自然奏功如响。方中况有白术之健脾，香薷以追热，又用之咸宜乎！

【点评】本节论述中寒与中暑两种病症专治一脏的方法。寒邪直中阴经，用参附汤。中暑用消暑神丹系由明代《万病回春》十味香薷饮加减而成，只取其中的香薷、人参、白术，加青蒿，药少力专。青蒿透热之力强，古代多用于治骨蒸内热、疟疾、痢疾等，而重用青蒿透热解暑是陈氏的一大特色，书中多处使用。

分治法

论便血与溺血分治　论腰痛与头痛分治　论遗精与
健忘分治　论吞酸与泄泻分治　论中气与中痰分治

天师曰：分治者，症犯艰难，不可作一症治之，乃用分治之法。如人便血矣，又溺血；腰痛矣，又头痛；遗精矣，又健忘；吞酸矣，又泄泻，症既纷出，药难一般，不得不分之以相治也。或治其上，或治其下；或治其有余，或治其不足，正未可以混同一例。然而得其道，则分中可合；不得其道，则合处仍分。如便血与溺血，不可同论也。然总之血出于下，【两地丹】用：

生地一两　地榆三钱

治之。则二症自愈。盖大小便虽各有经络，而其源同因膀胱之热而来也。生地清膀胱之火，地榆亦能清膀胱，一方而两用之，分之中又有合也。

腰痛与头痛，上下相殊也。然而肾气上通于脑，而脑气下达于肾，上下虽殊，气实相通。法当用温补之药，以大益其肾中之阴，则上下之气自通。【上下兼养丹】方用：

熟地一两　杜仲五钱　麦冬五钱　北五味二钱

水煎服即愈。盖熟地、杜仲，肾中之药也，止腰中痛是其专功。今并头痛而亦愈者，何也？盖熟地虽是补肾之剂，然补肾则上蒙于脑，背脊骨梁辘轳上升，是其直路。肾一足，则气即腾奔而不可止，故一补肾气腰不疼而脑即不痛也。合中有分，而分中实合，不信然乎！

遗精，下病也；健忘，上病也。何以分治之而咸当乎？【遗忘双治丹】方用：

人参三两　莲须二两　芡实三两　山药四两　麦冬三两　五味子一两
生枣仁三两　远志一两　菖蒲一两　当归三两　柏子仁去油，一两　熟地五
两　山茱萸三两

各为末，蜜为丸。每日早晚各用白滚水送下各五钱，半料两症俱痊。此方乃治健忘之方也，何以遗精而亦效？盖遗精虽是肾水之虚，而实本于君火之弱。今补其心君，则玉关不必闭而自闭矣。此合中之分，实有殊功也。

吞酸，火也；泄泻，寒也。似乎寒热殊而治法宜变，不知吞酸虽热由于肝气之郁结，泄泻虽寒由于肝木之克脾。然必一方以治木郁，又一方以培脾土，则土必大崩，而木必大凋矣。不若于一方之中而两治之，【两舒散】方用：

柴胡一钱　白芍五钱　茯苓三钱　陈皮五分　甘草五分　车前子一钱
神曲五分

水煎服，二症俱愈。此方之奇绝，在白芍之妙，盖白芍乃肝经之药，最善舒木气之郁。木郁一舒，上不克胃，而下不克脾土。方中又有茯苓、车前以分消水湿之气，水尽从小便去，何有余水以吞酸，剩汁以泄泻？况又有半夏、神曲之消痰化粕哉！此一治而有分治之功。世人未尽知也。

张公曰：何奇之多如此！我是无可再言。远公请益，我有一症增入可也。中气而又中痰，虽若中之异，而实皆中于气之虚也。气虚自然多痰，痰多必然耗气，虽分而实合耳。【仁勇汤】方用：

人参一两　半夏三钱　南星三钱　附子一钱　茯苓三钱　甘草一钱

水煎服。中气、中痰之症俱愈矣。盖人参原是气分之神剂，而亦消痰之妙药；半夏、南星虽是逐痰之神品，而亦扶气之正神；附子、甘草一仁一勇，相济而成大敌，用之于三味之中，扶正必致祛邪，荡痰必然益气，分合而无分合之形，奇绝而有神化之妙，又不可不知。

华君曰：与余同，无可讲。

【点评】所谓分治法，是指一首方剂可以治疗患者不同病症之意。然而，本节尚有许多可质疑处。两地丹治疗便血与溺血有效，因为生地可以治疗尿血，地榆是治疗便血的要药。上下兼养丹可以治疗腰痛，但未必能有效治疗头痛。遗忘两治丹治疗遗精与健忘可能有效，但两者病机同属心肾不交，不能说是分治。吞酸属火，泻泄有寒，但所用方剂达不到调寒调火的目的。中气与中痰并非两种病症，而是本与标的关系，气虚则生痰，痰多则耗气，只能说可以标本兼治，而不能说是两病分治。

同治法

论四物　逍遥　六君　归脾　小柴胡
参苏　补中益气　四君子诸汤加减法

天师曰：同治者，同是一方而同治数病也。如四物可治吐血，又可治下血；逍遥散可治木郁，又可治数郁；六君子汤，可治饮食之伤，又可治痰气之积。然而方虽同，而用之轻重有别，加减有殊，未可执之以治一病，又即以治彼病耳。如吐血宜加麦冬、甘草，便血宜加地榆、黄芩之类于四物汤中也。如丹皮、栀子宜加于木郁之中，黄连宜加于火郁之中，黄芩、苏叶宜加于金郁之中，石膏、知母宜加于土郁之中，泽泻、茯苓宜加于水郁之中也。伤肉食，宜加山楂；伤米食，宜加麦芽、枳壳；伤面食，宜加萝卜子之类于六君子汤内也。同治之法，可不审乎！

张公曰：同治法不只三方，予再广之。归脾汤，可治郁怒伤肝之人，又可治心虚不寐之症。小柴胡汤，可治伤风初起之病，又可和伤寒已坏之病。参苏饮，可治风邪之侵，又可治气郁之闷。补中益气汤，可升提阳气，又可补益脾阴，兼且消食于初伤，祛邪于变后，疟症借之以散邪，泻症资之以回脱也。四君子汤可以补气之不足，又可泻火之有余，诸如此类，不可枚举，在人善悟之耳。

华君曰：余未传。

【点评】本节论述同一方可以治不同之病。首先列举了四物汤、六君子汤、逍遥散三方及其加减法。而后补充了小柴胡汤、参苏丸、补中益气汤、四君子汤的加减法论述。比较简略，重点是告诫医者不能呆板，要善于领悟。

异治法

论中湿　论中暑　论中寒

天师曰：异治者，一病而异治之也。如人病中湿也，或用开鬼门之法，或用泄净府之法是也。虽同是水症，何以各施治法而皆效？盖开鬼门者，开人毫毛之孔窍也；泄净府者，泄大小之二便也。治法虽殊，而理归一致。其一致何也？盖水肿之症，原是土气之郁，土郁则水自壅滞而不流。开鬼门者，如开支河也；泄净府者，如开海口也。故异治之而皆效也。方已备载前文，兹不再谈。愿人即此以悟其余之异治耳。

张公曰：异治甚多，天师太略，予再广之。如人中暑也，或用热散，或用寒解；伤寒之法，或用桂枝汤，或用麻黄汤是也。桂枝与麻黄寒热各殊，如何用之皆效？盖二味总皆散药，风寒初入于营卫之间，热可散于初，寒可散于后；风寒初入于皮毛，将入胃经，则风邪尚寒，所以可用桂枝以热散。风寒既由皮毛而入营卫，则寒且变热矣。盖正气逃入于腑，而皮毛躯壳听邪外据，而成内热之症，所以可用麻黄而寒散之也。治法虽有不同，祛邪则一，故用之而皆效耳。

中暑或用香薷以热散之，或用青蒿以凉散之，似乎有异，不知非异也。盖中暑之症，感夏令之热邪也，邪入脏腑，必须祛散，香薷与青蒿同是祛暑热之圣物，性虽有寒热之分，而祛逐无彼此之异也。此异治之宜知耳。其余异治之法，可不因此以更通之哉！

华君曰：余亦不传。

【点评】本节论述中湿、中暑、中寒的同病异治法。文中把开鬼门比喻为"开支河"似乎不妥，因为"开支河"通常是指用利小便治疗水泻的方法。把桂枝汤说成是"热散"风寒，把麻黄汤说成是"寒散"风寒，这种区分也欠妥，因为麻黄汤比桂枝汤发汗解表温散的作用更强。

劳治法

论久坐　论久卧

天师曰：劳治者，使之身劳而后治之也。如人久坐，则血滞筋疏；久卧，则肉痿而骨缩。必使之行走于途中，攀援于岭上，而后以药继之也。方用：

当归—两　白芍三钱　黄芪—两　甘草—钱　陈皮五分　防风五分　半夏—钱

水煎服。此方原是补血汤而变之者也。盖久坐久卧之人，其血甚滞，若再补血则血有余而气不足，未免血胜于气矣。似宜急以补气之药补之。今仍补血者何也？盖气之能生，必本血之能养，吾反驱之于奔走攀援之际，而后以补血之药继之者，使气喘则气更不足，而血愈加有余，仍以补血之药加之，则血喜气之怯，转怜其匮乏；损己之有余以益气之不足，则血气和平，而滞者不滞，痿者不痿，此劳治之所以妙也。

张公曰：不必增。

华君曰：余亦未传。

【点评】所谓劳治法，是对于那些因久坐久卧而患筋滞肉痿之人，先让其辛劳锻炼，然后用当归补血汤加减调补气血的治法。这种运动加药疗的方法，颇有见地。

逸治法

论过劳　论治气劳　论治血劳

天师曰：逸治者，因人之过劳，而劝其安闲，而后以汤丸之药继之者也。凡人太劳，则脉必浮大不伦，按之无力。若不劝其安闲作息，必有吐血损症之侵，故逸治不可不讲也。或遨游于山水，或习静于房闱，或养闲于书史琴玩，或偷娱于笙箫歌板，是随地皆可言欢，而生人无非乐境，自足转火宅而清凉，变劳心为暇豫也。后以滋补之方继之，自然开怀，饮食易于消磨矣。【胜偏汤】方用：

人参三两　白术五两　茯苓三两　熟地五两　山茱四两　砂仁五钱　当归八两　白芍五两　黄芪五两　麦冬三两　北五味三两　陈皮五钱　神曲一两

各为末，蜜为丸。每日早晚各服五钱。此乃补气、补血、补精之妙品也。有斡旋之力，可以久服滋人，不致有偏胜之祸也。逸治之方，惟此最佳，幸为留意。

张公曰：劳逸得宜，方剂有法，吾无间然。吾方虽有不及天师，汝言亦是有理。予再传二方，一治气之劳，一治血之劳。

劳气方：

人参三两　黄芪三两　茯苓四两　白术八两　白芍三两　陈皮一两　炙甘草八钱　麦冬三两　北五味一两　远志一两　白芥子一两

各为末，蜜为丸。早服五钱。此方乃补气药也。人有伤气而右脉大者，最宜服此方。

倘左脉大于右手者，乃伤血也。另立一方，用：

熟地八两　白芍八两　当归四两　山茱萸四两　麦冬三两　五味子一两
远志一两　生枣仁一两　茯神三两　砂仁五钱　白芥子一两　橘红三钱　肉
桂五钱

各为末，蜜为丸。晚服一两。此方专治血之不足也。如身夜热者，加地骨皮五两，去肉桂。无血人服之，实有奇功。可并载之，以供世人之采择。

【点评】所谓逸治法，即对于过度劳累而患疾之人，先嘱其安逸放松，然后用药丸调节的治法。滋补之方药从健脾、益气、和胃、养阴入手。劳气方则在此基础上加大益气化痰作用。劳血方以四物汤合麦味地黄丸加减。三方均做蜜丸，便于久服缓图，值得借鉴。

吸治法

论胞上升　论头痛　论肠下　论疮毒初起

天师曰：吸治者，不可用汤药，而用吸治也。如人生产，子落地而胞不坠，或头痛而久不愈，或肠下而久不收，或疮毒初起而未知阴阳之症，皆可用药以吸之也。产妇子落地矣，而胞忽上升者，必有恶血奔心之症，势甚危急。倘以下药下之，则虚其元气，恐致暴亡，不若用草麻子一钱，捣烂涂于本妇之足心，则少顷胞胎自下矣。更有胞落子生而大肠坠下者，更为可畏，此虚极下陷。法当用人参加升麻、柴胡提之。而产妇初生，未便用升麻、柴胡以发散其正气，恐气散而肠愈难收。不若仍用蓖麻子一味，捣烂涂于本妇之顶心，少顷肠自收入，急用温汤，将顶上蓖麻洗净，不使少留些须。倘若时辰太久，则肠且上悬，又成危症而不可救矣。胞胎一落亦是同然，俱宜洗净为祷。至于头痛之症，止消用蓖麻子一粒捣碎，同枣肉些须同捣匀，丸如黄豆大，外用丝绵裹之，纳于鼻孔，少顷，必有清涕流出，即将此丸取出，不可久放其中，头痛即愈，永不再发。倘久留在中，必致脑髓流出，又成不可药救之症。切记，切记！

疮毒初起，有一种解毒之石，即吸住不下。但毒轻者一吸即下，毒重者必吸数日而始下，不可急性而人自取下也。此石最妙，一石可用三年。然只可用以治小疮口可耳，大毒痈疽仍须前汤药治之为妙。此吸治之宜知也。

张公曰：吸法尽于此，无可再谈。

【**点评**】本节论述以蓖麻子捣烂敷贴治疗胞衣不能脱落、直肠脱垂、头痛的外治法，取自民间经验，值得推广。治疗疮毒初起，也可以用一种奇妙的石头外吸。据文献记载，早在宋代，民间就以麦饭石外用治疗痈疽毒疮的验法，这可能就是陈氏所称的"解毒之石"。

引治法

论虚火沸腾　论厥逆

天师曰：引治者，病在下而上引之，病在上而下引之也。如人虚火沸腾于咽喉口齿间，用寒凉之药入口稍快，少顷又甚，又用寒凉，肠泻肚痛，而上热益炽。欲用热药凉饮，而病人不信，不肯轻治，乃用外治之法引之而愈。方用附子一个，为末，米醋调成膏药，贴在涌泉穴上。少顷火气衰，又少顷而热止退，变成冰凉世界。然后六味地黄丸汤大剂与之，则火不再沸腾矣。盖此火乃雷火也，见水则愈酷烈，子不见雷霆之震，浓阴大雨之时，愈加震动，惊天轰地，更作威势，一见太阳当空，则雨歇声消，寂然不闻矣。又不见冬令之天地耶？严寒霜雪，冰冻郊原，雨雪霏霏，阴风惨厉。此天气下行，而地气反上。盖下热则上自寒也。又不见夏日之天地乎，酷日炎蒸，蕴隆火热，烁水焚林，燔汤沸水。天气上升，地气下降，此上热而下寒也。人身虚火亦犹是也。今既火腾于上，则下身冰冷。今以附子大热之药，涌泉引之者，盖涌泉虽是水穴，水之中实有火气存焉。火性炎上，而穴中正寒，忽然得火，则水自沸温。水温则火自降，同气相求，必归于窟宅之中矣。火既归于窟宅，又何至沸腾于天上哉！此咽喉口齿忽然消亡，有不知其然而然之妙。此引法之巧，又当知之者。

张公曰：引治尚有一法，汝备志之。如人病厥逆之症，不敢用药以治之者，用吴茱萸一两为末，以面半两，用水调成厚糊一般，以布如钟大摊成膏，纸厚半分，贴在涌泉穴内，则手足不逆矣。况上热下寒之症皆可用此法而引之。亦引火归元之法也。

华君曰：亦未传。

【点评】本节论述用附子或吴茱萸研末调敷涌泉穴，治疗虚火上浮和厥逆的方法，很有价值，至今临床还在使用。

单治法

论诸痛治肝　论吐泻各症治胃

天师曰：单治者，各经有病，而单治一病也。如人身痛，又双手痛，又两足痛，腹痛，心痛者是。此等症，如单治其一经，是此病先愈，而后一症一症治之也。论此症满身、上下、中央俱病矣，当先治肝为主，肝气一舒，则诸症自愈。不可头痛救头，脚痛救脚也。【加减逍遥散】方用：

柴胡一钱　白芍五钱　茯苓五钱　甘草一钱　陈皮一钱　当归二钱　苍

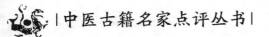

术二钱　薏仁五钱　栀子一钱

水煎服。此方逍遥散之变方也。单治肝经之郁，而又加去湿之品。盖诸痛皆属于火，而两足之痛又兼有湿气作祟。方中用栀子以清火，用薏仁以去湿，故虽治肝经之一经，而诸经无不奏效也。此单治之神，更妙于兼治，人知之乎？

张公曰：更有或泻、或吐、或饱闷、或头晕眼花之症，当先治其胃气，则诸症俱安。方用：

人参三钱　茯苓三钱　甘草三分　陈皮一钱　白芍三钱　神曲一钱　砂仁三粒　薏仁五钱

水煎服。此乃治胃之方也。胃气一生，则吐泻各症自愈。此亦单治之一法也。附于天师方后可耳。

华君曰：未传。

【点评】所谓单治法，即单治各种病症所属的脏腑，不必头痛医头，脚痛医脚。如全身各处疼痛，用逍遥散疏肝解郁，加祛湿之品；吐泻胸闷头晕，用异功散和胃健脾，有启迪思维的作用。

双治法

论心痛治肝　论胃吐治脾　论肺嗽治肾

天师曰：双治者，一经有疾，单治一经不足，而双治二经，始能奏效，故曰双治。如人病心痛不可只治心痛，必须兼治肝；如人胃吐不可单治胃，而兼治脾；如人肺嗽不可单治肺，而兼治肾是也。病心致痛，理宜治心，而今不治心者，何也？盖心气之伤，由于肝木之不足，补其肝而心君安其位矣。【心肝双解饮】方用：

白芍五钱　当归五钱

有火，加栀子三钱；无火，加肉桂二钱。水煎服。疼立止，盖芍药平肝又能生肝之血，与当归同用，更有奇功，栀子、肉桂皆是清肝、助肝之神品。肝气既平，则心气亦定，子母有关切之谊，母安而子未有不安者。此心肝两治之妙法也。

胃吐出于脾虚，脾气不下行，自必上反而吐，补其脾气则胃气自安。【脾胃双治饮】方用：

人参三钱　茯苓三钱　白术五钱　甘草一钱　肉桂一钱　神曲一钱　半夏一钱　砂仁三粒

水煎服。此方乃治脾之药居多，何以用于胃吐之病反宜也？盖胃为脾之关，关门之沸腾，由于关中之溃乱。然则欲关外安静，必先关内敉宁。方中全用补脾之药，则脾气得令又何患胃口之吐哉？况方中又有砂仁、半夏、神曲等类，全是止吐之品，有不奏功如响者乎！此又脾胃双治之妙法也。

肺嗽之症，本是肺虚，肺虚必宜补肺明矣，奈何兼治肾也？盖肺金之气，夜卧必归诸肾之中，譬如母子之间，母虽外游，夜间必返子家以安其身。今肺金为心火所伤，必求救于己子，以御外侮。倘其子贫寒，何以号多人以报母仇哉？今有一方治之，用：

熟地一两　山茱萸四钱　麦冬一两　元参五钱　苏子一钱　甘草一钱　牛膝一钱　沙参三钱　天门冬一钱　紫菀五分

水煎服。此方之妙，全在峻补肾水而少清肺金，则子盛于母，而母仇可报。方中又有驱邪之品，用之得宜，全不耗散肺金，譬如子率友朋，尽是同心之助，声言攻击，全不费老母之资，则子之仇虽在未复，而外侮闻风退舍，不敢重犯于母家。此又肺肾相治之妙法也。

张公曰：双治之法甚多，然有此三法，无不可触类而治之矣。盖诸病非心肝之痛，即脾胃与肺肾之病也。今天师既有各双治之法，且药味入神，宁不可据之以为枕中秘乎！余所以赞叹而不敢再为参赞也。

华君曰：未传。

【点评】本节根据五行生克与脏腑相表里的理论，提出心痛治肝、胃吐治脾、肺嗽治肾的方法。心痛治肝的药物仅当归、白芍两味，能否治疗心痛，有待验证。呕吐治脾的脾胃双治饮为六君子汤加减，这是常法。咳嗽治肾的构方与《景岳全书》的金水六君煎相类似，但补肾之品更多。

立治法

论厥症　论腰疼

天师曰：立治者，不可坐卧而立治之也。如人厥病者是。盖厥症多两手反张，两足转逆，必须立而饮药，则顷刻立定，不可不知之也。盖厥症原是热病，热深则厥亦深，倘令其卧而服药，则药到胃一遇火气沸腾，冲击而不相入，反致吐出者比比也。我今立一法，立而饮药，则断断无吐出之虞。【顺性汤】方用：

黄连三钱　柴胡一钱　茯苓三钱　白芍三钱　白芥子一钱　木瓜一钱
甘草一钱

水煎服。此方纯是平肝之品，去火而又顺火之性，自宜入口不吐，然而火热炎上，吐亦常有。令人将病人抱而立之，令一人将药与饮，俟其下口，久之然后抱卧，则药性相顺，而无吐逆之苦矣。此立治之法，人可不知之耶！

尚有腰疼之症，亦宜立而饮药。盖腰属肾，肾虚而后腰痛，痛久则肾宫益虚，纵然有补肾之药，不肯直入肾宫。如浪子久不在家，反畏家如敌国，纵有缠头在手，又将别游他院，必须人扶住身子与药服之，则药始能直入肾经。又譬如浪子不肯还家，得人劝阻，不得已而返其家室。盖肾宫久卧，水谷不能直达得行，使之站立，水谷滋味始能入之。所以必得二人扶立，而药得达也。【健腰丹】方用：

熟地一两　山茱萸四钱　北五味一钱　麦冬二钱　白术一两　杜仲五钱

酒煎服。此方虽妙，非立饮不能直达于肾宫。此又立治之妙也，人知之乎？

张公曰：立治之症无多，只此二症，不再论。

华君曰：与余同。

【点评】所谓立治法，即只能站立服药，不能躺或坐着服药。本节列举了厥症与腰疼。厥症的主要证候表现为四肢厥冷，属寒者为阳气衰微，属热者为内热郁闭，即文中所说"热深则厥深"，后者用顺性汤是可以的，然而文中所说"盖厥症多两手反张，两足转逆"，用此方则方证不符。治疗腰痛方构方平庸，看不出有站立服药的必要。

卧治法

论痛风　论风懿　论风痹　论痿废　论痉症

天师曰：卧治者，因其卧而卧治之也。如痛风之人，风懿、风痹、痿废之症是也。痛风之病，乃中湿也。湿气入于关节骨髓之中，则痛不可忍，手足牵制，腰脊伛偻，经岁周年，不起床席。欲其坐起，且不可得，欲其不卧而治，得乎？【解湿汤】方用：

薏仁一两　芡实一两　茯苓三钱　车前子一钱　白术五钱　肉桂一分，不可多

水煎服。此方妙在去湿而不走气，尤妙在用肉桂一分，得桂之气，而不得桂之味，始能入诸关节之间，以引去其水湿之气也。此方常服，当用作汤，不可责其近功。此卧治之一法。

风懿之症，奄忽不知人，不疼不痛，卧于床褥之上，亦终岁经年，此亦风湿之症，入之皮肉之内，而手足不为用者也。【健胃散湿丹】方用：

白术五钱　薏仁一两　芡实五钱　山药三钱　车前子一钱　人参三钱甘草一钱　陈皮一钱　柴胡一钱　白芍三钱　白芥子三钱

水煎服。此方亦去湿之神剂。水去而又不耗气，则皮肉自然血活，而风症可瘳。但不可责之近功。此又卧治之一法。

风痹之症，乃火热也。火之有余，由于肾水之不足，补水则火消亡于乌有。【息火汤】方用：

熟地四两　山茱萸三钱　北五味二钱　麦冬二两　元参一两　附子一分白芥子三钱

水煎服。此方妙在纯是补水之味，水足则火自息，火息则风痹之患自除。此又卧治之一法也。

痿废之症，乃阳明火症，肾水不足以滋之，则骨空不能立。【生阴壮髓丹】方用：

元参三两　麦冬二两　熟地三两　山茱萸二两

水煎服。此方妙在用熟地、山茱萸全去滋水，而元参去浮游之火，麦冬生肺金之阴，阴长阳消，阳明自然息焰。火焰既息，金水又生，脏府有津，骨髓自满，而两足有不能步履者乎？此又卧治之一法也。

张公曰：卧病固不止此，更有痉症，亦须卧治者也。其症必脚缩筋促，不能起立，或痛或不痛，终年难以下床，不得不卧以治之。【风湿两祛散】方用：

薏仁五钱　芡实五钱　山药五钱　茯苓五钱　白术五钱　肉桂一钱

水煎服。此方乃纯是去湿健脾之药，绝不去祛风，而祛风已在其中。盖痉病原是湿症，而非风症，脾健则水湿之气自消，湿去则筋之疼痛自去，筋舒则骨节自利矣。但此药必须多服始得。

华君曰：与余同。

孙真君曰：痿症奇方，用：

薏仁三两　熟地三两　麦冬一两　北五味一钱　牛膝五钱

水煎服。此方之妙，妙在薏仁用至三两，则熟地不患太湿，麦冬不患太寒，牛膝不患太走，转能得三味之益，可以久服而成功也。【妙论妙方。】我传子只此。天师已发天地之奇，又何必吾辈之多事哉？我有方俱已传世，今传子者，从前未传之方也。实无可再传，非隐秘之也。

【点评】本节论述的疾病多数需要长期卧床治疗，故称之为卧治法。治疗痛风用解湿汤，此方化裁自五苓散，五苓散重在温阳化气利水，陈氏去猪苓、泽泻，加薏苡仁、芡实、车前子，则重在温阳化气利湿。这一化裁，在本书中多次出现，用于祛湿颇有特色。风懿为中风中脏腑之重症，由痰火闭塞所致，用健胃散湿丹，此方即上方解湿汤加减。另外，《辨证录》卷二有"续气汤"，从"气虚不能接续"的角度来治疗风懿，因为此病属于中风重症，不可能取得近效。风痱之病也属于中风重症，首见于《灵枢·热病》，《金匮要略·中风历节病脉证并治》载《古今录验》续命汤，治"中风痱，身体不能自收持，口不能言，冒昧不知痛处，或拘急不得转侧"，至今仍然用于临床治疗中风。陈氏认为风痱是火有余、水不足所致，用息火汤治疗。方以熟地、山茱萸补肝肾，麦冬、五味、玄参滋阴血，白芥子化痰；以少量附子反佐，可为治疗风痱另备一法。痿废症属于阳明火盛，肾水不足，用生阴壮髓丹，以大剂量熟地、山萸肉、玄参、麦冬补肝肾、滋阴血，可参阅，但脾虚大便稀溏者不适用。治疗痉症的风湿两祛散即解湿汤去车前子加山药，亦从健脾祛湿论治。

饥治法

论伤寒　论虫痛　论霍乱

天师曰：饥治者，不可饱食，俟其饥而用药治之也。如伤寒邪火初退之时，虫痛枵腹，胃空之候是也。伤寒火退邪散，则胃气初转，最忌与之食，一得食而胃气转闭，不可复开。此时即以药下之，则胃气大伤，火邪复聚，反成不可解之症。不若禁之不与之食，则中州之地，自然转输，渐渐关开搬运，不至有阻隔之虞。【退邪消食饮】方用：

陈皮一钱　甘草五分　白芍三钱　神曲五分　枳壳五分　厚朴五分　栀子一钱　茯苓一钱　麦芽二钱

水煎服。此方药味平平，似无甚奇妙，然而此症本不可以大剂出奇，得此平调，转能化有事为无事。然必待其饥饿之时，始可与服。若正饱之时服之，徒滋满闷而已矣。

虫痛之症，得食则痛减，无食则痛增，以酸梅汤一盏试之，饮下而痛即止者，乃虫痛；饮下而痛增重或少减者，非虫痛也。【治虫丹】方用：

楝树根一两　黄连三钱　乌梅肉三钱　吴茱萸三钱　炒栀子三钱　白薇一两　白术二两　茯苓三钱　甘草三钱　鳖甲三钱

各为末，蜜为丸。每服三钱，丸如小米大，此丸必须乘其饥饿思食之时与之。此丸服下，必痛甚，不可即与之水，盖虫得水即生也。此方之妙，妙在健脾之中而用杀虫之品。既是杀虫之药，何故必待其饥饿而始杀之？盖腹中无食，则虫无所养，虫口必上向而索食，待其饥饿枵腹之时，则虫头尽向上而不向下矣，一与之食，彼必以为食也，尽来争食之。奈入口拂其性，则又乱动而跳跃，故转痛甚也。禁与之水，则周身上下，耳目口鼻，无非沾染药气，内外夹攻，有死而已。设不知禁忌，仍与之水，则虫且借势而翻腾沐浴，药少水多，自然解体。可杀虫一半，而不可剪草除根矣。故必坚忍须臾一刻之痛，使终身之痛除。愿人忍之哉！此饥治之宜知也。大黄亦可加三钱，不加亦可，腹之上疼不宜加．腹之下痛宜加也。

张公曰：饥治之法，尽此二条，无可增也。惟消虫之法，予尚有一方，可传于世，省事而效捷。凡人腹中不论生何虫，只消食榧子，每日十个，不消三日，尽化为水矣。或用：

生甘草一两　榧子二两

米饭为丸，白滚水饥时送下五钱，五日虫皆便出。皆不费钱，而又去病之捷，急宜载入者也。

华君曰：同。然余尚有一法。霍乱之症，一时而来，少顷即定，切不可与之食，当令其饥饿一日，而后以：

陈皮一钱　甘草五分　白术二钱　茯苓三钱　山楂五粒　香薷一钱　藿香五分　木瓜一钱　白芍三钱

治之，则痛不再发。盖霍乱乃暑之热气也。暑热得食，复聚而不可解，所以必使之饿，则暑邪尽散也。名为定乱汤。

虫系湿热所生，故祛热是标，燥湿是本。燥湿是标，健脾是本。李子永识。

【点评】所谓饥治法，即待患者饥饿时予以治疗。伤寒初愈，胃气尚弱，不可饱食，《伤寒论》中早有明训，可与退邪消食饮。此方理气消食，药味平和。虫痛用治虫丹，此方于健脾之中佐以杀虫之品。两方均可参考使用。本节中用酸梅汤试探是否虫痛，用榧子一味杀虫，都是值得推广的民间疗法。

饱治法

论治上焦火　论治上焦痰　论治胃寒
论治脾寒　论治痨虫　论消肺痰

天师曰：饱治者，病在上焦，用药宜饱饭后食之，此一法也。又病宜吐，宜饱食之后，用药以吐之，又一法也。又有不必吐，宜饱食以治之，又一法也。病在上焦者，头目上之病也，用上清丸之类。上清丸方世多不妥，吾斟酌更定之，以治上焦之火，俱可服。【上清丸】

苏叶二两　薄荷一两　白芷五钱　黄芩二两　甘草一两　桔梗三两　麦冬三两　天门冬三两　半夏一两　陈皮一两　蔓荆子五钱　柴胡一两

　　各为末，水打成丸，每服三钱，饱食后服。此方妙在清火而不伤中气，强弱人感中风邪，上焦有风火者，服之俱妙。

　　上焦痰气甚盛，而下焦又虚者，不可下之。乃令其饱食后，以药服之即吐，吐至饮食即止。在下无碍，而上焦之痰火，一吐而愈，此治法之巧者。【加参瓜蒂散】方用：

　　瓜蒂七个　人参二钱

　　水三大碗，煎数沸饮之即大吐。此方妙在瓜蒂散中加入人参，盖吐必伤气，今以瓜蒂散吐之，而人参仍补其胃中之气，虽大吐仍不伤胃也，故一吐而即定。

　　不必吐，饱食以治之者，乃胃口寒而痛也。手按之而少止者，当用此法治之。【五香散】方用：

　　人参一两　白术一两　肉桂一钱　肥鸭一只

　　将药入鸭腹内，煮之极烂，外以五味和之，葱、椒之类俱不忌，更以腐皮同煮。恣其饱餐食尽，如不能食尽，亦听之，不必又食米饭也。一餐而痛如失矣。此饱食之法，真有奇效。胃寒未有不胃气虚者，若以汤药与之，未免不能久留于胃中，各经俱来分取，所以难愈。今以肥鸭煮药，饱食之，必久留胃中，任其独乐，各经不能分取，自然一经偏受其益，而独感之寒，亦不觉其顿失，正气久留于胃中，则邪气自避于胃外也。因陈子之不明，余故又广泄其秘。

　　张公曰： 凡病在上者，俱宜饱饭后服之。惟饱食用鸭治胃，实所创闻，真神仙之治法也。必饱食之以治病，乃脾病也。胃寒而痛者，在心之上也；脾寒而痛者，痛在心之下与左右也。【莲花肚】方用：

　　猪肚一个　莲肉一两　红枣一两　肉桂一钱　小茴香三钱　白糯米一合

　　将各药同米俱入肚中，以线扎住口，外用清水煮之。肚未入药之前，先用清水照常洗去秽气，入药煮熟，以极烂为主。一气顿食，醮酱油食之。如未饱，再用米饭压之，而痛如失矣。可与天师方并垂。天师方治胃，而予方治脾，两不相妨。

　　又方，【香鳗】用：

肥鳗_{二斤}　白薇_{一两}　小茴香_{三钱}　甘草_{一钱}　薏仁_{五钱}　榧子_{十个,}
去壳

同在砂锅内用水煮烂，加五味和之，乘饥饱食一顿，不可少留些须，以食尽为度，不必再食饭食，亦半日不可用茶水。凡有痨虫，尽皆死矣。我因远公之问，天启其机，我不敢隐之，以于天谴也。

华君曰：同。余更有一法，未备也。人患痰病，久不愈，乃用猪肺头一个，以萝卜子五钱，研碎，白芥子一两，研碎，五味调和，饭锅蒸熟，饭后顿食之，一个即愈。此方乃治上焦之痰，汤药不能愈者用此神验。盖久留于肺上，而尽消其膜膈之痰，亦治之最巧者。

【点评】所谓饱治法，即饱食后予以治疗。如病在上焦，用瓜蒂散催吐必须在饱食之后。前人多有告诫。而本节用加参瓜蒂散则更加合理。尤其是分别用肥鸭、猪肚、肥鳗配药物治疗胃痛，用猪肺配萝卜子、白芥子治疗咳嗽吐痰，都是流传民间的药食疗法，弥足珍贵。

卷之四　御集

富治法

论治膏粱宜补正气

天师曰：富治者，治膏粱富贵之人也。身披重裘，口食肥甘，其腠理必疏，脾胃必弱。一旦感中邪气，自当补正为先，不可以祛邪为急。若惟知推荡外邪，而不识急补正气，必致变生不测，每至丧亡，不可不慎也。方用：

人参三钱　白术三钱　甘草一钱　陈皮五分　茯苓三钱　半夏五分，为君主之药

倘有风邪，加入桂枝一钱，或柴胡一钱；伤暑，加入香薷一钱；伤湿，加入猪苓二钱；伤热，加入黄连一钱；伤燥，加入苏子一钱、麦冬五钱；伤气，加入白芍五钱；伤寒，加入肉桂一钱，水煎服。此方之妙，妙在健脾顺气，正补而邪自退，况又逐经各有加减妙法，使膏粱之子，永无屈死矣。此富贵之善治也。

张公曰：富贵治法，已备极细微，不必再行加减。

【点评】所谓富治法，即针对富贵之人，体质较弱者，一旦感受风寒，宜扶正为主，用六君子汤加减。在加减法中，伤气加白芍恐不妥，其余尚可。

贫治法

论贫贱不可与富贵人同治

天师曰：贫治者，藜藿之民，单寒之子，不可与富贵人同为治法，故更立一门。盖贫贱之人，其筋骨过劳，腠理必密，所食者粗粝，无燔熬烹炙之味入于肠胃，则胃气健刚可知，若亦以富贵治法治之，未必相宜也。方用：

白术二钱　茯苓三钱　白芍三钱　甘草一钱　半夏一钱　陈皮五分　厚朴五分

共七味为主。有风者，加桂枝一钱，或柴胡一钱；有火者，加黄连一钱，或栀子一钱；有湿者，加猪苓二钱；有燥者，加麦冬五钱，苏叶一钱；有寒者，加肉桂一钱；有暑者，加香薷一钱；有热者，加石膏一钱；伤米食者，加麦芽二钱；伤肉食者，加山楂二十粒；伤面食者，加萝卜子一钱。以此方加减，无不神效。此贫贱治法，实有圆机，赖世医审之。

张公曰：贫贱治亦同。实无可传，非好隐也。

【**点评**】所谓贫治法，即针对贫贱之人的治法。虽然陈氏分析颇有道理，但处方仍用治疗富贵人的六君子汤，仅去人参，加厚朴、白芍，加减法也与富治法大致相同，未能体现贫治之意，不足为训。

产前治法

论子悬　论漏胎　论胎动　论横生倒养　附胎产金丹　回生丹

天师曰：产前之症，俱照各门治之。惟有子悬之症最难治，其次胎漏，又其次是胎动更难，可畏者是横生倒养，不可不急讲也。子悬之症，乃胎热而子不安，身欲起立于胞中，故若悬起之象，其实非子能悬挂也。若作气盛下之，立死矣。方用：

人参二钱　白术五钱　茯苓二钱　白芍五钱　黄芩三钱　杜仲一钱　熟地一两　生地三钱　归身二钱

水煎服。此方纯是利腰脐之圣药，少加黄芩清之，则胎得寒，子自定。况方中滋补有余而寒凉不足，定变扶危，中藏深意。盖胎系于腰肾之间，而胞又结于任冲之际，今药皆直入于内经之中，则根深固蒂，子即欲动而不能，况又用清子之药，有不泰然于下者乎？

其次漏胎，乃气血不足之故。急宜以峻补之，则胎不漏。方用：

人参二钱　白术五钱　杜仲一钱　枸杞子一钱　山药二钱　当归身一钱茯苓二钱　熟地五钱　麦冬二钱　北五味五分　山茱萸二钱　甘草一钱

水煎服。此方不寒不热，安胎之圣药也。凡有胎不安者，此方安之神效。胎之动也，由于男女之颠狂，今补其气血，自然镇定，又何至漏胎哉！

胎动即漏胎之兆，亦以此方治之，无不神效。

难产如横生倒养，此死亡顷刻也。若无急救之法，何以成医之圣。然而胎之不顺，由于血气之亏。血气既亏，子亦无力，往往不能转头，遂至先以手出，或先脚下矣。倘手足先出，急以针刺儿手足，则必惊而缩入。【转头丹】急用：

人参一两　当归三两　川芎二两　红花三钱

速灌之。少顷，则儿头直而到门矣。倘久之不顺，再将前药服之，不可止也。

若儿头既已到门，久而不下，此交骨不开之故，【夺门丹】速用：

柞木枝一两　当归二两　川芎一两　人参一两

煎汤服之。少顷，必然一声响亮，儿即生矣。真至神至奇之方也。倘儿头不下，万万不可用柞木枝，盖此味专开交骨，儿未回头，而儿门先开，亦死之道，故必须儿头到门，而后可用此方也。此产前之法，必须熟悉于胸中，而后临产不致仓皇。

张公曰：产前无白带也，有，即难产之兆。即幸而顺生，产后亦有血晕之事。【束带汤】方用：

黑豆三合，煎汤二碗，先用一碗　入白果十个　红枣二十个　熟地一两　山茱萸四钱　茯苓三钱　泽泻二钱　丹皮二钱　山药四钱　薏仁四钱

加水二碗，煎服。一剂止，二剂永不白带，亦通治妇人诸带，无不神效。

小产之症，非产前也，然非正产之症，亦可作产前治。如人不正产而无产者，名曰小产。虽无大产之虚，而气血亦大伤矣。宜急补之，则日后坐胎，不至再有崩漏。【全带汤】用：

人参五钱　白术五钱　茯苓三钱　熟地一两　当归五钱　杜仲二钱　炮姜五分

水煎服。此方乃补气补血之圣方，胞动而下，必损带脉，补其气血则带脉损处可以重生，他日受孕，不致有再损之虞也。

华君曰：治法与余同。然尚有二方未传，一漏胎也，一胎动也。胎动方：

白术一两　熟地一两

水煎服。此方妙在用白术以利腰脐，用熟地以固根本。药品少而功用专，所以取效神也。此方可以救贫乏之人。天师留以待予传世立功。甚矣！天师之恩德大也。方名**黑白安胎散**。

漏胎方亦奇绝，用：

白术五钱　熟地一两　三七根末三钱

水煎服。此方妙在三七根末乃止血神品，故用之奏效如响。此方更胜安胎之药，方名**止漏绝神丹**。

雷公真君曰：难产，妇人之常，生子而反致死母，仁人所痛心也。但难产非儿之横逆，实母之气衰，以致儿身不能回转，于是手先出而足先堕矣。一见此等生法，绝勿惊惶，我有至神之法：口中念无

上至圣佛百遍，儿之手足，即便缩入，急用：

　　人参一两　　附子一钱　　当归一两　　川芎五钱　　黄芪一两

　　煎汤饮之，儿身即顺，立刻产下。盖参芪补气，归芎补血，气血既足，儿易舒展。何必服催生之丸哉！倘不补气血，而用催生堕胎之药，必致转利转虚，不杀母必杀子矣。

　　胎动是热，不动是寒。热，用黄芩；寒，用砂仁；寒热相兼，并用砂仁、黄芩。世不察寒热，专以黄芩、砂仁为安胎圣药，亦谬矣。横生倒产，独参汤最妙，世医不知也。至有胎衣不下者，令常服参汤，并加入砂仁数分，服二三日，其衣自下。李子永识。

　　附：胎产金丹

　　此丹专治妇人胎前产后，调经种子，保孕安胎，及一切虚损等症，应验如神。方用：

　　当归二两，酒洗　　白茯苓二两，人乳制　　人参二两　　白术二两，土炒　　生地四两，酒洗，煮　　白薇二两，洗净，人乳拌　　桂心一两二钱　　延胡索二两，酒拌煮干透　　蕲艾二两，醋煮　　川藁本二两，水洗净　　粉甘草一两二钱，酒炒　　赤石脂二两，水飞　　川芎二两　　丹皮二两，水洗，晒干　　沉香六钱　　没药一两二钱，去油　　鳖甲四两，醋炙　　北五味子一两　　益母草二两，取上半截，童便煮　　香附子四两，童便、醋、人乳、盐水、米泔水制。如内热，加青蒿二两。

　　以上诸药，共合一处。惟人参、沉香二样另研，生地酒煮晒干，其汁拌诸药同。再用紫河车一具，盛竹篮内，放于长流水，浸半日，洗净。用黄柏四两，入铅球内。将黄柏与河车下，用白酒二斤，外加清水一碗，灌满铅球，仍以铅球封口讫，外以砂锅盛水，将铅球悬于锅中，下以煤火煮两日两夜为度。取出河车、黄柏共汁，俱捣入群药内，拌匀晒干，磨面，炼蜜为丸。每丸重三钱五分，外以飞过朱砂为衣，再以蜡丸收贮。如临产，米汤化服一丸；血崩，好酒、童便化服一丸；血晕，当归川芎汤化服一丸；胞衣不下，干姜炒黑，煎汤化服一丸，即下。以上诸症，照方调服，无不神效。

回生丹

亦专治妇人胎前产后，功效如前。方用：

锦纹大黄一斤，为末　苏木三两，打碎　河水五碗，煎汁三碗听用　大黑豆三升，水浸取壳，用绢袋盛壳，同豆煮熟，去豆不用，将壳晒干，其汁留用　红花三两，炒黄色，入好酒四碗，煎三五滚，去渣，存汁听用　米醋九斤，陈者佳

将大黄末一斤，入净锅，下米醋三斤，文火熬之，以长木箸不住手搅之成膏。再加醋三斤，熬之又成，又加醋三斤，次第加毕，然后下黑豆汁三碗，再熬，次下苏木汁，次下红花汁，熬成大黄膏，取入瓦盆盛之。大黄锅粑亦铲下，入后药同磨：

人参二两　当归一两，酒洗　川芎一两，酒洗　香附一两，醋炒　延胡索一两，醋炒　苍术一两，米泔浸炒　蒲黄一两，隔纸炒　茯苓一两，乳制　桃仁一两，去皮尖油　川牛膝五钱，酒洗　甘草五钱，炙　地榆五钱，酒洗　川羌活五钱　广橘红五钱　白芍药五钱，酒洗　木瓜三钱　青皮三钱，去瓤炒　白术三钱，米泔浸炒　乌药二两半，去皮　良姜四钱　木香四钱　乳香二钱　没药二钱　益母草二两　马鞭草五钱　秋葵子二钱　怀熟地二两，酒蒸，如法制就　三棱五钱，醋浸透，纸裹煨　五灵脂五钱，醋煮化，焙干、研细　山茱萸肉五钱，酒浸蒸，捣烂入药，晒

以上三十味，并前黑豆壳，共晒干为末，入石臼内，下大黄膏，拌匀，再下炼熟蜜一斤，共捣千杵，取起为丸。每丸重二钱七八分，静空阴干，须二十余日。不可日晒，不可火烘。干后止重工钱有零，熔蜡护之。用时去蜡壳调服。如临产，用参汤调服一丸，则分娩全不费力。如无参，用淡淡炒盐汤服。或横生、逆生、儿枕同治。亦有因气血虚损难产者，宜多用人参。或子死腹中，因产母染热病所致，用车前子一钱，煎汤调服一丸，或二丸至三丸，无不下者。若因血下太早子死，用人参、车前子各一钱，煎汤服。如无参，用陈酒少许煎车前汤服。或胎衣不下，用炒盐少许，泡汤调服一丸或二三丸即下。或产毕血晕，用薄荷汤调服一丸即醒。以上乃临产紧要关头，一时即有名医，措手不及，起死回生。此丹必须预备。胎前常服此丹，壮气养

胎，滋阴顺产，调和脏腑，平理阴阳，更为神妙。室女经闭，月水不调，众疾并效。以上二方，非敢以后人鄙意妄与先圣同传，第以屡试屡验，弗忍自私，特公诸天下。苟敬谨珍重，必获奇效。倘修合之粗疏，或用引之讹谬，以致药症不合，疑悔交生，而曰药之咎也，药不受也。愿临事者慎之。

【点评】本节论述产前各病的治法。关于子悬症，此处只讲了"乃胎热而子不安，身欲起立于胞中，故若悬起之象"，并没有讲述证候表现。《傅青主女科》云："妊妇有怀抱忧郁，以致胎动不安，两胁闷而疼痛，如弓上弦，人知是子悬之病也，谁知是肝气不通乎！"可供参考。本节子悬处方用八珍汤去炙甘草、川芎，加生地、杜仲、黄芩，益气养血，清热安胎。《傅青主女科》也以八珍汤加减治疗子悬，益气养血，并以栀子清热，砂仁安胎，薄荷解郁，枳壳理气，似乎更胜一筹。胎漏即妊娠下血，为先兆流产的迹象。最早治疗胎漏的记载见于《金匮要略·妇人妊娠病脉证并治》，用胶艾汤。历代医书，特别是《妇人大全良方》《景岳全书》，对于胎漏提供了许多有效的治疗方药。本节治疗胎漏、胎动的处方可供参考。横生难产自古以来就是凶险的病证，古方有开骨散，即《世医得效方》的加味芎归汤：川芎、当归、败龟板、血余炭。经清代王清任加大剂量黄芪之后，推广运用至今。本节治疗难产的转头丹、夺门丹源自加味归芎汤，可以运用。其中用柞木治疗难产最早见于《本草纲目》。治疗产后血晕的束带汤，即六味地黄汤加黑豆、白果、红枣，陈氏认为产前有白带是难产之兆，即使顺产也会有血晕，这也许是经验之谈。小产后用全带汤，即八珍汤加减，治疗漏胎、胎动用止漏绝神丹，药简而力专。胎动用黄芩，胎不动用砂仁，横生倒产用独参汤。这些补充都有可取之处。

产后治法

论产后宜补　附胎产金丹　回生丹

天师曰：产后之病，不可枚举，终以补气补血为主。余未尝不可定方而概治之也。产后往往血晕、头痛、身热、腹疼，或手足逆而转筋，或心胁满而吐呕。风邪入而变为阴寒，或凉气侵而直为厥逆，皆死亡定于旦夕，而危急乱于须臾也。此时若作外症治之，药下喉即死，可不慎欤！方用：

人参五钱　白术五钱　熟地一两　当归二两　川芎一两　荆芥末炒黑，二钱

此方为主，有风感之，加柴胡六分；有寒感之，加附子一钱，肉桂一钱。其余诸症俱不可乱加。以此方服之，无不神效。但可或减分两，而不可去取药味。盖产妇一身之血，尽行崩下，皮毛腠理如纸之薄，邪原易入，然亦易出也。故以大剂补正之中，略加祛邪之药，少粘气味，邪则走于躯壳之外，乌可照平常无病之人，虑其邪之难散，而重用逐邪之方也！方中妙在纯是补气补血之品，全不顾邪，尽于辅正，正气既多，邪气自遁。况方中原有荆芥之妙剂，不特引气血各归经络，亦能引邪气各出皮毛，此方之所以奇而妙，妙而神也。惟有儿枕作痛，手按之少痛者，加入山楂十粒，桃仁五个可也。一剂即去之，余药万不可轻用增入也。问：熟地三日内可服否？一日何尝不可服也？

张公曰：产后方最定得妙，无可再传方也。

华君曰：与予异，并传子。如产后诸症以补气血为主。【气血兼补汤】方用：

人参三钱　当归一两　川芎五钱　荆芥炒黑，一钱　益母草一钱

水煎服。有风，加柴胡五分；有寒，加肉桂一钱；血不净，加山

楂十粒；血晕，加炒黑姜片五分；鼻中衄血，加麦冬二钱；夜热，加地骨皮五分；有食，加山楂五粒，谷芽一钱；有痰，少加白芥子五分。余断断不可轻入。此方纯朴气血而不治表，所以为妙。予亲治产后，无不神效。不知天师何故不传此方，而另传方与远公。想因气数之薄，而此方尚欠力量也。然亦可并传千古云。

【点评】本节论述产后的治疗。产后宜大补气血，这是历代医家的共识。本节产后方取八珍汤加减，以人参、白术、熟地、当归、白芍扶正；加荆芥炭既能引血归经，又能祛风于外。陈氏以此作为治疗产后各种病症的主方，随症加减，可以参考。

附：胎产金丹

治产后诸症。凡产后，好酒、童便化服一丸，诸病不生。产后经风，防风汤化服一丸。儿枕疼者，山楂沙糖汤化服一丸。虚怯者，川芎当归汤每日服一丸，十日痊愈。无子者，行经后，川芎当归汤服一丸，即能受孕。以上诸症，照方调服，能保命护身，回生起死，其功不能尽述。

回生丹

治产后诸症。凡产后三日，血气未定，还走五脏，奔充于肝，血晕，起止不得，眼见黑花，以滚水调服即愈。或产后七日，血气未定，因食物与血结聚胸中，口干、心闷、烦渴，滚汤下。或产后虚赢，血入于心肺，热入于脾胃，寒热似疟，实非疟也，滚汤下。或产后败血，走注五脏，转满四肢，停留化为浮肿，渴而四肢觉寒，乃血肿，非水肿也，服此即愈。或产后败血热极，中心烦躁，言语颠狂，非风邪也，滚水下。或产后败血流入心孔，闭塞失音，用甘菊花三分，桔梗二分，煎汤调服。或产未满月，误食酸寒坚硬之物，与血相抟，流入大肠，不得克化，泄痢脓血，用山楂煎汤调服。或生产时，百节开张，血入经络，停留日久，虚胀酸疼，非湿症也，用苏梗三分，煎汤调服。或产后月中，饮食不得应时，兼致怒气，余血流入小肠，闭却水道，小便涩结，溺血似鸡肝，用木通四分，煎汤调服。又或流入大肠，闭却肚门，大便涩难，有瘀而成块，如鸡肝者，用广皮三分，煎汤调服。或产后恶露未净，饮食寒热，不得调和，以致崩漏，形如肝色，潮湿烦闷，背膊拘急，用白术三分，广皮二分，煎汤调服。或产后血停于脾胃，胀满呕吐，非翻胃也，用陈皮煎汤服。或产后败血入五脏六腑，并走肌肤、四肢、面黄口干，鼻中流血，遍身斑点，危症也，陈酒化服。或产后小便涩，大便闭，午寒午热，如醉如痴，滚水调服。以上诸症，皆产后败血为害也。故此丹最有奇功。至产后一切异症，医所不识，人所未经，但服此丹，无不立安。一丸未应，二丸、三丸必效无疑。慎之！重之！

老治法

论老人宜补肾

天师曰：老人之气血既衰，不可仍照年少人治法。故食多则饱闷，食少则困馁，食寒则腹痛，食热则肠燥，此老人最难调治。而医之用药，不可不知其方也。丸方莫妙用六味丸加麦冬三两，北五味子一两，与之常服，则肠无燥结之苦，胃有能食之欢。此方之妙，竟可由六十服至百年，终岁不断，常服。盖老人气血之虚，尽由肾水之涸，六味丸妙在极补肾水，又能健脾胃之气，去肾中之邪火，而生肾中之真阳，所以老人最宜也。然而老人最不肯节饮食，又将何以治之？余今新定一方，可以统治伤食多痰之症。方用：

人参五分　茯苓一钱　白芥子一钱　麦冬三钱　薏仁五钱　山药二钱
陈皮三分　麦芽五分　山楂三粒　神曲三分　萝卜子三分　甘草五分

水煎服。有火者，加元参二钱；有寒者，加肉桂五分；有痰者，加半夏五分；有食者，加山楂、麦芽；有湿者，加泽泻一钱；有暑者，加香薷五分；有燥者，加麦冬五钱，苏叶五分；不眠者，加枣仁一钱；胁痛者，加白芍三钱；心痛者，加栀子一钱；咳嗽者，加桔梗一钱；腰酸者，加熟地五钱，杜仲五钱；足无力者，加牛膝一钱，余可不必再加。老人之方如此，可悟也。

张公曰： 老治之法，最平稳而妥当，不必再立方也。

华君曰： 无。

更有一方治老人不寐最妙，用六味地黄丸一料，加：

麦冬四两　　炒枣仁五两　　黄连三钱　　肉桂五钱　　当归三两　　白芍五两　甘菊花三两，要家园自种者　　白芥子二两

为末，蜜为丸。每日白滚水送下五钱，服后用饭。此方老人可服至百岁。

【点评】本节论述老人病的治法，以补肾为主，宜六味地黄丸加麦冬、五味子。不寐则合交泰丸，加枣仁、当归、白芍等，并可益寿延年。若伤食多痰，则以三仙汤加健脾去湿化痰之品。

少治法

论少年人宜治脾胃

天师曰： 少年人，血气方刚，不可动用补血，必看其强弱如何，而后因病下药，自然无差。方用：

厚朴一钱　　茯苓三钱　　陈皮一钱　　甘草一钱　　半夏一钱　　砂仁三粒　车前子一钱

此方为主，而逐症加减，自易奏功。畏寒者，伤寒也，加桂枝一钱；畏风者，伤风也，加柴胡一钱；畏食者，伤食也，加麦芽三钱，山楂三十粒；伤酒者，加干葛一钱；畏湿者，伤湿也，加猪苓、泽泻

各一钱；恶热者，伤热也，加石膏一钱；畏暑者，伤暑也，加香薷一钱；痰多者，加半夏一钱，天花粉一钱。余可照症加之。此治少年之方法，亦非无意，盖管其脾胃，则诸药虽加，而不伤胃气，故易奏功。人不可忽视之也。

张公曰：少治法亦妥妙，不必再为加减。

【点评】本节论述少年人患病的治法。陈氏主张以二陈汤为主加减，慎用补药。这虽然有一定道理，但针对性不强。

东南治法

论补中益气汤

天师曰：东南治者，东方之人与南方之人同治也。东南俱系向明之地，腠理疏泄，气虚者多，且天分甚薄，不比西北之人刚劲，若照西北人治法治之，立见危殆矣。方用：

人参一钱　白术二钱　当归一钱五分　黄芪三钱　柴胡一钱　升麻五分
陈皮五分　甘草一钱

此补中益气汤也。以此方出入加减，无有不妙。加减法，照老、少、贫、富治法用之。

张公曰：东南治法以补中益气汤加减，俱得其妙，不必再言。

【点评】本节论述东方人与南方人的治法。中国医学史上，首先提出地理医学概念的是《黄帝内经》。元代朱丹溪在《内经》基础上有所发挥，他认为东南方地势低洼，气候炎热潮湿，故生活在这一地域的人阳常有余，阴常不足，治疗方剂有大补阴丸、二妙散等。而本节陈氏认为东南人腠理疏松，气虚者多，天分甚薄，治疗应当用补中益气汤。陈氏的观点也有一定道理，说明辨证论治既要注意到地理气候的因素，也要重视个体的证候表现。

西北治法

天师曰：西北人赋质既坚，体亦甚壮，冷水冷饭，不时常用，始觉快然。一用热剂，便觉口鼻、双目火出，故治法与东南人迥别。方用：

黄连五分　黄芩一钱　栀子一钱　陈皮一钱　枳壳一钱　厚朴一钱　甘草一钱　麦芽二钱

水煎服。有食，加山楂三十粒；伤食，加大黄一钱；有痰，加天花粉三钱；伤风，加柴胡二钱；伤暑，加香薷三钱；伤热，加石膏五钱；怒气伤肝，加白芍五钱。余俱照病加减可也。此治西北人又如此，因其强而又多用消导之品也。

张公曰：西北治法，尚可斟酌。倘健者可加大黄一钱。

华君曰：无。

【点评】本节论述西北人的治法。陈氏认为西北人禀赋强，身体壮，容易上火，处方以黄连解毒汤合小承气汤加减。这一观点有一定道理，但又与朱丹溪的理论相左，说明因人、因地、因时辨证论治的重要性。

皮毛治法

论疥疮　论黄水疮　论痱疮　论紫白癜风

天师曰：皮毛治法者，感轻之症，病未深入营卫，故从皮毛上治之也。如病疥疮、黄水疮、痱疮是也。此等症不必用汤药。

疥疮，用：

轻粉一钱　油胡桃末三钱，不可去油　猪板油三钱　白薇末二钱　防风末一钱　苏叶末一钱

捣成圆如弹子大，擦疮处，一日即愈。

黄水疮，凡毒水流入何处，即生大水泡疮，即为黄水疮。手少动之即破，此热毒郁于皮毛也。当以汤洗之即愈。方用：

雄黄五钱　防风五钱

二味用水十碗煎数沸，去渣取汁，洗疮上即愈。

痱疮，以暑气伤热而生也，有雪水洗之更佳，随洗随灭。如不能得，有一方最妙，用黄瓜切成片，擦之即愈。此皆从皮毛治之。

张公曰：凡人生白癜风与紫癜风者，乃暑热之时，人不知而用日晒之手巾，擦其身中之汗，便成此病。最无害而最难愈。方用：

苍耳子一两　防风三钱　黄芪三两

各为末，水打为丸。米汤每日早晨送下三钱，一料服完必愈。神方也。紫白癜俱效。

【点评】本节论述几种皮肤病的治疗，故称皮毛治法。疥疮用轻粉制剂外搽有效，但不可久用，恐汞中毒。黄水疮用雄黄煎剂外洗也有效。痱疮即暑疖，用雪水洗或黄瓜片搽均有一定疗效。治疗白癜风与紫癜风的内服丸方疗效是否确定，有待验证。

肌肤治法

论脓窠疮粉刺　论顽癣　论冻疮　论坐板疮

天师曰：肌肤者，虽同是皮毛，而各有治法。肌肤之病，从腠理而出，较皮毛略深。如人生脓窠疮、粉刺、顽癣之类是也。然皆气血不和，故虫得而生焉。活其气血，则病自愈。

脓窠疮，用：

当归三钱　生地三钱　熟地三钱　白芍三钱　麦冬三钱　天门冬三钱　川芎一钱　茯苓三钱　甘草一钱　柴胡一钱　人参一钱　白术三钱　黄芪五钱　荆芥一钱　薏仁五钱

水煎服。此方妙在补气补血之药，而略用柴胡、荆芥以发之。先服四剂，必然疮口尽加臟胀作脓。四剂后，去柴胡加五味子五粒，又服四剂，则满身之疮如扫而愈矣。

粉刺之症，乃肺热而风吹之，多成此疵。虽无关人病，然书生娇女，各生此病，亦欠丰致。我留一方，为之添容，未为不可。方用：

轻粉一钱　黄芩一钱　白芷一钱　白附子一钱　防风一钱

各为细末，蜜调为丸。于每日洗面之时多擦数遍，临睡之时又重洗面而擦之，不须三日，自然消痕灭瘢矣。

惟有顽癣之症，最难治理，然一经我治，亦易收功。方用：

楝树皮一两　白薇一两　轻粉三钱　冰片一钱　生甘草一钱　蜗牛三钱，火焙干，有壳亦可用　杜大黄根一两

各为细末，先用荔枝壳扒碎其癣皮，而后以此药末，用麻油调搽之。三日即结靥而愈。此皆治肌肤之法，可以为式。

张公曰：冻疮乃人不能耐寒，而肌肤冻死，忽遇火气，乃成冻疮。耳上冻疮，必人用手去温之，反成疮也。方用黄犬屎，露天久者，变成白色，用炭火煅过为末，再用石灰，陈年者妙，各等分，以麻油调之敷上。虽成疮而烂，敷上即止痛生肌，神方也。若耳上、面上虽冻而不成疮者，不必用此药，止消荆芥煎汤洗之，三日愈。

坐板疮亦是肌肤之病，止消：

轻粉一钱　萝卜子种三钱　冰片半分　杏仁去皮、尖，十四粒

研为末。以手擦之疮口上，一日即愈。神效奇绝，无以过也。

【**点评**】本节所论述的皮肤病比上节的病变部位要深，在肌肤，故称肌肤治法。脓窠疮的治疗处方，以十全大补汤合人参固本丸加减，扶正为主，少加托邪外出之品，立法正确。粉刺、顽

癣、坐板疮的治疗诸方，都有一定疗效，但均为轻粉制剂，不能久用，亦不能大面积使用，恐汞中毒。冻疮的治疗方法，来自民间经验，中医古籍早有记载，可以参考使用。

筋脉治法

论筋病　论脉病

天师曰：筋脉者，一身之筋，通体之脉，不可有病，病则筋缩而身痛，脉涩而体重矣。然筋之舒在于血和，脉之平在于气足，故治筋必须治血，而治脉必须补气。人若筋急卷缩，伛偻而不能立，俯仰而不能直者，皆筋病也。方用：

当归一两　白芍五钱　薏仁五钱　生地五钱　元参五钱　柴胡一钱

水煎服。此方之奇，在用柴胡一味入于补血药之中，盖血亏则筋病，用补血药以治筋，宜矣，何以又用柴胡以舒散之？不知筋乃肝之余，肝气不顺，筋乃缩急，甚则伛偻。今用柴胡舒其肝脉之郁，郁气既除，而又济之以大剂补血之品，则筋得其养而宽，筋宽则诸症悉除矣。

血脉不足之症，任、督、阴阳各跷经络不足，或毛发之干枯，须鬓之凋落，或色泽之不润，或相貌之憔悴是也。此等之症，人以为气之衰也，谁知血之竭乎？法当补其血，而血不可骤补也，须缓缓补之：

当归一两　白芍三钱　川芎一钱　熟地四钱　白果五个　何首乌三钱
桑叶七片

水煎服。此汤即**四物汤**，妙在用白果以引至唇齿，用桑皮以引至皮毛，用何首乌以引致发鬓，则色泽自然生华，而相貌自然发彩矣。此治脉之法，人亦宜知。

张公曰：筋脉之治，予尚有二奇方传世。【滋筋舒肝汤】用：

当归三钱　芍药一两　熟地二两　柴胡一钱　白术五钱　肉桂一钱　白芥子一钱

水煎服。此方乃肾肝同治之法。筋虽属肝，而滋肝必责之肾，今大补其肾，又加之舒肝之药，而筋有不快然以养者耶。

脉治法：

当归一两　白芍三钱　生地三钱　麦冬三钱　熟地一两　万年青三分　枸杞子二钱　旱莲草一钱　花椒三分　天冬三钱

水煎服。此方药味俱是补血之品，而又上走于面，久服自然两鬓变黑，容颜润泽矣。可与天师法并传也。

华君曰：无方。乌须我有绝奇之方，世间方甚多，皆不能取效于旦夕，我之奇方，不须十天，保汝重为乌黑：

熟地三两　何首乌三两，用生不用熟，用红不用白，用圆不用长　黑芝麻一两，炒　万年青二片　桑叶二两　山药三两　白果三十个　桔梗三钱

各为细末，不可经铁器，为丸。每日早饭后服一两，十日包须乌黑。乃余自立之方，治人亲验者也。

岐天师加花椒一钱。此方奇绝，华君不畏泄天机耶？

【点评】本节论述筋脉病的治法，转而论及乌发养颜。基本方药以四物汤为主，进行适当加减。其中陈氏提出加柴胡疏肝、加白果引至唇齿、桑皮引至皮毛、何首乌引至发鬓，均富有新意。

温治法

论虚劳

天师曰：温治者，不可用寒凉，又不可用辛热，不得已乃用温补之药，以中治之也。如人病虚劳，四肢无力，饮食少思，怔忡惊悸，

失血之后，大汗之后是也。此等各症，俱不可用偏寒、偏热之药，必须温平之品，少少与之，渐移默夺，庶几奏效。倘以偏师出奇，必有后患。【起虚汤】方用：

熟地五钱　白术五钱　茯苓五钱　白芥子五分　山药二钱　枸杞子一钱　当归一钱　枣仁五分　麦冬一钱　神曲三分　芡实三钱

水煎服。此方去湿之药居多，使健脾利气，生血养精，既无偏热之虞，又鲜偏寒之虑。中和纯正，久之可服，湿去则脾气自行，血足则精神自长，此温治之所以妙也。

张公曰：温治法妙。予亦有一方，【温良汤】可存。

熟地五钱　山药一钱　茯苓一钱　甘草一钱　女贞子一钱　麦冬三钱　白芍三钱　当归二钱　菟丝子一钱　枣仁一钱　远志八分　陈皮三分　砂仁一粒　覆盆子一钱

水煎服。此方不凉不热，补肾、肝、肺、脾、心之五脏，而无偏重之忧。可以温治者，幸留意于此方。

华君曰：未传。

【点评】所谓温治法，即用温补的方法治疗虚劳，避免用过于寒凉和过于辛热的药物。处方以健脾益气、养血生精为主，药味不凉不热，可以斟酌使用。

清治法

论肺燥

天师曰：清治者，不可用凉药，又不可用温补，乃改用清平之剂，故曰清治。此等病，必是肺气之燥。肺金之气一燥，即有意外之虞。若不急治，必变成肺痿、肺痈等症。盖燥极成火，自宜用凉药矣。此不可用凉药者何？肺居上流，用凉药以寒肺，或药不能遽入于肺中，势必趋于脾胃，肺之热未除，而胃口反成虚寒之症，必致下泻，泻久而胃口无生气矣。胃既无生气，又何能生肺金而养肺气哉？故不若用清平之味，平补胃口，而上清肺金之气为得也。【清肺益气汤】方用：

元参三钱　麦冬五钱　桔梗一钱　天门冬一钱　甘草一钱　紫菀一钱
款冬花一钱　贝母一钱　苏子一钱

水煎服。此方皆一派清平之品，而专入肺金之妙剂也。久服胃既不寒，而肺金得养，又何肺痿、肺痈之生哉！故人久咳不已，即当敬服此方。万勿惑于时师，而用偏寒之药也。

张公曰：清治法，方最妙。予不能替一词。不留方。

【点评】本节论述的清治法是专门针对肺脏疾病的。因为肺宜清肃，故用清肺益气汤，此方源于《伤寒论》桔梗甘草汤，加滋阴润肺、止咳降气化痰之品，治疗咳嗽、痰多、口干、咽痛有效。中成药参冬甘桔颗粒即从清肺益气汤化出。

收治法

论久嗽　论久泻　论久汗

天师曰：收治者，气散而收之也。如人病久嗽不已，久泻不已，久汗不已是也。久嗽者，人无不为邪之聚也，日日用发散之剂，而不效者何？气散故耳。气散矣而仍用散药，无怪乎经月而不效也。法当用收敛之药，一二剂便见成功。【止嗽神丹】方用：

人参一钱　白芍三钱　酸枣仁一钱　北五味子一钱　麦冬五钱　苏子
一钱　益智仁五分　白芥子一钱

水煎服。一剂轻，二剂全愈。后服六味地黄丸加麦冬三两，北五味子一两，服之不再发，否则不能保其不发也。盖久服散药，耗尽真阴，虽暂用收敛之药一时奏功，而真阴既亏，腠理不密，一经风邪，最易感人，此必然之势也。服地黄丸，水足而肺金有养，腠理自密，又何患重感风邪哉？

大泻之后，必多亡阴，亡阴之后，则元阳亦脱，若不急为收止，则阴绝阳亡可立而待。法当用止塞之品，或疑邪未尽去，如何止住其水？万一邪居中州，则腹心之患，不可不虑。其言则是，其理则非，吾言大泻者，乃纯是下清水，非言下利也。利无止法，岂泻水亦无止法乎？故人患水泻者，急宜止遏，【分水神丹】方用：

白术五钱　茯苓三钱　车前子一钱　北五味一钱　吴茱萸五分　酸枣仁一钱

水煎服。此方止药少于补药，健脾去湿，水性分消，不收而自收也。若纯以粟壳以涩止之，而不分消其滔天之势，则阻滞一时，势必溃决，反生大害矣。

大汗之病，阳气尽随汗而外越，若不急为止抑，则阳气立散，即时身死。法当以大补之剂煎饮，一线之气可留，而大汗可止。【止汗神丹】方用：

人参一两，或黄芪二两代之　当归一两　北五味一钱　桑叶七片

急为煎服。此方即补血汤之变。妙在补气药多于补血，使气旺则血自生，血生汗可止，况方中加五味子以收汗，加桑叶以止汗，有不相得益彰者乎？倘以大汗之人气必大喘，不可以参、芪重增其气，纯用补血之品，未为无见。然而血不可骤生，气当急固，不顾气徒补血，未见成功，此似是而非，又不可不急辨之也。此收治法宜知，医可不细加体认乎！

张公曰：俱论得畅而妙，吐泻无可再言。惟久嗽之法，吾意即宜以六味地黄汤加麦冬、五味治之，似宜不必先用人参，以救肺气之害也。然而天师用之，必有深意，他日再敬询之。

大汗症，多系阳脱，有用大剂参附汤者。李子永识。

【点评】本节论述用收敛的方法治疗久嗽、久泻、久汗。久嗽

用止嗽神丹，此方源于生脉散，以人参、酸枣仁益心气，麦冬、五味子敛肺气，白芍柔肝，益智仁固肾，苏子、白芥子降气化痰，颇为精当。水泻用分水神丹。此方取四君子汤之半、四神丸之半，健脾益肾，加车前子利小便，使水从前窍而出，构思巧妙。大汗用止汗神丹，源自当归补血汤益气养血，加五味子、桑叶止汗。如果属于阳脱，仍然要用大剂量参附汤。

散治法

论散郁

天师曰：散治者，有邪而郁结于胸中，以表散之药散之也。如人头痛身热，伤风咳嗽；或心事不爽，而郁气蕴于中怀；或怒气不舒，而怨愤留于胁下。倘以补药温之，则愈其矣。【散郁神丹】方用：

柴胡一钱　白芍三钱　薄荷一钱　丹皮一钱　当归二钱　半夏一钱　白术一钱　枳壳三分　甘草一钱

水煎服。此方纯治前症，投之无不效应如响。即逍遥散变之也，开郁行气，去湿利痰，无不兼治。散之中有补之法，得补益之利，受解散之功，真药壶之妙药，刀圭之神剂也。散之方，无出其右，毋轻视之。

张公曰：固然散之法无出其右，予再言其加入之味：如头痛，加川芎一钱；目痛，加蒺藜一钱，甘菊花一钱；鼻塞，加苏叶一钱；喉痛，加桔梗二钱；肩背痛，加枳壳二钱；两手痛，加桂枝一钱；两胁痛，倍加柴胡、白芍；胸痛，加枳壳一钱；腹痛手不可按者，加大黄二钱；腹痛手按之不痛者，加肉桂一钱。此加减之得宜，人亦不可不知也。

【**点评**】所谓散治法，即外感内伤，凡邪结于胸中者，不能用补法，宜疏散畅达。治用散郁神丹，源自逍遥散加减。

软治法

论消痞块

天师曰：软治者，病有坚劲而不肯轻易散者，当用软治。如人生块于胸中，积痞于腹内是也。法用药以软之。心中生块，此气血坚凝之故，法当用补气，补血之中少加软坚之味，则气血活而坚块自消。倘徒攻其块，而不知温补之药，则坚终不得消。【软坚汤】方用：

人参一钱　当归一钱　白芍三钱　青盐一钱　熟地五钱　山茱萸二钱　麦冬三钱　北五味一钱　柴胡一钱　半夏一钱　附子一片

水煎服。此方妙在纯用补药，只加青盐一味以软坚。若无意于坚者，久之而坚自软，柔能制刚之妙法也。

痞块之坚，又不可以此法治之。盖坚在于腹中，若徒攻其坚，必致腹中不和而损伤胃气。法当用和解之中，软以治之，则坚之性可缓，而坚之形可化，坚之气可溃，坚之血可消。否则，有形之物盘踞于中，无形之气必耗于外，日除坚而坚终不得去也。【消积化痞至神丹】方用：

白术五两　茯苓三两　神曲二两　地粟粉八两　鳖甲一斤，醋炙　人参五钱　甘草一两　白芍三两　半夏一两　白芥子一两　萝卜子五钱　厚朴五钱　肉桂三钱　附子一钱

各为末，蜜为丸。每日临睡送下五钱，即以美物压之。一料未有不全愈者。此方有神功，妙在用鳖甲为君，则无坚不入；尤妙用地粟粉，佐鳖甲以攻邪，又不耗散真气。其余各品，俱是健脾理正之药，则脾健而物自化；尤妙用肉桂、附子，冲锋突围而进，则鳖甲大军相继而入，勇不可当。又是仁者之师，贼虽强横，自不敢抵敌，望风披靡散走；又有诸军在后，斩杀无遗，剿抚并用，有不三月告捷者哉！

此更是软治之妙。倘不补正气，惟大黄、巴豆、两头尖、阿魏之类，直前攻坚，虽亦有得胜之时，然中州扫荡，田野萧然，终必仓空箱罄，人民匮乏之形，有数年不能培植者也。人乌可徒言攻坚哉！

张公曰：奇论不磨。如人身生块而不消者，乃气虚而痰滞也。法当补气，而不可全然消痰，痰愈消而气愈虚矣。【消补兼施汤】方用：

人参一钱　白术五钱　薏仁五钱　茯苓三钱　黄芪五钱　防风五分　白矾一钱　白芍三钱　陈皮五分　白芥子三钱

水煎服。此方妙在补气多而祛痰之药少，气足而痰自难留。况又有白芥子无痰不消，白矾无坚不入；况又有白芍以和肝，木不来克脾胃之土，而土亦能转其生化之机；又得薏仁、茯苓以分消其水湿之气，何身块之不消乎！

瘰串之块，必须软治，方用：

柴胡一钱　白芍五钱　茯苓五钱　陈皮五分　半夏一钱　甘草一钱　连翘一钱　香附一钱　皮硝五分　屋上瓦葱干者三分，生者用一钱

水煎服。一剂动，二剂轻，三剂少愈，四剂全愈，神方也。人参弱人加之一钱，不可多加。

【点评】所谓软治法，即以软坚散结之法消除痞块。本节主张以益气养血为主，少加化痰、软坚、散结之品，消补兼施，以补为主。如软坚汤用青盐，消积化痞至神丹用地粟、鳖甲，消补兼施汤用白矾，以及皮硝、瓦松（瓦葱为别名）等，都是按照这个思路组方。可资借鉴。

坚治法

论痓痉

天师曰：坚治者，怠惰不振，用坚药以坚其气，或坚其骨也。坚

气者，如人夏月无阴，到三伏之时，全无气力，悠悠忽忽，惟思睡眠，一睡不足，再睡，再睡不足，则懒于语言，或梦遗不已，或夜热不休者是也。此皆肾水泄于冬天，夏月阳胜，阴无以敌，所以如此。必须峻补其肾水，水足而骨髓充满，则骨始有力，而气不下陷矣。【软坚汤】方用：

熟地一两　山茱萸四钱　北五味一钱　麦冬三钱　白芍三钱　当归二钱
白术三钱　茯苓一钱　陈皮一钱　生枣仁二钱　芡实三钱

水煎服。此方妙在纯是补阴，而全无坚治之法。然坚之意已寓于中矣。盖骨空则软，补其骨中之髓，则骨不坚而坚也。此方之妙，可以治上之气软、骨软，无不全愈。终不必再立坚骨之法也。

此亦有凡小儿十岁以上、十岁以下，天癸水未至，亦有患前症者，岂皆冬不藏精之故耶？而非然也。盖小儿最不忌口，一见瓜果、凉热之物，尽意饱啖，久则胃气弱矣，再则脾气坏矣，又肾气寒矣，遂至肾水耗去，亦如冬不藏精之症。方又不可全用前方，当以补胃、补脾、补肾三经为主，不可纯用补肾一经之味也。【健脾生水汤】方用：

白术一钱　茯苓一钱　熟地三钱　北五味五分　麦冬一钱　当归一钱
白芍二钱　陈皮三分　山楂三粒　枳壳二分　人参五分

水煎服。一剂立愈，不必再服也。此方脾、肺、肾俱为统治，而又平肝木，肝既得养则心亦泰然，此五脏皆用之补剂，而小儿纯阳，尤易奏功，不若大人之必须多服也。夏天小儿最宜服一二剂，再无疰夏之病。此又坚治之一法，留心儿科者幸察之。

张公曰：坚治法妙。

华君曰：君多小儿症治。

【点评】所谓坚治法，即用药使疲之痿软无力者之肌肉筋骨坚实之意，以补肾健脾为主。软坚汤化裁自八珍汤，健脾生水汤化裁自人参养荣汤，针对性都不强。尤其是标题为论疰夏，似乎文不对题。

抑治法

论肺火　心火　胃火　肝火　肾火

天师曰：抑治者，抑之使不旺也。或泻其肺中之火，或遏其心中之焰，或止其胃中之气，或平其肝木之盛是也。此四经最多火而最难治。肺经之火，散之则火愈甚，抑之反胜于散之矣。盖肺金之气实，则成顽金，顽金非火不炼。然而肺乃娇脏，终不可以炼法治之，故用抑之之法。【养肺汤】方用：

山豆根一钱　百部一钱　青黛一钱　黄芩一钱　天花粉二钱　桑白皮一钱

水煎服。此方专抑肺金之气，而又不伤气，则肺金有养，自然安宁。倘全以寒凉之药降之，则又不可，盖肺乃娇脏，可轻治而不可重施。以轻清下降之味，少抑其火，则胃气不升，心火少敛，肺金煅炼，必成完器。何必用此大散之药哉！

心中之焰，非黄连不可遏，徒用黄连而不加泻木之品，则火虽暂泻而又旺。方用：

黄连一钱　柴胡一钱　白芍三钱　菖蒲一钱　半夏一钱

治之。此方用泻肝之药多于泻心，母衰则子自弱，必然之理。设不用泻木之药，而纯用泻心之黄连，则黄连性燥，转动心火，此所以心肝必须同治也。

胃中之气有余，必且久变为热。人以为我能食冷，乃气之有余也；我能消食，乃脾之健旺也；我能不畏天寒，此肾之有余也。谁知胃气之有余，本之肾水之少足，一遇风寒袭之，夏暑犯之，非变为消渴之症，必变为痿废之人。必须平日用大剂六味地黄丸吞服，自然气馁而火息，胃平而热除也。无如世人不信，自号曰强，不肯多服。又托言我不能吞丸药，下咽即吐。不听仁人之语，因循不服，及至水病，则曰：快与我用竹叶石膏汤，晚矣！吾今立一方，为汤药，省其不肯吞服丸药。方用：

元参三钱　熟地五钱　麦冬三钱　北五味一钱　山茱萸三钱　山药三钱
丹皮一钱　天花粉八分

水煎服。此方乃平胃火之圣药，妙在补肾、补肺、补肝，全不纯去平胃，中州安泰，岂有阻滞、抑郁之理！自然挽输有路，搬运无虞，上不凌铄肺金，下不侵克脾土，旁不关害肝木。一方之中，众美备臻，又何患胃火之上腾哉？至于胃火既旺，或丸药原有艰难之道，世人不知，予并发明之。盖人之胃口，虽是胃土主事，其实心得肾水上滋，则水道有路，粮食搬运，而无阻隔之虞。今胃火既盛，水仅可自救于肾宫，又安能上升于咽喉、口舌之间？况丸药又是硬物，原非易得下喉，此所以不肯服，非天性不能服也。如反胃之病，食入反出，非明验欤？无肾水之人，无食以下喉，犹然吐出，盖胃中无肾水以润故耳。彼无肾水冲上，尚不能入于胃中，况又有胃火之盛，无肾水之润者，无怪乎到口难咽也。

肝木之盛，抑之之法，必须和解。然和解之中，而不用抑之之法，则火愈盛，木愈旺矣。【散风汤】方用：

白芍五钱　甘草一钱　炒栀子三钱　当归二钱　白芥子一钱　柴胡一钱
荆芥一钱　泽泻一钱

水煎服。此方用柴、荆以散肝木之气，更妙用白芍、栀子以清肝木之火，火去而木衰，此善于抑之也。

张公曰：抑治法，说得如此透辟，不刊之书，益信然矣。

肾中之水，有火则安，无火则泛。倘人过于入房，则水去而火亦去，久之水虚而火亦虚，水无可藏之地，则必上泛而为痰矣。治之法，欲抑水之下降，必先使火之下温。法当仍以补水之中，而用大热之药，使水足以制火，而火足以生水，则水火有相得之美也。方用：

熟地三两　山茱萸一两　肉桂三钱　茯苓一两　北五味一钱　牛膝三钱
水煎服。一剂而痰即下行，二剂而痰消无迹矣。盖肉桂乃补肾中火之圣药，倘只用之以温命门，水亦可以下降，然而不补其肾宫之水，则肾宫匮乏，水归而房舍空虚，难以存活，仍然上泛。故必用补水以补火也。方用熟地、山茱纯是补水之药，而牛膝又是引下之绝品，水有火之温，又有水之养，又有引导之使，自安然而无泛上之理也。

【点评】所谓抑治法，即抑制亢盛五脏之火的治法。抑制肺火用养肺汤方，治疗咳嗽、吐黄痰、咽喉疼痛、口干有效。抑制心火方，治疗心胁疼痛、口苦、舌苔黄腻有效。治疗胃火亢盛用六味地黄丸吞服，虽说是治本之图，但疗效有待验证。抑制肝火用散风汤，此方乃丹栀逍遥散加减。抑制肾火则师法金匮肾气丸，以熟地、山茱萸、茯苓、五味子大补肾水，牛膝引火下行，肉桂引火归元。

扬治法

论气沉血滞

天师曰：扬治者，乃气沉而不能上，血滞而不能行是也。气得扬而展舒，血得扬而活动。倘沉抑不扬，则必有呃逆、躄废之症，必用药以扬之，则气舒展而血活动也。方用：

当归三钱　白芍三钱　黄芪三钱　白术三钱　柴胡五分　熟地五钱　升麻五分　人参一钱　茯苓一钱　川芎一钱。

水煎服。此八珍汤也。妙是血气平补，若用甘草而不用黄芪，则不是八珍汤矣。气血平补，既无偏曲，而后以升麻、柴胡扬之，使血气流动，自无气并血，而成躄废之症。亦无血并气，而成呃逆之症矣。此扬治之不可废也，故又立一门耳。设只补阳而不补阴，则阳旺而阴愈消；设只补其阴而不补其阳，则阴旺而阳愈息，故必兼补之，而扬治始为有益，不可与发散之一类而并观之也。

张公曰：阐发细微，无可道。

【点评】所谓扬治法，即使沉滞的气血向上扬举，得以流通。陈氏用八珍汤，实则是八珍汤合补中益气汤。

痰治法

论治初起之痰　已病之痰　久病之痰　论老痰　顽痰

天师曰：痰治者，痰塞于咽喉之间，虽是小病，而大病实成于此，古人所以另立门以治之。然而所立之方，皆是治痰之标，不足治痰之本也。故立二陈汤以治上、中、下、新、暂、久之病，通治而无实效也。今另立三方，一治初起之痰，一治已病之痰，一治久病之痰。痰病虽多，要不能越吾之范围也。

初起者，伤风、咳嗽、吐痰是也，用：

半夏一钱　陈皮一钱　天花粉一钱　茯苓一钱　甘草一钱　苏子一钱

水煎服。二剂可以消痰矣。此方去上焦之痰也。上焦之痰原只在胃中，而不在肺，去其胃中之痰，而肺金气肃，何致火之上升哉！

已病之痰，痰在中焦也。必观其色之白与黄而辨之，最宜分明，黄者乃火已将退也，白者火正炽也。火炽者宜用寒凉之品，火将退者宜加祛逐之品。吾今立一方，俱可治之：

白术三钱　茯苓五钱　陈皮一钱　甘草一钱　白芥子三钱　栀子一钱，

火痰加之　枳壳五分

水煎服。此方系健脾之剂，非祛痰之剂也。然而痰之多者，多由于脾气之湿，今健其脾气，则水湿之气下行，水湿既不留于脾中，又何从而上出？况又加之消痰之圣药，而痰有不安静速亡者乎？

至于久病之痰，切不可作脾湿生痰论之。盖久病不愈，未有不肾气亏损者，非肾水泛上为痰，即肾火沸腾为痰。此久病之痰，当补肾以祛逐之。方用：

熟地五钱　茯苓三钱　山药三钱　薏仁五钱　芡实五钱　山茱萸三钱
北五味一钱　麦冬三钱　车前子一钱　益智仁三分

水煎服。此治水泛为痰之圣药。若火沸腾成痰者，内加肉桂一钱。此方之妙，纯是补肾之味，而又兼祛湿之品、化痰之味。水入肾宫，自变化为真精，又安有升腾为痰者乎？此治下焦有痰之法也。有此三方，再看何症，出入加减，治痰无余事矣。

张公曰：三方极妙，可为治痰之圣方也。然予尚有方。在初起之痰，用天师方可也。已病之痰，予方亦佳。并附于后，用：

白术三钱　茯苓三钱　陈皮一钱　天花粉二钱　益智仁三分　人参三分
薏仁三钱

有火者，加黄芩一钱；无火者，加干姜一钱。水煎服。此方亦健脾而去湿，且不耗气，不助火之沸腾。二剂而痰症自消。久病之痰，用予六味丸汤，加麦冬、五味，实有奇功，可与天师方并传万世也。无火者，加附子、肉桂可耳。

华君曰：予尚有二方，治痰之久而成老痰者。方用：

白芍三钱　柴胡一钱　白芥子五钱　茯苓三钱　陈皮三分　甘草一钱
丹皮二钱　天花粉八分　薏仁五钱

水煎服。此方妙在用白芥子为君，薏仁、白芍为臣，柴胡、花粉为佐使，使老痰无处可藏，自然渐渐消化。此方可用八剂，老痰无不消者，方名消渴散。

又方，治顽痰成块，而塞在咽喉者为顽痰，留在胸膈而不化者为老痰也。【逐顽痰】方用：

贝母三钱　甘草一钱　桔梗三钱　紫菀二钱　半夏三钱　茯苓三钱　白术三钱　神曲三钱　白矾一钱

水煎服。此方妙在贝母与半夏同用，一燥一湿，使痰无处藏避，而又有白矾以消块，桔梗、紫菀以去邪，甘草调停中央，有不奏功如响者乎？二方亦不可废也。

火沸为痰，反加肉桂，此火不从水折也。李子永识。

【点评】本节全面论述了痰的治法。初起之痰在上焦，宜和胃，见于伤风咳嗽吐痰，用二陈汤加苏子、天花粉。已成之痰在中焦，宜健脾，用二陈汤，以白芥子代替半夏，加白术、枳壳、栀子。久病之痰宜补肾，用麦味地黄丸加芡实、薏苡仁、车前子、益智仁，治痰之本。

火治法

论阳明胃火　论治各经之火

天师曰： 火治者，治火之有余也。火症甚多，惟阳明一经最难治。前论虽悉，尚有未尽之议也。知治阳明之法，则五脏之火，各腑之火，无难专治矣。阳明本胃土也，如何有火？此火乃生于心包，心包之火乃相火也。君火失权，则心包欺之，以自逞其炎赫之势，是必以辛凉大寒之品，大剂投之，恣其快饮，斯火得寒而少息，热得凉而略停。然必添入健胃之药，始可奏功。盖胃火之沸腾，终由于胃气之不足。去胃火必须补胃土。然而徒补胃土，而不去水湿之痰，亦不得也。方用：

石膏一两，或二两，或三两，看火势之盛衰，用石膏之多寡　知母三钱　麦冬五钱　甘草一钱　糯米一合　竹叶百片　人参三钱

水煎服。方则**人参竹叶石膏汤**也。胃火之盛，非此汤不能平。还问其人，必大渴饮水，见其有汗如雨者，始可放胆用之，否则不可轻用。盖无汗而渴，亦有似此症者，不可不辨也。此方纯是降胃火之药，所以急救先天之肾水也。此症一日不治，即熬干肾水而不救，故不得已用此霸道之药也。

倘无汗而渴，明是肾火有余，而肾水不足，又乌可复用石膏汤，

以重伤其肾水乎！然则又当何方以治之？用：

　　熟地三两　　山茱萸二两　　北五味三钱　　麦冬二两　　元参一两

　　此方乃治似白虎症，而非胃火之热者，人更宜知之也。其余心火用黄连，肝火用栀子，肺火用黄芩，前言悉之矣，兹不再赘。

　　张公曰：不意吾方，得真人阐发至此，大快也。然予更有说，阳明之火，虽起于心包，实成于肝木之克之也。肝木旺，则木中有火，不特木来克土，而转来助焰。肝木之火，半是雷火，一发则震地轰天。阳明得心包之火而沸腾，又借肝木龙雷之火以震动，如何可以止遏？故轻则大渴，重则发狂也。予治此症，往往白芍加至数两，未曾传世，世所以不能发明之也。先用石膏汤以去火，随加白芍以平木，木平而火无以助焰，自然胃火孤立无援又加麦冬以平肺金之气，则金有水润，不必取给于胃土，而胃土可以自救。况又有石膏、知母之降火哉！此狂之所以定，而热之所以除也。【法制白虎汤】方用：

　　石膏一两　　知母三钱　　麦冬一两　　半夏三钱　　甘草一钱　　竹叶一百片
糯米一合

　　先煎汤四碗，又加白芍二两同煎。此方之妙，不在石膏、知母之降胃火，妙在白芍之平肝木，使木气有养，不来克土，并不使木郁生火，以助胃火也。又妙在麦冬以清肺金，使金中有水，胃火虽炎，且去制肝，无令克土也。

　　华君曰：予方又不同。传远公乃专论阳明，传予乃论各经之火也。【泻火圣补汤】有方并传子：

　　栀子三钱　　白芍五钱　　甘草一钱　　丹皮三钱　　元参三钱

　　水煎服。心火，加黄连一钱；肺火，加黄芩一钱；胃火，加石膏三钱；肾火，加知母一钱，黄柏一钱；大肠火，加地榆一钱；小肠火，加麦冬三钱，天冬三钱；膀胱火，加泽泻三钱。治火何以独治肝经也？盖肝属木，木易生火。故治火者首治肝，肝火一散，而诸经之火俱散。所以加一味去火之药，即可以去各经之火也。

【**点评**】所谓火治法，即治火有余的方法，重点在清阳明胃火，用竹叶石膏汤加减，这是《伤寒论》的古法。胃火有余则肾水不足，《景岳全书》用玉女煎治疗，两相兼顾，称之为"泻南补北"。此节用大剂量熟地、山茱萸、玄参、麦冬、五味子，纯滋阴补肾，达到降火效果，可备一法。

静治法

论解火郁

天师曰：静治者，静以待之而不可躁也。如人病拂逆之症，躁急之状，不可一刻停留，此火郁而不得舒，故尔如此。倘以寒凉之品急以止之，则火郁于中，而反不得出。静以待之，使其燥气稍息，而后以汤药投之，任其性而无违其意，则功易奏，而病易去矣。方用：

白芍　当归各三钱　茯苓五钱　柴胡五分　甘草一钱　白芥子一钱
丹皮二钱　枣仁一钱

水煎服。方名**静待汤**。此方之妙，全无惊张之气，一味和解，火郁于肝木之中，不觉渐渐自散。此静治之妙法也。

张公曰：妙。从无医人讲至此，更欲立方不可得。气燥乃气中有火也，亦以静法待之。予酌一方，用：

白术三钱　茯苓三钱　白芍三钱　陈皮五分　甘草五分　麦冬三钱　元参三钱　天花粉一钱　苏子一钱

水煎服。名为**静气汤**。此方和平安静，无惊张之气，可治心烦、气动、肺燥、胃干之症。

血燥乃血热之故，往往鼻衄血，心烦不寐，不能安枕，怔忡等症，亦宜以静待之。方用：

当归三两　芍药三钱　熟地五钱　生地三钱　丹皮一钱　地骨皮五钱

沙参三钱　白芥子一钱　甘草三钱　炒枣仁一钱

水煎服。方名**宁血汤**。此方亦无惊张之气。又加荆芥五分，血动者最宜服之。

【点评】所谓静治法，即以静待躁气稍息之法治疗焦虑的病症。陈氏用静待汤疏肝解郁，此方即丹栀逍遥散加减。本节中的静气汤、宁血汤，并无特色。

动治法

论治手足麻木

天师曰：动治者，因其不动而故动之也。如双脚麻木，不能履地，两手不能执物是也。法当用竹筒一大个，去其中间之节，以圆木一根穿入之，以圆木两头，缚在桌脚下，病人脚心先踏竹筒而圆转之，如踏车者，一日不计其数而踏之，然后以汤药与之。【发机汤】方用：

人参一钱　黄芪三钱　当归一钱　白芍三钱　茯苓三钱　薏仁五钱　白术五钱　半夏一钱　陈皮五分　肉桂三分

水煎服。此方俱是补药，之中妙有行湿之味。盖此等病，必湿气侵之始成偏废，久则不仁之症成也，成则双足自然麻木。乘其尚有可动之机，因而活动之。从来足必动而治血始活，因湿侵之遂不能伸缩如意，所以必使之动，而后可以药愈也。否则徒饮前汤耳。

两手之动，又不如是。必使两人反转病人之手在背后，以木槌转槌之，槌至两臂酸麻，而后以汤药与之可愈。【发动汤】方用：

人参一钱　茯苓三钱　黄芪五钱　防风一钱　半夏一钱　羌活一钱

水煎服。此方又妙在防风、黄芪同用，而以黄芪为君，人参为臣，祛痰祛湿为使。又乘其动气之时与服，则易成功，否则亦正不能奏效耳。

张公曰：动治法最妙，予则更有法，于二症尤当。使人抱而坐起了，以一有力者，将其手延拳回者不已，后服天师之药更妙。可并志之。

【**点评**】所谓动治法，即以运动的方法治疗手足麻木。本节介绍了踏滚筒治疗双脚麻木，捶打治疗手臂麻木，皆切实可行，但要长期坚持。治疗的方药如发机汤、发动汤，均以补气养血为主，兼以化痰祛湿，虽理论正确，但没有特殊疗效。

春夏治法

论春宜理气　夏宜健脾

天师曰：春夏治者，随春夏发生之气而治之，得法也。春宜疏泄，夏宜清凉，亦不易之法也。然而舒发之中，宜用理气之药，清凉之内，宜兼健脾之剂，未可尽为舒发与清凉也。

春用方，【迎春汤】春则用：

人参一钱　黄芪一钱　柴胡一钱　当归二钱　白芍三钱　陈皮五分　甘草一钱　神曲五分

水煎服。此方有参、芪以理气，又有柴、芍、当归以养肝而舒木气，则肝不克脾，土自然得养矣。

夏则用【养夏汤】：

麦冬三钱　元参三钱　五味子一钱　白术五钱　甘草一钱　香薷八分　神曲三分　茯苓三钱　陈皮五分

水煎服。此方妙在健脾之中，而有润肺之药。脾健而肺润，又益之去暑之品，又何患暑极之侵入哉！此春夏治法所宜知者。

张公曰：春夏治法最妙。以老幼加减门法，通用之。妙甚。

【点评】本节论述春夏的一般治疗原则。春宜疏泻，用迎春汤，此方即补中益气汤去白术、升麻，加白芍、神曲。夏宜清凉，用养夏汤，方用玄参、麦冬、五味子凉润，白术、茯苓、陈皮、神曲健脾，香薷清暑。有道理。

秋冬治法

论秋宜润肺　冬宜补肾

天师曰：秋冬治者，以顺秋气之肃，冬气之寒也。然秋天而听其气肃，冬令而顺其气寒，则过于肃杀矣。法当用和平之药以调之，使肃者不过于肃，而寒者不过于寒也。

秋则用【顺秋汤】：

麦冬五钱　北五味一钱　人参一钱　甘草一钱　百部五钱　款冬花一钱天花粉一钱　苏子一钱

水煎服。此方妙在不寒、不敛、不热、不散，则肺金既无干燥之患，而有滋润之益，又何虑金风之凉也！

冬则用【温冬饮】：

白术五钱　茯苓三钱　山茱萸二钱　熟地五钱　肉桂三分　生枣仁一钱枸杞子一钱　菟丝子一钱　薏仁三钱

水煎服。此方补肾之水多，补肾之火少，使水不寒而火不沸，又何虑冬令之寒哉！秋冬治法之佳妙者。

张公曰：妙。亦以老少门法加减之。

【点评】本节论述秋冬的一般治疗原则。秋天用顺秋汤，此方即生脉散加润燥、化痰、止咳、平喘之品，药味精练，药性平和，老人和体虚之人的咳嗽、气喘用之有效，且不限于秋天使用。温冬饮补肾、健脾、温心阳，组方亦合理。

奇治法

论治奇症四十七

天师曰：奇治者，不以常法治之也。如人生怪病于腹中，或生异症于身上，或生奇形于口上是也。奇病岂是常药可治？余当以奇药治之。倘人腹中忽有应声虫，此将何法以治之乎？用杀虫药治之不应，用祛痰药治之不应，用寒药凉之不应，用热药消之又不应。然则终何以治之哉？古人有将本草读之，而虫不应声者，用之即愈，此奇治之一法也。余别有一神行法治之，省阅本草之劳神。【甘白丹】用生甘草一味，加入白矾各等分，不须二钱，饮下即愈。盖应声出，非虫也，乃脏中毒气，有祟以凭之也。用甘草以消毒，用白矾以消痰，况二物一仁一勇，余又以智用之，智、仁、勇三者俱全，祟不觉低首而却走矣。

张公曰：妙绝矣！不可思议。

天师曰：倘人身上忽生人面疮者，有口、鼻、双眼之全，与之肉且能食，岂非怪病乎！而治之法奈何？世人有以贝母末敷之，而人面疮愁眉而愈。人以为此冤家债主也。而余以为不然。盖亦有祟凭焉。我有一奇方，甚效，更捷于贝母。【轻雷丸】方用雷丸三钱，一味研为细末，加入轻粉一钱，白茯苓末一钱，调匀敷上即消。盖雷丸此药最能去毒而逐邪，加入轻粉，深入骨髓，邪将何隐？用茯苓不过去其水湿之气耳。此中奇妙最难言传，余不过道其理之奥妙，而不能言其治之神奇也。

倘人口中，忽生疮于舌，此吐出在外寸余，上结成黄靥，难以食物。人以为病在心也，心热故生此疮，此亦近理之谈，而不知非也。亦有祟以凭之也。方用冰片一分，入在蚌口内，立化为水，乃以鹅翎敷扫其上，立刻收入其舌，便可饮食矣。蚌乃至阴之物，以至阴攻至阴之邪，则邪自退走，况又加以冰片之辛温，逐邪不遗余力，自然手到成功也。

倘鼻中生红线一条，长尺许。少动之则痛欲死。人以为饮酒之病也，而余以为不然。亦祟也。【冰砂丹】方用：

硼砂一分，冰片一分。研为末，以人乳调之，轻轻点在红线中间，忽然觉有人如将病人打一拳一般，顷刻即消，奇绝之方也。盖硼砂亦是杀祟之物也。

耳中闻蚂蚁战斗之声者，此则非祟，乃肾水耗尽，又加怒气伤肝所致。【止喧丹】方用：

白芍三两　柴胡三钱　栀子三钱　熟地三两　山茱萸三两　麦冬一两白芥子三钱

水煎服。方中纯是补肾平肝之圣药，饮之数日，其战斗之声渐远，服一月即愈。此乃奇病，而以伯道之方治之也。

耳中作痒，以木刺之尚不足以安其痒，必以铁刀刺其底，铮铮有声，始觉快然，否则痒极欲死。此肾肝之火，结成铁底于耳中，非汤药可救，余立一方，【收痒丹】用：

龙骨一钱　皂角刺一条，烧灰存性　冰片三分　雄鼠胆一枚

先将前药为末，后以鼠胆水调匀，而后以人乳再调，如厚糊一般，将此药抹入耳孔内，必然痒不可当，必须人执其两手，痒定而自愈矣。愈后服六味丸三十斤可也。

如人无故见鬼，如三头六臂者，或如金甲神，或如断手无头死鬼，或黑或白，或青或红之状，皆奇病也。然此皆心虚而祟凭之。【石室秘丹】方用：

白术三两　苍术三两　附子一钱　半夏一钱　天南星三钱　大戟一两山慈菇一两

各为细末，加入麝香一钱，为末，做成饼子，如玉枢丹一样。此方更妙于紫金锭。凡遇前病，用一饼，姜汤化开饮之，必吐顽痰碗许

而愈。

更有山魈木客，狐狸虫蛇，作祟凭身者，方用生桐油，搽其下身不便处最妙。然余更有奇法，以本人裤子包头。则妖自大笑而去，永不再犯。盖妖原欲盗人之精气也，然最喜清洁，见人污物包头，则其人之不洁可知，故弃之而去，亦因其好洁而乱之也。不成器之物，而睡梦中来压人者，亦以此法治之。

如人背裂开一缝，出虱千余，此乃肾中有风，得阳气吹之，不觉破裂而虱现。【活水止虱丹】方用：

熟地三两　山茱萸三两　杜仲一两　白术五钱　防己一钱　豨莶草三钱

二剂，裂缝生虱尽死。

张公曰：方皆妙绝、奇绝。脊缝生虱，方用蓖麻子三粒，研成如膏，用红枣三枚，捣成为丸，如弹子大，火烧之，熏衣上，则虱死而缝合。亦绝奇方也。真不可思议矣。蓖麻子能杀虱而去风，虱去风出，则缝自合矣。

天师曰：如人粪便从小便出，小便从大便出者，此夏天暑热之症，人以五苓散治之亦妙。而予更有奇方，只用车前子三两，煎汤三碗，一气服完即愈。

人有腹中生蛇者，乃毒气化成也。或感山岚水溢之气，或感四时不正之气，或感尸气、病气而成也。方用：

雄黄一两　白芷五钱　生甘草二两

各为细末。端午日修合为丸，粽子米和而丸之，如大桐子大。饭前食之，食后必作痛，用力忍之，切不可饮水，一饮水则不效矣，切记。

张公曰：生蛇腹中，以身上辨之。身必干涸如柴，似有鳞甲者，蛇毒也，最易辨。吾尚有一方，治之最验。白芷一味为丸，每日米饮汤送下五钱，即全愈。

天师曰：生鳖者，乃饮食饥饱之时，过于多食，不能一时消化，乃生鳖甲之虫，似鳖而非鳖也。亦以前方，再用马尿一碗，加人尿半合，童便尤妙，饮之立消。雄黄乃杀蛇之药，白芷乃烂蛇之品，甘草乃去毒之剂，而马尿化鳖之圣药也，故用之随手而效耳。此则奇病而用奇药也。

人有生鸟鹊于头上、臂上，外有皮一层包之，或如瘤状，或不如瘤，而皮肤高起一块者，内作鸟鹊之声，逢天明则啼，逢阴雨则叫，逢饥寒则痛疼，百药不效。必须用刀割破其皮，则鸟鹊难以藏形，乃破孔而去，宛似鸟鹊，但无羽毛耳。鸟鹊出孔之后，以前生肌散敷之，外加神膏，三日后依然生合，乃人不敬神道而戏弄之耳。此病予见之数次矣。扁鹊之治，华佗之医，皆我教之也。

如人遍身生疙瘩，或内如核块，或外似蘑菇、香蕈、木耳之状者，乃湿热而生也。数年之后，必然破孔出血而死。当先用外药洗之，后用汤药消之则愈。【消湿汤】外浴洗方：

苍耳子草一斤　荆芥三两　苦参三两　白芷三两

水一大锅，煎汤倾在浴盆内，外用席围而遮之，热则熏，温则洗，洗至水冷而止。

三日后，【红黄霹雳散】乃用煎方：

白术五钱　薏仁一两　芡实五钱　人参一两　茵陈三钱　白芥子三钱
半夏三钱　泽泻三钱　附子一钱　黄芩三钱

水煎服。一连十剂，自然全消无踪矣。外边亦无不消也。

如人腹中高大，宛似坐胎者，形容憔悴，面目瘦黑，骨干毛枯，此乃鬼胎也。方用：

红花半斤　大黄五钱　雷丸三钱

水煎服。倾盆泻出血块如鸡肝者数百片而愈。后乃用六君子汤调治之，自然复原。此等之病，乃妇人淫心忽起，有物以凭之，才生此症。无论室女、出嫁之人，生此病者，邪之所凑，其气必虚，况又起淫心，有不邪以亲邪者乎！方中妙在用红花为君，又用至半斤，则血行难止，有跃跃自动之貌。又加以大黄走而不守之味，则雷丸荡邪之物，自然成功之速也。

如人头角生疮，当日即头重如山，第二日即变青紫，第三日青至身上即死，此乃毒气攻心而死也。此病多得之好吃春药。盖春药之类，不过一丸，食之即强阳善战，非用大热之药何能至此？世间大热之药，无过附子与阳起石之类是也。二味俱有大毒，且阳起石必须火煅，而后入药，是燥干之极，自然克伐津液，况穷工极巧于妇女博欢，则筋骸气血俱动，久战之后必大泄尽情，水去而火益炽矣。久之贪欢，必然结成大毒，火气炎上，所以多发在头角太阳之部位也。初起之时，若头重如山，便是此恶症。急不待时，速以金银花一斤煎汤，饮之数十碗，可少解其毒，可保性命之不亡，而终不能免其疮口之溃烂也。再用：

金银花二两　当归二两　生甘草一两　元参三两

煎汤。日用之一剂，七日仍服，疮口始能收敛而愈。此种病世间最多，而人最不肯忌服春药也，痛哉！

脚大指生疽，亦多不救，亦可以此法治之。

张公曰：有人脚板下忽生二指，痛不可忍者，乃湿热之气结成，触犯神祇之故。【消指散】方用：

硼砂一分　瓦葱一两　冰片三分　人参一钱

为末。以刀轻刺出血，刺在生出指上，即时出水，敷星星在血流之处，随出随糁，以血尽为度。流三日，不流水矣，而痛亦少止。【化水汤】再用：

人参三钱　白术五钱　生甘草三钱　牛膝三钱　萆薢三钱　薏仁一两半夏一钱　白芥子三钱

水煎服。四剂可全愈，而指尽化为水矣。外用一天师膏药，加生肌散敷之，即愈矣。

如人有背上忽然疼痛，裂开一缝，撺出蛇一条，长二尺者，颇善跳跃。予亲手治之而验。其症必先背脊疼甚，而又无肿块，久则肿矣，长有一尺许一条，直似立在脊上。予乃用刀，轻破其皮，而蛇忽跳出，其人惊绝。予乃用：

人参—两　半夏三钱　南星三钱　附子—钱

治之忽苏，生肌散敷其患处而愈。予问其何故而背忽痛耶。彼人云：我至一庙，见塑一女娘，甚觉美丽非常，偶兴云雨之思，顿起脊背之痛，今三月以来，痛不可忍。若有蛇钻、毒刺光景。余心疑似生怪物，见其人又健壮，故用刀刺开皮肉，不意蛇出，而人竟死也。予随甩三生饮救之而愈。可立医案，以见病之奇，而神道之不可玩也。

又有七孔流血者，亦肾虚热也。用六味地黄汤加麦冬三钱，五味子一钱，骨碎补一钱治之。

天师曰：如人有足上忽毛孔标血如一线者，流而不止即死。急以米醋三升，煮滚热，以两足浸之，即止血，【杜陈汤】后用：

人参—两　当归三两　川山甲—片，火炒为末

煎参归汤，以川山甲末调之而饮，即不再发。此症乃酒色不禁，恣意纵欲所致。世上人多有之，方书不载。今因陈子之问，而立一奇方也。凡有皮中出血者，俱以此方救之，无不神效。脐中出血，亦是奇症，然法不同，用六味汤加骨碎补一钱，饮之即愈。如齿上出血，亦以此方投治。盖脐、齿俱是肾经之位，而出血皆是肾火之外越也。六味汤滋其水，则火自息焰矣。骨碎补端能止窍，补骨中之漏也，故加入相宜耳。

如人觉肠胃中痒而无处扒搔者，只觉置身无地，此乃火郁结而不散之故。法当用表散之药，【化痒汤】方用：

柴胡三钱　白芍—两　甘草二钱　炒栀子三钱　天花粉三钱

水煎服，即愈。

如有人先遍身发痒，以锥刺之，少已；再痒，以刀割之，快甚；少顷又痒甚，以刀割之觉疼，必流血不已，以石灰止之，则血止而痒作之；又以刀割之，又流血，又以石灰止之，止之又痒，势必割至体无完肤而后止。此乃冤鬼索命之报也，无法可救。，我悯世人不知作恶误犯者亦有之。余今酌定一方救之。【救割全生汤】方用：

人参—两　当归三两　荆芥三钱

水煎服。贫者无力买参，则用黄芪二两代之。服此药三剂，必效，而痒止痛亦平。但须对天盟誓，万勿作犯法之事，有冤仇者，为之忏经礼佛，庶几不再发。否则，发不能再救。

如人有皮肤手足之间，如蚯蚓唱歌者，此乃水湿生虫也，方用蚯蚓粪敷于患处即止鸣。以水调涂之，厚一寸可也。鸣止，再用煎汤，方用：

白术五钱　薏仁一两　芡实一两　生甘草三钱　黄芩二钱　附子三分
防风五分

水煎服即愈。此治湿则虫无以养，况又有生甘草以解毒化虫，防风去风而逐瘀，附子斩关而捣邪，所以奏功如神也。

如人臂上忽生头一个，眼、耳、口、鼻俱全，且能呼人姓名，此乃债主索负之鬼，结成此奇病也。方用：

人参半斤　贝母三两　白芥子三两　茯苓三两　白术五两　生甘草三两
白矾二两　半夏二两　青盐三两

各为末，米饭为丸。每日早晚，白滚水送下各五钱，自然渐渐缩小而愈。病奇而方神也。此症初起之时，必然臂痛发痒，以手搔之，渐渐长大，久则渐渐露形，大如茶钟，但无头发须眉而已。如用刀割之，立刻死亡不救。服吾药后，亦以忏经念佛为妙。

如人舌吐出，不肯收进，乃阳火盛强之故，【全舌散】以冰片少许点之即收。后用：

黄连三钱　人参三钱　菖蒲一钱　柴胡一钱　白芍三钱
水煎服。二剂可也。

如人舌缩入喉咙不能语言者，乃寒气结于胸腹之故。急用：
附子一钱　人参三钱　白术五钱　肉桂一钱　干姜一钱
治之，则舌自舒矣。

如人舌出血如泉者，乃心火旺极，血不藏经也。当用六味地黄汤加槐花三钱，饮之立愈。

有人唇上生疮，久则疮口出齿牙于唇上者，乃七情忧郁，火动生齿，奇症也。方用：

柴胡三钱　白芍三钱　黄连一钱　当归三钱　川芎一钱　生地三钱　黄芩一钱　天花粉二钱　白果十个

水煎服。外用：

冰片一分　僵蚕末一钱　黄柏炒为末，三钱

糁之，自消齿矣。

人掌中忽然高起一寸，不痛不痒，此乃阳明经之火，不散而郁于手也。论理该痛痒，而今不痛痒，不特火郁于腠理，而且水壅于皮毛也。法当用外药消之。盖阳明之火盛，必然作渴，引饮不休，今又不渴，是胃中之火尽散，而流毒于掌中。必其人是阳明之火盛，手按于床席之上，着意行房，过于用力，使掌上之气血不行，久而突突而高也。不痛不痒，乃成死肉矣。方用附子一个，煎汤，以手渍之，至凉而止。如是者十日，必然作痛，再渍必然作痒，又渍而高者平矣。盖附子大热之物，无经不入。虽用外渍，无不内入者也。倘以附子作汤饮之，则周身俱热，又引动胃火，掌肉不，消而内症蜂起，予所以外治而愈也。或附子汤中，再加轻粉一分，引入骨髓，更为奇效耳。

有人鼻大如拳，疼痛欲死，此乃肺经之火热壅于鼻，而不得泄。法当清其肺中之邪，去其鼻间之火可也。【解壅汤】方用：

黄芩三钱　甘草三钱　桔梗五钱　紫菀二钱　百部一钱　天门冬五钱　苏叶一钱　天花粉三钱

水煎服。四剂即消。此方全在群入肺经，以去其火邪，又何壅肿之不消耶？此奇病而以常法治之者也。

男子乳房，忽然壅肿如妇人之状，扪之痛欲死，经岁经年不效者，乃阳明之毒气结于乳房之间也。然此毒非疮毒，乃痰毒也。若疮毒不能经久，必然外溃。今经岁经年，壅肿如故，非痰毒而何？法当消其痰，通其瘀，自然奏功如响矣。【化圣通滞汤】方用：

金银花一两　蒲公英一两　天花粉五钱　白芥子五钱　附子一钱　柴胡二钱　白芍三钱　通草三钱　木通一钱　炒栀子三钱　茯苓三钱

水煎服。此方妙在金银花与蒲公英，直入阳明之经，又得清痰通滞之药为佐，附子引经，单刀直入，无坚不破，又何患痰结之不消？或疑附子大热，诸痛皆属于火，似不可用，殊不知非附子不能入于至坚之内，况又有栀子、芍药之酸寒，虽附子大热亦解其性之烈矣，又何疑于过热哉！

人脚板中色红如火，不可落地，又非痰毒，终岁经年不愈。此病亦因人用热药，立而行房，火聚于脚心而不散，故经岁经年不愈也。法当用内药消之。若作外治，必然烂去脚板。【祛火丹】方用：

熟地三两　山茱萸五钱　北五味三钱　麦冬一两　元参一两　沙参一两　丹皮三钱　甘菊花五钱　牛膝三钱　金钗石斛一两　茯苓五钱　泽泻三钱　车前子三钱　萆薢二钱

水煎服。十剂消，二十剂全愈。然须忌房事三月，否则必发，发则死矣。慎之哉！

人有手足脱下，而人仍不死之症，此乃伤寒之时口渴，过饮凉水，以救一时之渴，孰知水停腹内，不能一时分消，遂至四时受病，气血不行，久而手足先烂，手指与脚指堕落，或脚指堕落之后，又烂脚板，久之连脚板一齐堕落矣。若有伤寒口渴，过饮凉水者，愈后倘手足指出水者，急用吾方，可救指节脚板之堕落也。方用：

薏仁三两　茯苓二两　肉桂一钱　白术一两　车前子五钱

水煎服。一连十剂，小便大利而手脚不出水矣。永无后患，不必多服。

更有人手指甲尽行脱下，不痛不痒。此乃肾经火虚，又于行房之后以凉水洗手，遂成此病。方用六味汤加柴胡、白芍、骨碎补治之而愈。

有人指缝流血不止，有虫如蜉蝣之小钻出，少顷即能飞去。此症乃湿热生虫也。然何故生虫而能飞耶？盖不止湿热，而又带风邪也。凡虫感风者，俱有羽翼能飞，安在人身得风之气，转不能飞也？方用：

茯苓三钱　黄芪五钱　当归三钱　白芍三钱　生甘草三钱　人参一钱

柴胡一钱　荆芥一钱　熟地五钱　川芎一钱　白术三钱　薏仁五钱

水煎服。此方之妙，全不去杀虫，而但补其气血，而佐之去湿去风，人身气血和，自不生虫；补气血之和，则虫自无藏身之窟；况又逐水消风，虫更从何处生活耶？此方之所以平而奇也。服四剂，则血不流而虫不出；再服四剂，手指完好如初矣。

人有喉患大肿，又非瘿瘤，忽痛忽不痛，外现五色之纹，中按之半空半实，此乃痰病结成，似瘤非瘤，似瘿非瘿也。方用：

海藻三钱　半夏三钱　白芥子三钱　贝母三钱　南星三钱　人参三钱
茯苓五钱　昆布一钱　附子一分　桔梗三钱　甘草一钱

水煎服。此方乃消上焦之痰圣药也，又有海藻、昆布以去其瘿瘤之外象，消其五色之奇纹，妙在消痰而仍不损气，则胃气健而痰易化也。一剂知，二剂消大半，三剂则全消，四剂永不再发。此方兼可治瘿症，神效。

人有脐口忽然长出二寸，似蛇尾状而又非蛇，不痛不痒，此乃祟也。然亦因任、带之脉，痰气壅滞，遂结成此异病也。人世之间，忽生此病，必有难喻之灾。盖人身而现蛇龟之象，其家必然败落，而时运亦未必兴隆也。法当以：

硼砂一分　白芷一钱　雄黄一钱　冰片一分　麝香一分　儿茶二钱

各为末。将其尾刺出血，必然昏晕欲死，急以药点之，立刻化为黑水。急用白芷三钱，煎汤服之而愈。倘不愈，则听之，不可再治。盖妖旺非药能去之，非前世之冤家，即今生之妖孽也。

人有粪门内，拖出一条似蛇非蛇，或进或出，便粪之时，又安然无碍，此乃大肠湿热之极，生此怪物，长于直肠之间，非蛇也，乃肉也。但伸缩如意，又似乎蛇。法当内用汤药，外用点药，自然消化矣。【逐邪杀蛇丹】内用：

当归一两　白芍一两　枳壳一钱　槟榔一钱　萝卜子三钱　地榆五钱
大黄一钱

水煎，饭前服之。二剂后，外用冰片点之。先用木耳一两，煎汤

洗之，洗后将冰片一分，研末而扫，扫尽即缩进而愈。【神验。】

亦有人粪门生虫，奇痒万状，似人之势，进出而后快者，此乃幼时为人戏耍，乘风而入之，以见此怪症也。以蜜煎成为势一条，用：

蛇床子三钱　生甘草一钱　楝树根三钱

各为细末，同炼在蜜内，导入粪门，听其自化，一条即止痒而愈，神方也。

人有小便中，溺五色之石。未溺之前痛甚，已溺之后少觉宽快，此即石淋也。交感之后入水，或入水之后交感，皆有此症【消石神丹】。方用：

熟地三两　茯苓五两　薏仁五两　车前子五两　山茱萸三两　青盐一两　骨碎补二两　泽泻三两　麦冬五两　芡实八两　肉桂三钱

各为末，蜜为丸。早晚白滚水吞下各一两，十日必无溺石之苦矣。此症成之最苦，欲溺而不溺，不溺而又欲溺，尿管中痛如刀割，用尽力气，只溺一块，其声铮然，见水不化。乃膀胱之火，熬煎而成此异病也。其色或红或白，或黄或青或黑不一，总皆水郁而火煎之也。此方之妙，全在不去治石淋，而转去补肾水之不足，水足而火自消，火消而水自化，其中有奥妙之旨也。倘治膀胱，则气不能出，又何以化水哉！

人有脚肚之上，忽长一大肉块，如瘤非瘤，如肉非肉，按之痛欲死。此乃脾经湿气，结成此块，而中又带火不消，故手不可按，按之痛欲死也。法宜峻补脾气而分消其湿为是，然而外长怪状，若在内一时消之，恐不易得，当用内外夹攻之法，自然手到病除。【清湿化怪汤】内服方用：

白术一两　茯苓三钱　薏仁一两　芡实一两　泽泻五钱　肉桂五分　车前子三钱　人参三钱　牛膝二钱　草薢三钱　白矾三钱　陈皮二钱　白芥子三钱　半夏二钱

水煎服。二剂后，【消块神丹】用：

蚯蚓粪一两，炒　水银一两　冰片五分　硼砂一分　黄柏五钱，炒　儿

茶三钱　麝香五分

各为细末，研至不见水银为度。将此药末，用醋调成膏，敷在患处，一日即全消矣。神效之极也。此膏可治凡有块者，此内外治之，无不效应如响。

人腰间忽长一条肉痕如带，围至脐间，不痛不痒，久之饮食少进，气血枯槁。此乃肾经与带脉不和，又过于行房，尽情纵欲，乃得此疾。久之带脉气衰，血亦渐耗，颜色黯然。虽无大病，而病实笃也。法当峻补肾水，而兼补带脉，自然身壮而形消。【灭痕丹】

熟地一斤　山茱萸一斤　杜仲半斤　山药半斤　白术一斤　破故纸三两
白果肉三两，炒　当归三两　白芍六两　车前子三两

各为末，蜜为丸。每日早晚各服一两，十日后觉腰轻，再服十日，其肉浅淡，再服全消，不须二料也。然必须忌房事者三月，否则无效。此方乃纯补肾经而少兼任、带脉也。任、带之病，而用任、带之药，何愁不建功哉！

有人眼内长肉二条，长一寸，如线香之粗，触出于眼外，此乃祟也。虽是肝胆之火，无祟则不能长此异肉。【去刺全目丹】法当药点之。

冰片一分　黄连一分　硼砂半分　甘草一分

各为细末，无声为度。用人乳调少许，点肉尖上，觉眼珠火炮出。一时收入而愈。更须服煎药，【舒郁全睛丹】用：

白芍五钱　柴胡一钱　炒栀子二钱　甘草一钱　白芥子三钱　茯苓三钱
陈皮一钱　白术三钱

水煎服。此方妙在舒肝胆之气，而又泻其火与痰，则本源已探其骊珠，又何愁怪肉之重长耶！

人身忽长鳞甲于腹间胁上，此乃妇人居多，而男子亦间生焉。盖孽龙多化人，与妇人交，即成此症。而男子与龙合，亦间生鳞甲也。此病速治为妙，少迟则人必变为龙矣。今先传一方，【黄雷丸】用：

雷丸三钱　大黄三钱　白矾三钱　铁衣三钱　雄黄三钱

研末，各为末，枣肉为丸。凡得此病，酒送下三钱，立时便下如

人精者一碗，胸中便觉开畅，再服三钱，则鳞甲尽落矣。远公，吾传术至此，非无意也，汝将来救人不少。此方之妙，妙在雷丸无毒不散，而龙又最恶雄黄，故相济而成功，又何疑哉！况各药又皆去毒、去水之品乎！此方之最神最奇者也。

此书无一症不全，无一论不备，真天地之奇宝，轩岐之精髓也。善用之成医之圣，岂但良医而已哉！愿远公晨夕研穷，以造于出神入化耳。吕道人又书。

华君曰：奇病尚有数症未全，我今尽传无隐。人手上皮上现蛇形一条，痛不可忍，此蛇乘人之睡，而作交感于人身，乃生此怪病。服汤药不效。以刀刺之，出血如墨汁。外用白芷为末，糁之少愈。明日又刺，血如前，又以白芷末糁之，二次化去其形。先刺头，后刺尾，不可乱也。

尚有一症更奇，喉中似有物行动，吐痰则痛更甚。身上皮肤开裂，有水流出，目红肿而又不痛。足如斗肿，而又可行。真绝世不见之症。此乃人食生菜，有蜈蚣在叶上，不知而食之。乃生蜈蚣于胃口之上，入胃则胃痛，上喉则喉痛，饥则痛更甚也。方用鸡一只，煮熟，五香调治，芬馥之气逼人，乘人睡熟，将鸡列在病人口边，而蜈蚣自然外走。倘有蜈蚣走出，立时拿住，不准其仍进口中。或一条，或数条不等，出尽自愈。大约喉间无物走动，则无蜈蚣矣。【全肤汤】然后以：

生甘草三钱　薏仁一两　茯苓三两　白芍五钱　当归一两　黄芪一两
防风五分　荆芥一钱　陈皮一钱

水煎服。十剂，则皮肤之裂自愈，而两足如斗亦消矣。盖蜈蚣在上焦，非药食能杀，因药下喉，即入胃中，而蜈蚣却在胃口之上，故不能杀之也。所以引其外出，然后以药调治其气血自愈。皮肤开裂者，乃蜈蚣毒气盘踞肺边，肺主皮毛，故皮肤开裂。两足如斗，足乃肾之部位，肺居上为肾之母，母病则子亦病。然肾水终是不乏，而毒气留于肾部，故足之皮大而浮，非骨之病也，所以能走耳。眼属肝，肝受肺气之毒熏蒸，而红肿矣。

更有奇症，人有胃脘不时作痛，遇饥更甚，尤畏大寒，日日作楚。予以大蒜三两捣汁灌之，忽吐蛇一条，长三尺，而愈。盖蛇最畏蒜气，此予亲手治人者。

更有人忽头面肿如斗大，看人小如三寸，饮食不思，呻吟如睡，此痰也。用瓜蒂散吐之，而头目之肿消，又吐之而见人如故矣。后用：

人参　白术各三钱　茯苓三钱　甘草一钱　陈皮五分　半夏三钱

水煎服，三剂愈。【天师曰：此亦邪气凭之迫。】

更治陈登之病，中心闷甚，面赤不能饮食。予谓有虫在胸中，必得之食腥也。【加味瓜蒂散】以：

半夏三钱　瓜蒂七个　甘草三钱　黄连一钱　陈皮一钱　人参三钱

吐之，吐虫三升，皆赤头而尾如鱼。予谓能断酒色可长愈，否则三年后必病饱满而死。登不听吾言，三年果死。

相传华真人治一人被犬咬其足指，随长一块，痛痒不可当。谓疼者有针十个，痒者有黑白棋子二枚，以刀割开取之，果然否？真人云：并无此事，后人附会之也。

更治一人，耳内忽长肉一条，手不可近，色红带紫。予曰：此肾火腾烧于耳也。用：

硼砂一分　冰片一分

点之，立化为水。后用六味地黄丸，大料饮之，服二料全愈。

张公曰：人大腿肿痛，坚硬如石，疼苦异常，欲以绳系足，高悬梁上，其疼乃止，放下疼即如砍。腿中大响一声，前肿即移大臀之上，肿如巴斗，不可着席，将布兜之悬挂，其疼乃可。此亦祟凭之也。方用：

生甘草一两　白芍三两

水煎服。盖生甘草专泻毒气，白芍平肝木以止痛也。痛止则肿可消，毒出则祟可杜也。

人有心窝外忽然生疮，如碗大，变成数口，能作人声叫喊。此乃忧郁不舒而祟凭之也。用：

生甘草一两　人参五钱　白矾三钱　茯神三钱　金银花三两

水煎服，即安不鸣矣。再用二剂即愈。盖甘草消毒，人参、茯苓以安其心，白矾以止其鸣，金银花以解其火热，故易于奏功也。

【点评】所谓奇治法，即一些怪病的奇特治法。在《金匮要略》的最后3篇杂疗方与饮食禁忌中，即有许多治疗奇病的方法。《三国志·华佗传》中也有不少这一类的治疗医案。本节收载了包括《华佗传》在内的奇症治法47则，这在历代各种综合性方书中是少见的。书中用祛火丹治疗脚板色赤红如火，六味地黄汤加槐花治疗舌出血，附桂理中汤治疗舌缩不出，蛇床子蜜煎导法治疗肛门瘙痒，大剂量当归、玄参、银花、甘草治疗疮疡，雷丸杀虫，冰砂丹(冰硼散)外用治疗多种皮肤病，均有确切疗效。说明除了运用辨证论治理论治疗常见病之外，重视民间经验，掌握一些奇病的特殊疗法，对于一个临床医生来说也是必要的。

平治法

论气虚　血虚　肾虚　胃虚　脾虚诸用药方

天师曰：平治者，平常之病，用平常之法也。气虚者，用六君子汤、四君子汤；血虚者，用四物汤；肾虚无火者，用八味汤；肾虚有火者，用六味地黄汤；肺虚者，用生脉散；心虚者，用归脾汤或天王补心丹；肝虚者，用建中汤；胃虚者，用四君子汤；脾虚者，用补中益气汤；郁症，用逍遥散；伤风，用小柴胡汤或参苏饮；有热者，用二黄汤；胃热甚者，用竹叶石膏汤。诸如此类，俱可以平常法治之，何必出奇炫异哉！此平治之宜知也。

【点评】所谓平治法，即以平常的方法治疗平常的病，所论各病治疗都是医生惯常使用的方药，辨证准确则安全可靠。

奇治法

论音奇　论单味治病

天师曰：奇治者，可以一味而成功，不必更借重二味也，故曰奇治，非奇异之奇也。如吐痰用瓜蒂散，只用瓜蒂一味足矣，不必再添别药，反牵制其手也。如泻病，只用车前子一两饮之，即止水泻是也，不必更加别药，以分消之也。又如气脱、吐血等症，只要一味独参汤治之是也。

又如腰痛不能俯仰，【伸腰散】用：

白术 四两　酒 二碗

水二碗，煎汤饮之，即止疼痛，不必更加他药也。盖瓜蒂专能上涌，若杂之他药，反不能透矣。

譬如人善跳跃，一人牵扯其身，转不自如。车前子性滑而能分水谷，倘兼附子他药。

又如人善入水者，一人牵其足，则反下沉。人参善能补气，接续于无何有之乡，加之别药，则因循宛转。所以可以专用而不可以双用也。此奇治之宜知者。

【点评】本节论述用单味药治疗疾病的方法。所列举的瓜蒂散催吐、车前子止泻、独参汤止血、白术治疗腰痛，都是古人已经用过的成功经验。

偶治法

论双味治病

天师曰：偶治者，方中不能一味奏功，乃用二味兼而治之也。如吐血，用当归、黄芪之类；中寒，用附子、人参之类；中热，用元参、麦冬之类是也。夫吐血则必血虚，用当归一味以补血足矣。何以又佐之黄芪也？盖血乃有形之物，不能速生，必得气旺以生血，故必用黄芪以补其气也。夫中寒之症，阴寒逼人，阳气外越，祛寒用附子足矣，必加之人参者，何也？盖元阳既不归合，则一线之气，在若有若无之间，不急补其气，则元阳出走而不返矣，故必兼用人参，以挽回于绝续之顷也。夫中热之症，上焦火气弥漫，不用降火之品，何能救焚？似乎用元参以退浮游之火足矣，何以加入麦冬？盖胃火沸腾，则肺金自燥，胃口自救不暇，又何以取给以分润肺金之气？故必用麦冬以润之，则肺足以自养，不借胃土之奉膳，则胃土足以自资，而火自然可息。此皆偶治之妙法，谁能知其奥耶？举三方可通其余，至于三之、四之，至于十之外，均可于偶方之法广悟也。

【**点评**】本节论述双味药的治法，分析了当归合黄芪治吐血，附子合人参治中寒，玄参合麦冬治中热，很正确。

形治法

论目痛　头痛　手痛　脚痛

天师曰：形治者，四肢头面有形，可据而治之也。如见其目痛则治目，见其头痛则治头，见其手痛则治手，见其脚痛则治脚也。其病见之形象，何必求之于无形？此形治之宜审也。审何经之病，用何经之药，自然效应。如手之麻木，乃气虚而风湿中之，必须用手经之药引入手中，而去风去湿之药始能有效。否则亦甚无益。倘舍外形之可据，而求内象之无端，无怪其不相入也。【逐虚汤】方用：

白术五钱　防风五分　黄芪五钱　人参二钱　陈皮五分　甘草一钱　桂枝五分

水煎服。方中黄芪、人参、白术，俱是补气去湿之药，防风乃去风之品，然必得桂枝始能入于手经也。经络既清，自能奏功，举一而可类推，愿人审诸。

张公曰：天师太略，予补一二可也。脚痛之症最多而最难治。盖脚乃人身之下流，水湿之气一犯，则停蓄不肯去，须提其气，而水湿之气始可散也。今人动用五苓散治湿，亦是正经，然终不能上升而尽去其湿也。予今立一方，可以通治湿气之侵脚者。【升气去湿汤】方用：

人参　白术各三钱　黄芪一两　防风一钱　肉桂一钱　薏仁五钱　芡实五钱　陈皮五分　柴胡一钱　白芍五钱　半夏二钱

水煎服。此方乃去湿之神剂。防风用于黄芪之中，已足提气而去湿，又助之柴胡之舒气，则气更升腾，气升则水亦随之而入于脾矣。方中又有白术、芡实、薏仁，俱是去水湿之圣药，有不奏功如响者乎！凡有湿病，幸以此方治之。

目之红肿也，乃风之入于肝胆之中，湿气不散，合而成之也。初起之时，即用舒肝舒胆之药，而加之去湿散火之品，自然手到功成。无如人只知散邪，而不知合治之法，所以壅结而不能速效。少不慎疾，或解郁于房闱，或留情于声色，或目触于风寒，遂变成烂眼流泪之症，甚则胬肉攀睛有之。吾今定一方，即于初起之三五日内，连服二剂，即便立愈。【清目散】方用：

柴胡三钱　白芍三钱　白蒺藜三钱　甘菊花二钱　半夏三钱　白术五钱　荆芥一钱　甘草一钱　草决明一钱

水煎服。一剂轻，二剂愈。有热者，加栀子三钱；无热者，不必加入。此方之妙在风、火、湿同治，又佐之治目之品，所以药入口而目即愈也。其余有形之治，可以类推。

【点评】所谓形治法，即根据外在表现的证候予以治疗。这个理论出自《黄帝内经》"有诸内者，必形诸外"。治疗手麻木用逐虚汤，此方即《金匮要略》黄芪桂枝五物汤去白芍、生姜，加祛风祛湿之品。治疗脚痛，用升气去湿汤，此方即六君子汤合痛泻要方加减。治疗目红肿，用清目散，此方即逍遥散加明目之品。治疗头痛的方剂阙如。

气治法

论气逆痰滞　论气虚痰多　气虚痰寒　气虚痰热

天师曰：气治者，气病实多，吾亦举其大者言之。如气逆痰滞是也。夫痰之滞非痰之故，乃气之滞也。苟不利气，而惟治痰，吾未见痰去而病消也。【顺气活痰汤】方用：

人参一钱　白术二钱　茯苓三钱　陈皮一钱　天花粉一钱　白芥子一钱　神曲一钱　苏子一钱　豆蔻三粒

水煎服。此方之妙，在治痰之中，而先理气，气顺则痰活，气顺则湿流通，而痰且不生矣。此气治之宜知，可即一方，而无滞气之法。

张公曰：气治法甚多，天师方甚略，吾再传二方，可以悟治法矣。气虚痰多之症，痰多本是湿也，而治痰之法又不可徒去其湿，必须补气为先，而佐之消痰之品。【助气消痰汤】方用：

人参三钱　茯苓三钱　薏仁五钱　半夏三钱　神曲一钱　陈皮一钱　甘草一钱

水煎服。此方虽有半夏、陈皮消痰，然而不多用人参，则痰从何消？有人参以助气，有薏仁、茯苓之类，始能健脾以去湿，湿去而痰自除矣。此气治之一法也。

更有气虚痰寒者，即用前方加肉桂三钱，干姜五分足矣。

有气虚痰热者不可用此方，【消火消痰汤】当用：

麦冬三钱　天花粉一钱　甘草一钱　陈皮一钱　白芥子一钱　茯苓二钱神曲三分　白芍三钱　当归三钱

水煎服。此方之妙，在不燥而又是补气之剂，润以化痰，痰去而气自足也。得此二方，则气治无难矣。

【点评】所谓气治法，即以顺气、补气的方法治疗痰病。气逆痰滞用顺气活痰汤，此方为六君子汤合三子养亲汤，去半夏之燥、甘草之缓，加天花粉润燥、白豆蔻辛通，可备一法。气虚痰多、痰寒，用助气消痰汤，此方即化裁自六君子汤。气虚痰热，用清火消痰汤，称此方润以化痰可以，称其是补气之剂则勉强。

暗治法

论儿门暗疾　论产门生虫　产门生疮

天师曰：暗治者，乃人生暗疾而不可视之症，最难治而最易治也。大约暗疾，妇人居其九，或生于儿门之外，或生于儿门之中，或生于乳上，或生于脐间，或生于粪门之旁，或生于金莲之上。只可陈说，然犹有羞愧而不宜尽言者，只可意会而默思之也。患在身体之外者，必系疮疡，以疮疡前法治之，不再论也。惟是儿门之内，不可不立一方，以传行医之暗治。大约儿门内之病，非痒则痛，吾言一方，俱可兼治，取效甚神。【默治汤】方用：

当归一两　栀子三钱　白芍五钱　柴胡一钱　茯苓五钱　楝树根五分

水煎服。此方之妙，皆是平肝去湿之品，无论有火无火，有风有湿，俱奏奇功。正不必问其若何痒，若何痛，若何肿，若何烂，此暗治之必宜知者也。有痰加白芥子一钱，有火加黄芩一钱，有寒加肉桂一钱。余不必加。

张公曰： 何奇至此！吾不能测之矣。

华君曰： 有二法未传，我传与远公。产门内生虫，方用：

鸡肝一副

以针刺无数孔，纳入产门内，则虫俱入鸡肝之内矣。三付全愈，不必添入药味也。只要刺孔甚多，则虫有入路。

三付后，【去湿化痰汤】用：

白芍五钱　当归五钱　生甘草三钱　炒栀子三钱　陈皮五分　泽泻三钱　茯苓三钱　白术五钱

水煎服，四剂不再发。

又方治产门外生疮久不愈，【化毒生肌散】神效：

黄柏三钱，炒为末　轻粉五分　儿茶三钱　冰片五分　麝香三分　白薇三钱，炒为末　蚯蚓粪三钱炒　铅粉三钱，炒　乳香二钱，出油　朝脑三钱

各为末，调匀，以药末糁口上，二日即愈，神效之极。兼可治各色之疮，无不神效。

【点评】暗治法即治疗生于隐秘部位、不好对人言说的疾病的治疗，以妇科疾病居多。本节主要介绍了儿门、产门（即阴道）内外瘙痒、疼痛的疾病。阴道内疾病所用默治汤与去湿化痰汤，概以丹栀逍遥散减味，加楝树根燥湿杀虫，未必有神奇的疗效。以鸡肝作为栓塞剂纳入阴道杀虫，最早记载于《金匮要略·妇人杂病脉证并治》。外用药治疗外阴生疮瘙痒有效，但不可久用。

明治法

论治疮毒　论头面上疮　论身上手足疮

天师曰：明示人之病症，而不必暗治之也。如生毒在手面，或结毒在皮肤，或生于面上，或生于颊间是也。有疮俱照前传疮毒之法消之，但不可如发背、肺痈重症而治之也。我今再传以治小疮毒如神。方用：

金银花一两　当归一两　蒲公英一两　生甘草三钱　荆芥一钱　连翘一钱

水煎服。一剂轻，二剂消，三剂愈。此明治之妙法，人亦宜知之，不可忽也。头上最不可用升药，切记，切记！下病宜升，而上病不宜升也。头上病最宜用降火之药。

张公曰：吾不能加一言。

华君曰：予尚有二方。

一方，头面上疮，【*上消痈疮散*】用：

金银花二两　当归一两　川芎五钱　蒲公英三钱　生甘草五钱　桔梗三钱　黄芩一钱

水煎服。一剂轻，二剂全消，不必三剂。

一方，治身上手足之疮俱，神效【*消痈万全汤*】：

金银花三两　当归一两　生甘草三钱　蒲公英三钱　牛蒡子二钱　芙蓉叶七个，无叶时用梗，三钱　天花粉五钱

水煎服。一剂即消，二剂全愈，神方也。

天师曰：二方俱神效，并可传也。

【**点评**】所谓明治法，指生于明显的部位，不必隐晦的疾病治法。本节主要介绍头面、手足、全身生疮的治法，与前面的

暗治法相对应。因为前面已经有治疗疮毒的专篇，故称之为治小疮毒如神。由此可见，本书许多治法，是因法设法，即为了设法而设法，在逻辑上不够严谨，重复的地方多。本节以大剂量金银花、蒲公英、当归为主，辅以天花粉、芙蓉叶、连翘、牛蒡子、甘草，确实有清热解毒治疗疮疖的良好效果。

卷之五 书集

久治法

论虚寒久治

天师曰：久治者，日久岁长而治之也。此乃寒虚之人，不可日断药饵，如参、苓、芪、术之类，日日煎饮始好，否则即昏眩怔忡是也。【久道汤】方用：

人参一钱　白术二钱　黄芪二钱　茯苓二钱　甘草五分　白芥子一钱　神曲五分　肉桂一分　麦冬二钱　五味子三分　苏子五分

水煎服。心不宁，加生枣仁一钱；不寐，加熟枣仁一钱，远志一钱；饱闷，加白芍二钱；口渴，加当归二钱，熟地三钱；梦遗，加芡实三钱，山药三钱；饮食不开，加麦芽一钱，山楂三四粒；有痰，加半夏五分；咳嗽，加桔梗一钱；有浮游之火，加元参二钱；头疼，加蔓荆子七分，或川芎一钱；有外感，加柴胡一钱；鼻塞，加苏叶一钱；目痛，加柴胡一钱；心微痛，加栀子五分；胁痛，加芍药一钱；腹痛，加肉桂三分。此久治之法。

张公曰：妙极。

【点评】本节论述久病属于虚寒证的治法。处方久道汤，方中以保元汤、生脉散、四君子汤益气健脾养阴，加苏子、神曲、白芥子理气、消食、化痰，补中有消，设想周到。其中，以上3味药组合，在本书中多次用到，是陈氏的用药特色之一。

暂治法

论伤风　伤食　伤暑　伤湿

天师曰：暂治者，乃强壮之人素不服药，一朝得病，用药暂治之也。如人外感伤寒，用伤寒专门治之，兹不再赘。其余伤风、伤食、伤暑、伤湿，俱可以暂治而愈。

伤风，【祛风散】则用：

柴胡三钱　荆芥一钱五分　白芍三钱　苍术五分　茯苓二钱　炒栀子二钱　枳壳一钱　丹皮一钱　白芥子一钱

水煎服。此方发散之药虽重，然因其素不患病，则腠理必密，故以重剂散之。然方中有健脾之药，正不必忧散药之太重也。

如伤食作痛，胸腹饱闷填胀，欲呕而不得。【化食汤】方用：

白术三钱　枳壳二钱　山楂三十粒　麦芽三钱　半夏一钱　甘草一钱　砂仁三粒　厚朴一钱

水煎服。此方纯是攻药，而不至消气，妙在用白术为君，故不消气而转能消食。然亦因其形壮体健而用之，倘体弱久病之人，不敢以此方投之。

伤暑者，乃暑气因其劳而感之，必非在高堂内、寝之中而得之也。【解暑神奇丹】方用：

香薷二钱　青蒿五钱　石膏一钱　干葛一钱　车前子一钱　茯苓三钱　白术一钱　厚朴一钱　陈皮一钱　甘草一钱

水煎服。此方纯是解暑之药，亦因其气壮而用之，气虚人最忌。

伤湿之症，两足浮肿，手按之必如泥，乃湿侵于脾也。急用：

茯苓五钱　猪苓三钱　白术三钱　泽泻三钱　肉桂二分

治之。亦因其气壮气盛而用之。倘气虚还须斟酌。此皆暂治之法。

【点评】本节论述强壮之人偶尔伤风、伤食、伤暑、伤湿的治法。治疗伤风的处方祛风散以丹栀逍遥散加减，方药与病证不完全吻合。特别是陈氏言发散药重，但笔者分析方中各药的分量，显然不属于发散重剂。治疗伤食的处方化食汤源自枳术丸与保和丸加减，治疗伤暑的处方解暑神奇丹源自香薷饮加减，治疗伤湿的处方即五苓散加减，均无新的创意。

远治法

论中风　臌胀　痿症　食炭

天师曰： 远者，病得之年远，而徐以治之也。如中风已经岁月，臌胀已经年许，痿症而卧床者三载，如癫痫食炭者数年是也。此等之症，卧床既久，起之最难卒效。然而治之得法，亦可起之于旦夕。

如中风手足不仁，不能起立步行者，但得胃气之健，而手足不致反张，使足躄者，皆可起之。【回生神丹】方用：

人参五两　白术半斤　薏仁三两　肉桂三钱　附子一钱　茯苓一两　半夏一两　南星三钱

水二十碗，煎四碗，分作二次服。早晨服二碗即卧，上以绵被盖之，令极热，汗出如雨，任其口呼大热，不可轻去其被，任其自干。再用后二碗，晚服，亦盖之如前，不可轻去其被，一夜必得湿气冷汗尽行外出，三日可步履矣。后用八味丸四料为丸，服完永不再发。

臌胀经年而不死者，必非水臌，水臌之症，不能越于两年，未有皮毛不流水而死者，今二三年不死，非水臌，乃气臌、血臌、食臌、虫臌也。但得小便利而胃口开者，俱可治。【消臌至神汤】方用：

茯苓五两　人参一两　雷丸三钱　甘草二钱　萝卜子一两　白术五钱

大黄—两　附子—钱

水十碗，煎汤二碗。早服一碗，必然腹内雷鸣，少顷必下恶物满桶，急拿出倾去，再换桶，即以第二碗继之，又大泻大下，至黄昏而止。淡淡米饮汤饮之，不再泻。然人弱极矣，【回春健脾丹】方用：

人参—钱　茯苓五钱　薏仁—两　山药四钱　陈皮五分　白芥子—钱

水煎服。一剂即愈，忌食盐者一月，犯则无生机矣。先须断明，然后用药治之。

痿症久不效者，阳明火烧尽肾水也。然能不死长存者何？盖肾水虽涸，而肺金终得胃气以生之，肺金有气，必下肾水。肾虽干枯，终有露气，夜润肾经，常有生机，故存而不死也。【起废神丹】方用：

麦冬半斤　熟地—斤　元参七两　五味子—两

水二十碗，煎六碗。早晨服三碗，下午服二碗，半夜服一碗，一连二日必能坐起。【壮体丹】后改用：

熟地八两　元参三两　麦冬四两　北五味三钱　山茱萸四钱　牛膝—两

水十碗，煎二碗，早晨一碗，晚服一碗，十日即能行步，一月即平复如旧矣。盖大滋其肺肾之水，则阳明之火不消而自消矣。

癫痫之症，亦累岁经年而未愈。乃痰入于心窍之间而不能出。喜食炭者，盖心火为痰所迷，不得发泄，炭乃火之余，与心火气味相投，病人食之竟甘如饴也。【启迷奇效汤】方用：

人参—两　南星三钱　鬼箭三钱　半夏二钱　附子—钱　肉桂—钱　柴胡三钱　白芍三钱　菖蒲二钱　丹砂末二钱

先将前药煎汤二碗，分作二服，将丹砂一半调入药中，与病人服之。彼不肯服，即以炭饴之：服了与汝炭吃。彼必欣然服之，索炭也，不妨仍与之炭。第二服亦如前法，则彼不若前之欣然，当令人急灌之，不听，不妨打之，以动其怒气，怒则肝木火起以生心，反能去痰矣。皆绝妙奇法，世人未见未闻者，吾救世心切，不觉尽传无隐。此皆远治之法，最宜熟记。

张公曰：中风之有胃气，则脾健可知。但脾胃俱有根源，何难用药？天师所用之药又是健脾之品。使脾一旺，则气益旺可知。气旺则湿自解留，方中又全是去湿之药，湿去则痰消，又有消痰之品，痰消则寒自失。而又有补火之剂，所以奏功也。然非大剂煎饮，则一抔土安能止汪洋之水，而重筑其堤岸哉？

臌胀之病，年久不死，原是可救，所以用下药以成功。非土郁之中固有水积。若有水症，早早死矣，安能三年之未死也？然而虽非水症，而水必有壅阻之病。方首仍用茯苓为君，以雷丸、大黄为佐，不治水而仍治水，所以奏功如神也。

痿症久不死，惟是肺经之润，亦由肾经之有根也。倘肾水无根，纵肺金有夜气之生，从何处生起？吾见立槁而已矣。惟其有根，所以不死，故用大剂补肾之品，因之而病愈，亦因其有根可救而救之也。

癫痫之病，虽时常食物，肠中有水谷之气，可以养生不死，亦其心之不死也。倘心早死，即无病之人，食谷亦亡，况有癫痫之症！吾见其早亡，不能待于今日，惟其中心不死，不过胃痰有碍，一时癫痫，其脾胃犹有生气也。故用人参以治心，加附子、菖蒲、肉桂温中以祛邪，加柴胡舒肝平木，加南星、鬼箭、半夏逐痰荡邪，加丹砂定魂镇魄，自然邪气少而正气多也。皆天师未言，而予发其奥妙如此。方则天师至神至奇，予不能赞一辞也。

华君曰：予无此之多，各有小异，不必尽言。只言异处可也。臌胀方不同，传余之方，乃用：

甘遂三钱　牵牛三钱

水三碗，煎半碗服之，则泻水一桶。泻极，【健脾分水汤】用：

人参一钱　茯苓三钱　薏仁一两　山药五钱　芡实一两　陈皮五分　白芥子一钱

水煎服。一剂即愈，亦忌盐一月。

痿症方亦不同，【起痿神汤】方用：

元参一两　熟地三两　麦冬四两　山茱萸一两　沙参三两　五味子五钱

水煎服，十日即可起床。予曾亲试之，神验。不知天师何故不传此方，而更传新方也。想天道之薄，而人身亦殊，用药更重也。

癫痫余未传方，然别有治癫之方亦奇妙，方用：

柴胡五钱　白芍三两　人参一两　半夏三钱　白芥子五钱　南星三钱，用牛胆制过者　附子一钱　茯神三钱　菖蒲三钱

水十碗，煎二碗，先予一碗服之，必倦怠；急再灌一碗，必熟睡。有睡至一二日者，切不可惊醒，如死人一般，任其自醒，醒来病如失。【天师曰：亦奇妙方也。】二方相较彼更奇于此。即索饮食。说从前之病，不可即与饮食，饿半日，与之米粥汤，内加人参五分，陈皮五分，煎粥与之。【加减六君子汤】再用：

人参三钱　白术一两　甘草一钱　茯苓五钱　陈皮五分　白芥子五钱

水煎与之。彼必欣然自服，服后再睡，亦听其自醒，则永不再发。亦奇妙法也。

天师曰：此方未尝不佳妙。

【点评】本节论述中风、臌胀、痿症、癫痫四大疑难病的治法，因为都是发病年代久远、难以短期治愈的疾病，故称远治法。中风手足不仁用回生神丹，方中用超剂量人参、白术、薏苡仁益气健脾，小剂量附子、肉桂温阳，大剂量半夏化痰。浓煎，覆被取汗。臌胀用消臌至神汤，此方即四君子汤合大黄附子汤，去细辛，加雷丸、萝卜子，超剂量用茯苓，大剂量用人参、大黄、萝卜子，有剧烈泻下消臌作用。痿症用起废神丹，方中用超剂量熟地、玄参、麦冬，大剂量五味子，以较短的时间起痿。癫痫用启迷奇效方，方中用大剂量人参益气；小剂量附、桂温阳，半夏、南星、石菖蒲化痰，鬼箭羽活血，柴胡、白芍解郁，朱砂安神。总之，对于这种发病年代久远的慢性疑难病，用超大剂量或大剂量药物煎服试图在短期内起效的方法，须谨慎使用。文中癫痫患者喜欢食炭的说法仅见于此书。消臌至神汤在其后的《串雅·内篇》中，也有记载。

近治法

论猝倒　心伤暴亡　腹痛
欲死　中恶　中痰　心疼

天师曰：近治者，一时猝来之病而近治之也。如一时眼花猝倒，不省人事，一时心痛暴亡，一时腹痛，手足青而欲死者是也。此等之症，如风雨骤至，如骏马奔驰，不可一时止遏，不可少缓须臾以治之也。眼花猝倒，非中于恶，则中于痰。中恶、中痰，实可同治。盖正气之虚，而后可以中恶；中气之馁，而后可以痰迷，然则二症皆气虚之故，故补其气，而中气、正气自回。或加以祛痰之品、逐邪之药，无有不奏功顷刻者。【消恶汤】方用：

人参三钱　白术五钱　附子一钱　半夏一钱　南星一钱　陈皮一钱　白薇一钱

水煎服。下喉即愈。此方妙在补气之药多于逐痰祛邪，中气健于中，邪气消于外，又何惧痰之不速化哉！

心痛暴亡，非寒则火。治火之法，只消二味，【自焚急救汤】用：

炒栀子五钱　白芍五钱

煎汤服之，下喉即愈。方名。

治寒之药，必须多加，【消冰散】方用：

人参三钱　白术五钱　肉桂一钱　附子一钱　甘草一钱　白芍三钱　熟地一两　山茱萸四钱　良姜一钱

水煎服。二方各有深意，前方因火盛而泻以肝木也，后方因大寒而补肾气也。多寡不同，而奏功之神则一耳。

腹痛之症，一时痛极，甚至手足皆青，救若少迟，必致立亡。此肾经中于寒邪也。法当急温命门之火，而佐热其心包之冷，使痛立除，而手足之青亦解。【救疼至圣丹】方用：

人参三钱　白术五钱　熟地五钱　附子一钱　肉桂一钱　吴茱萸五分
干姜五分

水煎服即愈。此方之妙，补火于真阴之中，祛寒于真阴之内，自然邪去而痛止，不致上犯心而中犯肝也。此近治之法，当于平日留心，不致临症急遽，误人性命也。

华君曰：余亦有传，但不同耳。【解恶仙丹】中恶、中痰方：

人参三钱　茯苓五钱　天南星三钱　附子一钱

虚人多加人参至一两。水煎服即苏。

心痛方，【止痛仙丹】治有火者神效：

贯仲三钱　白芍三钱　栀子三钱　甘草二钱

水煎服。一剂即止痛。

【点评】近治法指危急重症，包括猝倒、心痛暴亡、腹痛欲死、中恶、中痰、心痛的急治方法。眼花猝倒，为中恶、中痰，用消恶汤同治，此方即六君子汤加减。心痛暴亡分寒热而治，热证用自焚急救汤，治热痛尚可，治暴亡恐病重药轻。此方为《伤寒论》栀子汤加白芍缓急止痛。寒证用消冰散，此方源于附桂理中汤，改干姜为良姜，治疗心痛效果更好；加大剂量熟地以及山茱萸、白芍等阴柔之品，于心痛暴亡症恐缓不济急。治疗腹痛用救疼至神丹，此方即附桂理中汤去炙甘草加吴茱萸、熟地。虽然加熟地有阴中求阳的寓意，但不如改熟地为白芍，对腹痛则更加合理。

轻治法

论小柴胡汤

天师曰：轻者，病不重，不必重治，而以轻剂以治之也。如人咳嗽、头疼、眼目痛、口舌生疮，皆是小症，何必用重剂以补阳，用厚味以滋阴哉！法当用轻清之品，少少散之，无不立效，如**小柴胡汤**之方是也。然而，小柴胡汤世人不知轻重之法，予再酌定之，可永为式。方用：

柴胡一钱　黄芩一钱　半夏一钱　陈皮五分　甘草一钱

此小柴胡汤。予更加人参五分，茯苓二钱，更为奇妙。盖气足则邪易出而汗易发。世人见用人参便觉失色，匪独医者不敢用，即病者亦不敢服。相沿而不可救药者，滔滔皆是，安得布告天下医人，详察其病源而善用之也。此轻治之法，极宜究心。

张公曰：天师言小柴胡汤，治外感者也。予言治内伤者，补中益气汤是也。然补中益气汤，东垣立方之后，世人乱用，殊失轻重之法，予再酌定之，【酌定补中益气汤】可传之千古不蔽：

柴胡一钱　升麻四分　黄芪三钱　白术三钱　当归三钱　陈皮八分　甘草一钱　人参一钱，人气虚者多可加至一两，看人之强弱分多寡耳

若有痰，加半夏一钱；有热，加黄芩一钱；有寒，加桂枝一钱；头疼，加蔓荆子八分或川芎一钱；两胁痛，加白芍三钱；有食，加麦芽二钱；伤肉食，加山楂二十粒；胸中痛，加枳壳五分，神曲五分，如此加用，自合病机。无如人不肯用此方以治内伤也，法最宜留心。大约右手寸口脉与关脉大于左手者，急用此汤，无不神效。

小柴胡汤本是半表半里少阳经药，内用参、芩，以病在少阳，恐渐逼里，乘之所胜也。故先扶胃气，使邪不深入而已。入者，亦得正旺而自退耳。李子永识。

【点评】本节论述轻病用轻剂治疗。外感病用小柴胡汤，内伤病用酌定补中益气汤，加减得体，确有疗效。但把这两方视为轻剂，不甚妥当。

重治法

论大渴　大汗　大吐　大泻　阴阳脱

　　天师曰： 重治者，病出非常，非轻淡可以奏功，或用之数两，或用之半斤、一斤，而后可以获效。如大渴、大汗、大吐、大泻、阴阳脱之症，从前俱已罄谈，而方法亦尽，余可不言。然而尚未尽者，大渴之症必用石膏，往往有一昼夜而用至斤许者。盖热之极，药不得不用之重。此时倘守定不可多与之言，反必杀之矣。第此等症，乃万人中一有之，不可执之以治凡有胃火之人也。

　　张公曰： 大渴之症，用石膏以平胃火，无人不知矣，尚有未知其故者。胃火沸腾奔越，不啻如火之燎原，必得倾盆之雨，始能滂沛而息灭之。原取一时权宜之计，故可以暂时用之，多能取效。不可久用，久用则败亡也。

　　天师曰： 大汗之症，必用参、芪，往往有用参斤许者。然亦偶尔有之，不可拘执以治凡有汗亡阳之症。盖阳药不宜偏多，而阴药可以重用故耳。

　　张公曰： 大汗势必用补气之药以救亡阳之症。然而过用补气之药，仍恐阳亢而阴消，服数剂补气之后，即宜改用补阴之品。况亡阳之后，阴血正枯，进以补水之药正投其所好也。阴定则阳生，而阴阳无偏胜之弊矣。

　　天师曰： 大吐之症，明是虚寒，亦有用参至数两者。然而吐不可一类同观。其势不急，不妨少用，可以徐加。倘寒未深而吐不甚，亦以参数两加之，恐增饱满之症矣。

　　张公曰： 大吐之症，虚寒居多，然亦有热而吐者，不可不讲。热吐者，必随痰而出，不若寒吐之纯是清水也。热吐不可用参，以二陈汤饮之得宜。若寒吐，必须加参两许，而杂之辛热之品，始能止呕而定吐。第人参可以暂用，而不可冒服。吐多则伤阴，暂服人参止吐则可，若日日服之，必致阳有余而阴不足，胃中干燥，恐成闭结之症矣，所以人参可暂而不可常也。

大泻之症，往往用止泻之药至数两者，亦一时权宜之计，而不可执之为经久之法。

大泻，涩之始能止泻。若过于酸收，则大肠细小矣。下不能出，又返而上。故止泻之药，只可一时用之，而不可经久用之也。

阴阳脱，亦有用参至数斤者，然脱有不同，有火盛而脱，有水虚而脱。水虚者，用人参数斤，实为对药。倘肾中有火，作强而脱，只可用参数两，挽回于一时，而不可日日用参数斤，以夺命于日后也。盖重治之法，前已备言其功，兹更发明其弊，愿人斟酌善用之。

阴阳脱症，明是气虚之症，用参最宜，最可多服，即肾中有，火亦可用之。但脱后用参以救脱则可，救活之后，亦当急用熟地、山茱，大剂作汤饮之，使已脱之精重生，则未脱之气可长。否则阳旺阴消，恐非善后之策，不特肾中有火者不宜久服人参也。倘能用熟地、山茱萸、北五味、麦冬之类于人参之中，又各各相宜，不必避忌人参之不宜用也。

华君曰：前已明言，然余尚有方并传，以为临症之鉴。大渴不止，方用：

石膏_{数两}　知母_{三钱}　糯米_{一撮}　麦冬_{三两}　人参_{亦数两，与石膏同用}半夏_{三钱}　甘草_{一钱}　竹叶_{百片}　元参_{二两}

水煎服。

大汗方，用：

人参_{四两}　北五味子_{三钱}　麦冬_{三两}　生地_{二两}

水煎服，一剂即止汗。【消汗至神丹】更有奇方以救贫乏之人：

黄芪_{三两}　当归_{二两}　桑叶_{十四片}　北五味_{三钱}　麦冬_{二两}

水煎服，一剂即止汗。

大吐方【止呕仙丹】：

人参一两　陈皮二钱　砂仁三粒

此治有火之吐。倘寒甚而吐，加丁香二钱，干姜三钱，神效。更有肾火沸腾而吐，食入即出等症，用六味汤一料，煎汤二碗服之，即止吐。更有肾寒之极，今日饮食，至明日尽情吐出者，用六味丸一料，加附子一个，肉桂二两，煎汤二碗服之，即不吐。二方予亲试而验者也。

大泻方，用：

白术一两　茯苓一两　肉桂五分　泽泻三钱　猪苓三钱

一剂即止泻。更有肾经作泻，五更时痛下七八次者，亦用八味地黄丸一料，煎汤二碗与之。当日即减大半，二服愈，四服全愈。

阴阳脱无可说，大约必得人参救之。天师之说，亦言其变也。

吐症，张公旋覆花汤最妙，宜补入。李子永识。

【点评】本节论述大病用重药的治法。大渴重用石膏，但不可久用。大汗重用人参、黄芪，但数剂之后宜改用补阴之品。大吐只可暂用不可久用人参，热吐不能用人参。大泻涩之，用止泻药不能过于酸收。阴阳脱属于气虚者，用大剂人参，救活后当用大剂量熟地、山茱萸；阴阳脱属于肾中有火者，不宜久服人参，可以将熟地、山茱萸等加入人参中服用。治疗大渴方，用大剂量竹叶石膏汤加减。治疗大汗方用生脉散或当归补血汤加减。治疗大吐方用止呕仙丹，药仅人参、陈皮、砂仁三味，重用人参。治疗大泻用五苓散，重用白术、茯苓。所论临床有参考价值。

瘟疫治法

天师曰：瘟疫之症，其来无方，然而召之亦有其故。或人事之错乱，或天时之乖违，或尸气之缠染，或毒气之变蒸，皆能成瘟疫之症也。症既不同，治难画一。然而瘟疫之人，大多火热之气，蕴蓄于房户，则一家俱病；蕴蓄于村落，则一乡俱病；蕴蓄于市廛，则一城俱病；蕴蓄于道路，则千里皆病。故症虽多，但去其火热之气，而少加祛邪逐秽之品，未有不可奏功而其效者也。【逐瘟神圣丹】方用：

大黄三钱　　元参五钱　　柴胡一钱　　石膏二钱　　麦冬三钱　　荆芥一钱　　白芍三钱　　滑石三钱　　天花粉三钱

水煎服。此方可通治瘟疫之病，出入加减无不奏功。此方之妙，用大黄以荡涤胸腹之邪，用荆芥、柴胡以散其半表半里之邪气，用天花粉以消痰去结，用石膏以逐其胃中之火，用芍药以平肝木，不使来克脾土，则正气自存，而邪气自出。此方最妥最神，治瘟疫者以此为枕中秘。

张公曰：瘟疫不可先定方，瘟疫来之无方也。不可空缺一门，天师所以酌定此方，可以救世。大约可据之治时气之病，而终不可以治气数之灾也。

【点评】本节论述瘟疫治法。陈氏认为瘟疫是火热之气蕴蒸所致，有一定传染性，宜去其火热之气，少加祛邪逐秽之品。用逐瘟神圣丹，方中以大黄、玄参、石膏、滑石、天花粉为主，理论与实践比明末的《瘟疫论》、清代的《瘟疫一得》浅薄很多。

瘴疠治法

天师曰：瘴疠者，乃两粤之气郁蒸而变之者也。其气皆热而非寒，其症皆头痛而腹满。土人服槟榔无碍者，辛以散之也。盖火气得寒，反抑郁而不伸，槟榔气辛，同气易入，其味却散，故适与病相宜。然只可救一时之急，终不可恃之为长城也。今立一方，可长治瘴疬之侵：

人参一钱　白术五钱　茯苓三钱　陈皮五分　甘草五分　半夏一钱　槟榔一钱　枳壳五分　柴胡五分　五味子五粒　麦冬三钱

水煎服。此方之妙，全非治瘰疬之品，而服之自消。盖健脾则气旺，气旺则瘰疬不能相侵，即既感者，方中已有去瘰疬之药，岂有不奏功立应者乎？此瘰疬治法，又宜知之也。

或人有感疬而成大麻风者，又不可如是治法。盖大麻风，纯是热毒之气裹于皮肤之间，湿气又藏过于肌骨之内，所以外症皮红生点，须眉尽落，遍体腐烂，臭气既不可闻，人又安肯近而与治？予心痛之，乃立一奇方，用：

元参四两　苍术四两　熟地四两　苍耳子四两　薏仁四两　茯苓四两

名为**四六汤**，各为末，蜜为丸。每日吞服一两，二料必然全愈。盖此方之妙，能补肾健脾，而又入散风去湿，正补则邪自退，不必治大风而大风自治矣。急宜先刻一张，广行施舍，功德又何可量哉！只忌房事而已。

华君曰：传予方不同。用：

槟榔一钱　白芍三钱　柴胡八分　白术三钱　茯苓三钱　车前子二钱枳壳五分　白芥子三钱

水煎服。有火，加黄连五分，水煎服。二剂即瘰消，亦妙方也。

大麻风，予有奇方，用：

苍术二两　熟地二两　元参二两　苍耳子二两　车前子二两　生甘草二两　金银花十两　蒲公英四两　白芥子二两

各为末，蜜为丸。一料全愈。此方中和之中有妙理，似胜天师传方也。尚有论二篇，并传之：

一论真假。病有真假，则药岂可无真伪？盖假对假，而真乃现。苟必真以治假，则假症反现真病以惑人。故必用假药以治假症也。如上焦极热，而双足冰凉，此下寒乃真寒，而上热乃假热也。设我以凉药投之，下喉自快，及至中焦，已非其所喜，必且反上而不纳，况药又不肯久居于中焦，势必行至下焦而后已。乃下焦冰凉世界，以寒入寒，虽同气相通，似乎可藏，殊不知阴寒之地，又加冰雪，必然积而不流，成冰结冻，何有已时？必得大地春回，阳和有气而后化。人身假热之症，亦正相同。倘以寒药投之，自然违背。先以热药投之，亦未必遂顺其性。法当用四逆汤，加人尿、胆汁，调凉与服。则下喉之时，自觉宽快，不致相逆。其拂抑之气，及至中焦，味已变温，性情四合，引入下焦，则热性大作，不啻如贫子得衣，乞儿逢食。下既热矣，则龙雷之火有可归之宅，自然如蜃之逢水，龙之得珠，潜返于渊，不知不觉，火消乌有矣！四逆汤，热药也。乱之以人尿、胆汁，则热假为寒，以骗症之假寒作热，实有妙用。倘执定以热攻寒之说，而不知以假给热之方，则肾且坐困。尽以真热之药，遽治假热之病，必至扞格而不入。此真假之宜知，予所以特为作论。此一端之法，可通之以治假寒之症矣。

二论内外治法。内病治内，外病治外，人皆知之矣。不知内病可以外治，而外病可以内攻也。夫外病徒于外治之，必致日久而难效，必须内治之，可旦夕奏功也。如痈疽、结毒之类是也。人见痈疽等症之发于外，以铁箍散围之，以刀圭刺之，以膏药贴之，以末药敷之，总然药神，亦不能速效。必用内药内散，不过一二日之间，便为分消乌有。然则何可徒治其外哉！至于内病以药内散，实多奇功，不比外症之难愈。然而内外两施，表里兼治，其功更捷。如引导之奇，按摩之异，又不可不急讲也。

天师曰：二论俱欠明快警切，似不必传。

【点评】本节论述瘰疬及大麻风的治法。瘰疬即恶性疟疾，古代两广较多，用六君子汤加疏肝理气养阴药物。大麻风属于传染性皮肤病，用四六汤治疗。此方用六味养血祛湿之品，每味药各四两做蜜丸服，故得此方名。古代治疗疟疾、麻风病的方剂很多，如东晋葛洪《肘后备急方》中就载有治疗疟疾病的方剂多首，其中的特效药青蒿现代被提炼出青蒿素；明代的《解围元薮》是最早记载治疗麻风病的专著，其中的大枫子油被证明治疗麻风病有确切的疗效。比较而言，本节的两首方剂在治疗癣疬或大麻风方面没有太大的运用价值。

得治法

天师曰：得治者，言治之得法也。如伤寒而得传经、直中之宜，伤暑而得中暑、中暍之宜，中风而得中气、中火、中痰之宜，中湿而得中水、中气、中食、中虫之宜，中燥而得中凉、中热之宜，中寒而得中肝、中肾、中心、中脾、中脏、中腑之宜，因病下药，又何至杀人顷刻哉？虽得之治，无方之可言。而得之鉴，实为人之幸也。吾存得之一门者，欲人知得之有功，不得则有过也。

得治之法，看病人色泽之真伪；看病人脉息之实虚，有神无神；问病人之喜好若何，饮食若何，有痰无痰若何，痰之色若何；再察病人舌之颜色若何，滑与不滑若何；能食不能食，胸腹之间痛不痛。试观其情志，详审其从违，徐听其声音，再闻其气息，病之症了然于心中，又何患不得哉？

【点评】所谓得治，即要治之得法。只有通过详细的望闻问切四诊，患者的病情才能了然于心中，才能够进行精确的治疗。本节即阐明了这个道理。

失治法

天师曰：失治者，不能知病之真假，症之虚实，与阴阳寒热，而妄治之也。信口雌黄，全无见识，喜攻人之短，炫自己之长。不识药味之温和，动言可用，何知方法之大小，辄日难投？视熟地、人参为冤家仇敌，珍黄柏、知母为亲子娇儿。用寒凉之品，全无畏忌之心；见补平之施，顿作警疑之色。喜攻喜散，矜消导为神奇；怒抑怒扬，薄通塞为怪诞。但明泻火，而不悟从治之妙，鄙茱萸为无用之材；仅晓益水，而不晓变症之方，笑甘遂为可弃之物。消痰而不消痰之本，诧病难攻；泻火而不泻火之源，叹方可废。奇平之法，原未尝熟究于胸中；正变之机，安能即悟于指下？无怪动手即错，背谬殊多；举意全非，失乱不少。以致冤鬼夜号，药柜中无非黑气；阴魂惨结，家堂中尽是啼声。愿学医者，见失以求得，庶可改过而延详。然则求得延详之法奈何？见寒药投之而拒格，即当改用清凉之剂；见消导而转甚者，宜改温补；见祛邪之更加者，宜用平调；见利水而水益多者，补肾为先；见散邪而邪益盛者，助正为急。此皆补过之文，抑亦立功之术，临症切须详审，慎弗忽略。

【点评】本节以骈文的形式严厉批评了庸医失治的行为，文字精彩，观点尖锐，一针见血，是对医者衷心的告诫。

意治法

天师曰：医者，意也。因病人之意而用之，一法也；因病症之意而用之，又一法也；因药味之意而用之，又一法也。因病人之意而用之，奈何？如病人喜食寒，即以寒物投之；病人喜食热，即以热物投之也。随病人之性而加以顺性之方，则不违而得大益。倘一违其性，未必听信吾言而肯服吾药也。所以古人有问：可食蜻蜓、蝴蝶否？而即对曰可食者，正顺其意耳。因病症之意而用之奈何？如人见弓蛇之类于杯中，必解其疑；见鬼祟于庭边，必破其惑是也。因时令之意而用之奈何？时当春夏而生疫病，解散为先；时当夏令而生瘟症，阴凉为急之类是也。因药味之意而用之又奈何？或相形而相制，或同气而相求，或相反而成功，或相畏而作使，各有妙理，岂曰轻投？此意治之入神，人当精思而制方也。

【点评】所谓意治法，指医生的思维要灵活。原话最早出自《后汉书·郭玉传》，书云："医之为言，意也。"后人简称为"医者意也"。本节从4个方面论述医生的思维要随机应变，才能够取得更好的疗效：一是要顺从患者的喜好用药，二是要帮助患者消除心中的疑惑，三是要根据时令的特点用药，四是要了解药物之间的相互作用，精心组方。这些观点是可取的。

神治法

天师曰：神治者，通神之治，不可思议，而测度之以人谋也。或剖腹以洗肠，或破胸以洗髓，或决窦以出鸟雀，或用药以化龟蛇，此尤不经之奇，未足以取信也。惟是寻常之中，忽然斗异；死亡之刻，顿尔全生。药品是人之同施，功效实世之各别。非学究天人之奥理，通造化之玄机，何能至此哉！洞垣之术，饮之上池之水；刮骨之疗，得之青囊之书。远公既神授于今朝，岂难通灵于他日？愿寝食于兹编，为天下万世法。岐天师载志于篇终，欲远公极深而研几之也。冬至后六日书于客邸。

【点评】所谓神治法，即以不可思议的方法为人治病。而要达到医术出神入化的境界，必须学究天人之际，掌握生命的玄机，不要相信那些荒诞不经的传闻。

伤寒相舌秘法

　　天师曰：我有伤寒相舌法。凡见舌系白胎者，邪火未甚也，用小柴胡汤解之。舌系黄色者，心热也，可用黄连、栀子以凉之。凡见黄而带灰色者，系胃热也，可用石膏、知母以凉之。凡见黄而带红者，乃小肠、膀胱热也，可用栀子以清之。见舌红而白者，乃肺热也，用黄芩、苏叶以解之。见舌黑而带红者，乃肾虚而挟邪也，用生地、元参，又入柴胡以和解之。见舌红而有黑星者，乃胃热极也，宜用石膏以治之，元参、干葛亦可，终不若石膏之妙。见舌红而有白点者，乃心中有邪也，宜用柴胡、黄芩以解之，心肝同治也。见舌红而有大红点者，乃胃热而带湿也，须茵陈五苓散以利之。盖水湿必归膀胱以散邪，非肉桂不能引入膀胱，但只可用一二分，不可多入。见舌白胎而带黑点，亦胃热也，宜用石膏以凉之。见舌黄而有黑者，乃肝经实热也，用柴胡、栀子以解之。见舌白而黄者，邪将入里也，急用柴胡、栀子以解之，不使入里。柴胡乃半表半里，不可不用之也。见舌中白而外黄者，乃邪入大肠也，必须五苓散以分水，水分则泄止矣。见舌中黄而外白者，乃邪在内而非外，邪在上而非下，只可加柴胡、枳壳以和解，不可骤用大黄以轻下也。天水加五苓亦可，终不若柴胡、枳壳直中病原。少加天水则更妥，或不加，用天水加五苓散亦可也。见根黄而尖白者，亦胃热而带湿也，亦须用石膏为君，而少加去水之品，如猪苓、泽泻之味也。见舌黄而隔一瓣一瓣者，乃邪湿已入大肠，急用大黄、茵陈下之，不必用抵当、十枣汤者也。若下之迟，则不得不用之。然须辨水与血之分：下水，用十枣；下血，用抵当也。见舌有红，中如虫蚀者，乃水未升而火来乘也，亦须用黄连、柴胡以和解之。见舌红而开裂如人字者，乃邪初入心，宜用石膏、黄连以解之。见舌有根黑而尖带红者，乃肾中有邪未散，宜用柴胡、栀子以解之。见舌根黑而尖白者，乃胃火乘肾，宜用石膏、知母、元参以解之。不必论其渴与不渴，不必问其下利也。舌根黑而舌尖黄者，亦邪将入肾，须急用大黄下之，然须辨其腹痛与不痛。按之腹痛而手不能近者，急下之，否则只用柴胡、栀子以和解之。见舌纯红而独尖黑者，乃肾虚而邪火来乘也，不可用石膏汤，肾既虚而又用石膏是速其死也，当用元参一两或二两以救之，多有能生者。见舌有中心红晕，而四围边纯黑者，乃君相二火炎胜，急用大黄加生地两许下而救之，十人中亦可救五六人。见舌有中央灰黑，而四边微红者，乃邪结于大肠也，下之则愈，不应则死，以肾水枯槁，不能润之推送，此时又不可竟用熟地补肾之药，盖邪未散不可补，补则愈加胀急，适所以害之也。必邪下而后以生地滋之则可，然亦不可多用也。见舌有纯灰色，中间独两晕黑者，亦邪将入肾也，急用元参两许，少加柴胡治之。见舌有外红而内黑者，此火极似水也，急用柴胡、栀子、大黄、枳实以和利之。若舌又见刺，则火亢热之极矣，尤须多加前药。总之，内黑而外白，内黑而外黄，皆前症也，与上同治，十中亦可得半生也。惟舌中淡黑，而外或淡红，外或淡白，内或淡黄者，较前少轻，俱可以前法治之，十人中可得八人生也。见舌有纯红而露黑纹数条者，此水来乘火，乃阴症也，其舌胎必滑，必恶寒恶水，下喉必吐。倘现纯黑之舌，乃死症也，不须治之，水极似火，火极似水，一带纯黑，俱不可治。伤寒知舌之验法，便有把握，庶不至临症差误耳。

伤寒得仲景而大彰，今又得天师而大著，又得吾子之补论，而无遗蕴矣。兹相舌法，正天师所传，较《金镜录》更备，且无误治之虞，诚济世之慈航，救生之实录也。愿世人细心观之，保无有操药杀人之祸矣。吕道人书于燕市。

《伤寒大成》中相舌法较备，可参看。李子永识。

雷公真君曰：我受广成夫子之传，深知医道。世人只推我炮制，可慨也。今得远公陈子，可以尽泄吾秘。汝注《内经》，无微不扬，无隐不出，虽岐公之助，然亦妆之灵机，足以发之也。第其中止可因经发明，不能于经外另出手眼秘奥。虽岐公传汝《石室秘录》，实为医术之奇，而其中尚有未备，我今罄予子，附于《石室秘录》之后，以广岐天师之未备，使后世知我医道之神，不只以炮制见长，亦大快事也。当详言之，子细记之可耳。

【点评】本节详细论述伤寒病的舌相近 30 种，饱含陈氏丰富的临床经验，值得重视，值得推广。中医四诊中望诊排在首位。特别是在伤寒病中，望诊的地位更加重要。这里的伤寒是广义的伤寒，包括瘟疫、温病。早在元代就有杜本编撰的《敖氏伤寒金镜录》问世，收载了 36 种舌相图，及根据各种舌相拟订的治法，当时流传不广。明代的薛己曾将之重刊出版，可惜舌相图已经失传。本节介绍的 29 种相舌秘法与《敖氏伤寒金镜录》有很大的不同，治疗的方药有异，是对后者的补充和发展。但是两书都忽略了对太阳表证与少阴里证的舌相介绍，也许是因为这两者的舌相比较简单的缘故。

一论五行

雷公真君曰：五行火、木、土、金、水，配心、肝、脾、肺、肾，人尽知之也。然而生中有克，克中有生，生不全生，克不全克，生畏克而不敢生，克畏生而不敢克，人未必尽知也。何以见生中有克？肾生肝也，肾之中有火存焉，肾水干枯，肾不能生肝木矣；火无水制，则肾火沸腾，肝木必受樊烧之祸，非生中有克乎？治法当急补其肾中之水，水足而火息，肾不克木，而反生木矣。肝生心也，肝之中有水存焉，肝火燥烈，肝不能生心火矣。木无水养，则肝木焦枯，心火必有寒冷之虞，非生中有克乎？治法当急补其肝中之水，水足而木旺，肝不克火而反生火矣。心中之火，君火也；心包之火，相火也。二火之中，各有水焉。二火无水，则心燔灼而包络自焚矣，又何能火生脾胃之土乎！火无所养，则二火炽盛，必有燎原之害，此生中有克，不信然乎！治法当补其心中之水，以生君火，更当补其肾中之水，以滋相火，水足而二火皆安，不去克脾胃之土，而脾胃之土自生矣。脾土，克水者也。然土必得水以润之，而后可以生金。倘土中无水，则过于亢热，必有赤地千里，烁石流金之灾，不生金而反克金矣。治法当补其脾阴之水，使水足以润土，而金之气有所资，庶几金有生而无克也。肺金，生水者也。然金亦必得水以濡之，而后可以生水，倘金中无水则过于刚劲，必有煅炼太甚，崩炉飞汞之忧，不生水而反克水矣。治法当补其肺中之水，使水足以济金，而水之源有所出，庶几水有生而无克也。以上五者，言生中有克，实有至理，非漫然立论。倘肾中无水，用六味地黄汤大剂与之；肝中无水，用四物汤；心中无水，用天王补心丸；心包无水，用归脾汤；脾胃无水，用六君、四君；肺经无水，用生脉散。举一而类推之可也。

何以见克中有生乎？肝克土也，而肝木非土，又何以生？然而肝木未尝不能生土，土得木以疏通，则土有生气矣。脾克水也，而脾土非水又何以生？然而脾土未尝不生水，水得土而蓄积，则水有根基矣。肾克水也，而肾水非火不能生，无火则肾无温暖之气矣。然而心火必得肾水以生之也，水生火，而火无自焚之祸。心克金也，而心火非金不能生，无金则心无清肃之气矣。然而肺金必得心火以生之也。火生金，而金无寒冷之忧。肺克木也，而肺金非木不能生，无木则金无舒发之气矣，然而肝木必得肺金以生之也，金生木，而木无痿废之患。以上五者，亦存至理，知其颠倒之奇，则治病自有神异之效。

何以见生不全生乎？肾生肝也，而不能全生肝木。盖肾水无一脏不取资也，心得肾水，而神明始焕发也；脾得肾水，而精微始化导也；肺得肾水，而清肃始下行也；肝得肾水，而谋虑始决断也。六腑亦无不得肾水而后可以分布之也。此肾经之不全生，而无乎不生也。

何以见克不全克乎？肾克火也，而不至全克心火。盖肾火无一脏不焚烧也。心得肾火而烦躁生焉，脾得肾火而津液干焉，肺得肾火而喘嗽病焉，肝得肾火而龙雷出焉，六腑亦无不得肾火，而燥渴枯竭之症见矣。此肾经之不全克，而无乎无克也。

何以见生畏克而不敢生乎？肝木本生心火也，而肝木畏肺金之克，不敢去生心火，则心气愈弱，不能制肺金之盛，而金愈克木矣。心火本生胃土也，而心火畏肾水之侵，不敢去生胃土，则胃气转虚，不能制肾水之胜，而水益侵胃土矣。心包之火，本生脾土也，而心包之火畏肾水之泛，不敢去生脾土，则脾气更困，不能伏肾水之凌，而水益欺脾土矣。脾胃之土，所以生肺金也，而脾胃之土，畏肝木之旺，不敢去生肺金，则肺金转衰，不能制肝木之犯，而木愈侮土矣。肾经之水，所以生肝木也，而肾水畏脾胃之土燥，不敢去生肝木，则肝木更凋，不能制脾胃二土之并，而土愈制水矣。见其生而制其克，则生可全生，忘其克而助其生，则克且更克，此医道之宜知，而用药之所宜究心也。

何以见克畏生而不敢克乎？金克木也，肺金之克肝，又何畏于肾水之生肝乎？不知肾旺则肝亦旺，肝旺则木盛，木盛则肺金必衰，虽性欲克木，见茂林而自返矣。故木衰者，当补肾以生肝，不必制肺以扶肝。木克土也，肝之克脾，又何畏于心之生脾乎？不知心旺则脾亦旺，脾旺则土盛，土盛则肝木自弱，虽性思克土，遇焦土而自颓也。故土衰者，当补心以培土，不必制木以救土。土制水者也，脾之克肾，又何畏于肺之生肾乎？不知肺旺则肾亦旺，肾旺则水盛，水盛则脾土自微，虽性欲制水，见长江而自失矣。故水衰者当补肺以益水，不必制土以蓄水。水制火者也，肾水之克心，又何畏肝之生心乎？不知肝旺则心亦旺，心旺则火盛，火盛则肾水必虚，虽性喜克火，见车薪而自退矣。故火衰者，当补肝以助心，不必制水心援心。火制金者也，心之克肺，又何畏脾之生肺乎？不知脾旺则肺亦旺，肺旺则金盛，金盛则心火自衰，虽性欲克金，见顽金而难煅矣。故金衰者，当补土以滋金，不必息火以全金也。此五行之妙理，实医道之精微，能于此深造之，医不称神，未之前闻也。

长沙守张真人曰：阐发至此精矣，神矣！自有轩岐之书，从未有谈五脏之五行，颠倒神奇至此，实有至理存乎其中，用之却有效，莫惊言过创辟可喜，而难见施行也。

【**点评**】本节论述五行生克的关系。详细阐明了"生中有克，克中有生，生不全生，克不全克，生畏克而不敢生，克畏生而不敢克"6种辨证关系，虽然在理论上成立，但几乎没有见到任何医家付诸临床实践，故值得进一步研究。

二论脏腑

雷公真君曰：五脏六腑，人所知也，然而五脏不止五，六腑不止六，人未之知也。心、肝、脾、肺、肾，此五脏也。五脏之外，胞胎亦为脏。虽胞胎系妇人所有，然男子未尝无胞胎之脉。其脉上系于心，下连于肾。此脉乃通上通下，为心肾接续之关。人无此脉，则水火不能相济，下病则玉门不关，上病则怔忡不宁矣。若妇人上病，与男子同。下病则不能受妊，是生生之机，属阴而藏于阳，实另为一脏也。然既为一脏，何以不列入五脏之中？因五脏分五行，而胞胎居水火之两岐，不便分配，所以只言五脏而不言六脏也。或疑胞胎既是一脏，不列入五脏之中，何以千古治病者，不治胞胎，竟得无恙？是胞胎亦可有可无之脉，其非五脏之可比，而不知非也。盖胞胎不列入五脏，亦因其两岐，故病在上则治心，而心气自通于胞胎之上；病在下则治肾，而肾气自通于胞胎之下，故不必更列为一脏，而非胞胎之不为脏也。或又疑女子有胞胎以怀妊，以胞胎为一脏固宜，而男子亦曰有胞胎，其谁信之？不知男子之有胞胎，论脉之经络，而非胞之有无也。于心之膜膈间有一系，下连于两肾之间，与妇人无异，惟妇人下大而上细，男子上下俱细耳，妇人下有口，而男子下无口为别。次脉男女入房，其气下行，而妇人之脉，其口大张，男子泄精直射其口，而胞胎之口始闭而受妊矣。若男子精不能射，或女子气不下行，或痰塞，或火烧，或水冷，其口俱不敢开，断不能受妊。此胞胎之为一脏甚重也。

至小肠、大肠、膀胱、胆、胃、三焦，此六腑也。六腑外更有膻中，亦一腑也。膻中即心包络，代君火司令者也。膻中与心原为一脏一腑，两相表里，今独称心而遗膻中，非膻中不可为腑，尊心为君火，不得不抑膻中为相火也。或曰千古不治膻中，何以治心而皆效？不知心与膻中为表里，表病则里亦病，故治里而表自愈。况膻中为脾胃之母，土非火不生，心火不动，必得相火之往来以生之，而后胃气能入，脾气能出也。膻中既为脾胃母，谓不足当一腑之位乎？此膻中之为一腑，人当留意。

张真君曰：六脏七腑，今日始明，真一快事。

尝论五脏各相生相克，实各相成。一经之病，每兼数经以治。此经之邪，或向别经而求，故用药不得胶柱，过于区别。然论其大概，亦不可混。肺为金脏，其质娇，畏寒畏热，而过寒过热之药，不可以之治肺也。脾为土脏，其质厚，可寒可热，而偏寒偏热之药，无不可以治脾也。心为火脏，体居上，忌用热，其有以热药治心者，乃肾虚而坎不交离，本肾病而非心病也。肾为水脏，体居下，忌用寒，其有以寒治肾者，乃心实而阳亢烁阴，本心病而非肾病也。至于肝为木脏，木生于水，其源从癸，火以木炽。其权挟丁，用热不得远寒，用寒不得废热。古方治肝之药，寒热配用，反佐杂施，职此故也。其五脏之不同如此。此谨附志以俟后来者之鉴诸。李子永识。

【点评】本节讨论脏腑学说。中医的基础理论本来就建立在科学的假说之上。《黄帝内经》除了"五脏六腑"说之外，尚有"九脏"说、"十一脏"说，最后统一归结为五脏六腑。然而，脑竟然被排除在脏腑之外，至今仍然引起许多医家的不满与质疑。有人甚至提出了脑为人身中心说。本节提出了六脏七腑说，增加了胞胎一脏，膻中一腑，扩大了人们的眼界，在学术上值得进一步探讨。

三论阴阳

雷公真君曰：天地之道，不外阴阳。人身之病，又何能离阴阳也？《内经》论阴阳，已无余义。然而只论其细微，反未论其大纲也。人身之阴阳，其最大者，无过气血。《内经》虽略言之，究未尝言其至大也。盖气血之至大者，在气之有余与血之不足。气有余，则阳旺而阴消；血有余，则阴旺而阳消。阳旺而阴消者，当补其血；阴旺而阳消者，当补其气；阳旺而阴消者，宜泻其气；阴旺而阳消者，宜泻其血。欲阴阳补泻之宜，视气血之有余不足而已。

【**点评**】本节论阴阳，以气血作为阴阳在人体的具体表现，化虚为实，抓住了根本。又以古法"损有余，益不足"作为调节气血的基本法则，无疑是正确的。

四论昼夜

雷真君曰：昼夜最可辨病之阴阳，然而最难辨也。阳病则昼重而夜轻，谓阳气与病气交旺也。然亦有阳病而昼不重者，盖阳气虚之故耳。阴病昼轻而夜重，阴气与病气交旺也，然亦有阴病而夜反轻者，盖阴气虚之故耳。夫阳气与病气交旺者，此阳未虚之症，故元阳敢与邪气相争而不止，虽见之势重，其实病反轻，而助其阳气以祛邪，不可但祛邪而不补其阳气也。阴气与病气交旺者，此阴未衰之症，故真阴与邪气相战而不已，虽见之势横，其实病未甚也，助其阴气以逐邪，不必仅逐邪而不补其阴气也。阳虚则昼不重，视其症若轻，而不知其邪实重，盖元阳虚极，不敢与阳邪相战，有退缩不前之意，非阳旺而不与邪斗也。阴虚而夜反轻，视其势亦浅，而不知其邪实深，盖真阴微甚，不敢与阴邪相犯，有趋避不遑之象，非阴旺不与邪角也。此阴阳辨于昼夜，不可为病之所愚。然而尚不可拘于此也。或昼重而夜亦重，或昼轻而夜亦轻，或有时重有时不重，或有时轻有时不轻，此阴阳之无定，而昼夜之难拘。又不可泥于补阳之说，当峻补于阴，而少佐其补阳之品，则阴阳有养，而邪气不战自逃矣。

孙真君曰：论阴阳，亦不能出轻之微。

【点评】本节论述昼夜疾病轻重的规律。一般认为阳病昼重夜轻，阴病昼轻夜重。陈氏指出，阳病、阴病不仅有虚实之分，不能一概而论；而且阴阳无定，昼夜无拘，一切需要灵活对待。

五论四时

雷真君曰：春夏秋冬，各有其令，得其时则无病，失其时则病生。《内经》亦详言之矣。而余更取而言之者，劝人宜先时加谨，不可后时以恃药也。别有导引法，欲传世久矣，知天师已先有之，然法未尝不佳，可并行不悖也。法开后：

先春养阳法

每日闭目冥心而坐，心注定肾中，咽津七口，送下丹田，起立，双手目抱两胁，微摇者三，如打恭状，起立，俟气定，再坐如前法。咽津七口，送下丹田，永无风症之侵。一月行六次可也，多多更妙。

先夏养阴法

每日闭目冥心而坐，心中注定于心，咽津十四口，送下心中，永无暑气之侵。

先秋养阴法

每日闭目冥心而坐，心注肺中，咽津送下丹田者十二口，以双手攀足心者三次，候气定，再如前咽津送下丹田者，七口而后止，永无燥热之病。

先冬养阳法

每日五更坐起，心中注定两肾，口中候有津水，送下丹田者三口，不必漱津，以手擦足心，火热而后已，再送津三口至丹田，再睡，永无伤寒之症。而长生之法，亦在其中矣。长夏不必更有方法。

张真君曰：妙方也。惜人不肯行耳，行则必能却疾。

【点评】本节论述四季养生的方法，主要采用导引之术。术式比较简单，即打坐、咽津、按摩等，四季有所差别。提出"劝人宜先时加谨，不可后时以恃药也"的观点，具有"治未病"的思想，可取。

六论气色

雷真君曰：看病必须察色，察色必须观面，而各有部位，不可不知。面之上两眉心，候肺也。如色红则火，色青则风，色黄则湿，色黑则痛，色白则寒也。两眼之中有明堂，乃心之部位。明堂之下，在鼻之中，乃肝之部位。肝位之两旁，以候胆也。鼻之尖上，以候脾。鼻尖两旁，以候胃。两颧之上，以候肾。肾位之上，以候大肠。肝胆位下，鼻之两傍，以候小肠。肺位之上为额，以候咽喉。额之上，以候头面。心位之傍，以候膻中。鼻之下人中，为承浆，以候膀胱。三焦无部位，上焦寄于肺，中焦寄于肝，下焦寄于膀胱。其余各部位，俱照《灵枢》无差错也。五色之见，各出于本部，可照五色以断病，一如肺经法断之，无不神验。但其中有生有克，如青者而有黄色，则木克土矣；红者而有黑色，则水克火矣；黄者而有红色，则火生土矣；黑者而有白色，则金生水矣。克者死，生者生也。治之法，克者救其生，生者制其克，否则病不能即瘥。然其中有从内出外，有从外入内。从内出外者，病欲解而不欲藏；从外入内者，病欲深而不欲散。欲解者病轻，欲深者病重也。治之法，解者助其正，深者逐其邪，否则病不能遽衰。男女同看部位，无有分别。《灵枢》误言也。但内外何以别之？色之沉而浊者为内，色之浮而泽者为外也。五色既见于部位，必细察其浮沉，以知病之浅深焉；细审其枯润，以观其病之死生焉；细辨其聚散，以知其病之远近焉；细观其上下，而知其病之脏腑焉。其间之更妙者，在察五色之有神无神而已，色暗而神存，虽重病亦生；色明而神夺，虽无病亦死。然有神无神从何辨之？辨之于色之黄明。倘色黄而有光彩，隐于皮毛之内，虽五色之分见，又何患乎？此观神之法，又不可不知之也。

【点评】本节论述面诊的方法。面诊最早见于《黄帝内经》，其后《中藏经》《小儿药证直诀》等都对面诊的研究有所贡献。本节描述了五脏六腑在面部的分布，详细介绍了根据五色辨识疾病的方法，简略而适用。

七论脉诀

雷真君曰：脉诀，《内经》已畅言矣，王叔和又发明之，子又何言？虽然，尚有未备者，不可不一论之。脉诀大约言愈多，则旨益晦，吾独尚简要以切脉，不必纷纷于七表八里也。切脉之最要者，在浮沉，其次则迟数，又其次则大小，又其次则虚实，又其次则涩滑而已。知此十脉，则九人之病不能出其范围。至于死脉，尤易观也，不过鱼虾之游、禽鸟之喙，屋漏、弹石、劈索、水流之异也。知十法之常，即可知六法之变，又何难知人之疾病哉！《灵枢》之形容脉象，不可为法也。

张真君曰：脉诀原不必多，多则反晦。明言十法，至简至要，可以为万世切脉之法。

【点评】本节论脉诀，提出只需掌握浮沉、迟数、大小、虚实、涩滑十种切脉方法，就能以简驭繁，此说符合脉理。

八论强弱

人有南北之分者，分于强弱也。南人之弱，不及北人之强也远甚。然而南人亦有强于北人者，北人亦有弱于南人者，亦不可一概而论。然而统治强弱，又断断不可，当观人以治病，不可执南北以治强弱也。盖天下有偏阴偏阳之分，偏于阳者，虽生于南而亦强；偏于阴者，虽生于北而亦弱。故偏于阳者，宜用寒凉之剂；偏于阴者，宜用温热之品。

张真君曰：是。

【点评】俗谓北方人体质强，南方人体质弱，本节对这一说法进行了批评，认为不能一概而论。陈氏的这一观点是正确的。

九论寒热

雷真君曰：病之有寒热也，半成于外来之邪，然亦有无邪而身发寒热者，不可不知。无邪而身发寒热，乃肝气郁而不得宣，胆气亦随之而郁。木之气既郁滞，而心之气自然不舒。心、肝、胆三经之气皆郁，则脾胃之气不化，肺金无养，其金不刚。上少清肃之气下行，而木寡于畏，土且欲发泄而不能，于是作寒作热，似疟非疟而不能止。倘用祛邪之药，则其势更甚，惟有舒其木气而寒热自除矣。

张真君曰：亦创论也。方宜用逍遥散大加白芍可也。

【点评】本节论寒热。认为身发寒热，一则源自外来之邪，一则源自肝气郁结。而肝气郁结引起的寒热用逍遥散有效。这一提示对临床很有帮助。

十论生死

雷真君曰：知生死而后可以为医。生中知死，死中知生，非易易也。何以知生中之死？如伤寒之症，七日不汗，死是也。何以知死中有生？如中风、中恶、中毒是也。生中之死，而辨其不死；死中之生，而辨其不生，医道其庶几乎！伤寒至七日犹无汗，人皆谓必死矣，而予独断其不死者，非因其无汗而可生也。盖伤寒邪盛，禁汗之不得出，其人无烦躁之盛，肾水犹存，邪不能熬干之也。虽无汗，必有汗矣。七日来复，岂虚言哉！此生中之死，而辨其不死之法也。中风不语，中恶不出声，中毒致闷乱，虽其人之气犹存，似乎不死，然而遗尿则肾绝矣，手撒则肝绝矣，水不下喉则脾胃绝矣，舌本强则心绝矣，声如醋则肺绝矣。五脏无一生，无有不死者。倘有一脏之未绝，未死也。看何脏之绝，而救何脏之气，则死犹不死矣。然而五脏之中，尤最急者，莫过心肾，心肾之药，莫过人参、附子二味，二味相合，则无经不入，救心肾，而各脏亦无不救之矣。虽将死之人，必有痰涎之作祟，似祛痰化涎之药，亦不可轻废。然不多用人参，而只用祛痰化涎之药，适足以死之也。即或偶尔生全，未几仍归于死。此死中之生，而辨其不死之法也。

张公曰：真奇绝之文。

【点评】本节论述伤寒七日无汗、中风、中恶、中毒的生死预后。提出伤寒病虽然七日无汗，似乎必死，但七日是阳气来复之期，可能复生。中风、中恶、中毒虽然尚未死，但出现"五绝"则是死亡的征兆。救五脏之绝，莫如救心肾，人参、附子是两味最重要的救治之药。

十一论真假

雷真君曰：病之有真有假也。大约寒热之症居多，《内经》已辨之无遗义矣。予再取而论之者，以真假之病难知，而用药者不可徒执泛逆之治法也。予有治真寒假热之法，而不必尚夫汤剂也。如人下部冰凉，上部大热，渴欲饮水，下喉即吐，此真寒反现假热之象以欺人，自当用八味汤，大剂搅冷与饮。人或不敢用，或用之不多，或病人不肯服，当用吾法治之。以一人强有力者，擦其脚心，如火之热，不热不已，以大热为度。后用：

吴茱萸，一两，为末　　附子一钱　射干一分，为细末

以少少白面入之，打为糊，作膏二个，贴在脚心之中。少顷必熟睡，醒来下部身热，而上部之火自息矣。急以八味汤与之，则病去如失。至于治真热假寒之法，则又不然。如人外身冰凉，内心火炽，发寒发热，战栗不已，此内真热而反现假寒之象，自当用三黄石膏汤加生姜，乘热饮之。医或信之不真，或病家不敢与服，予法亟宜用之也。井水一桶，以水扑心胸，似觉心快，扑之至二三十次，则内热自止，而外战栗，不觉顿失。急以元参、麦冬、白芍各二两，煎汤与之。任其恣饮，则病不至再甚矣。

张公曰：何方法之奇至此。遵而行之，人无死法矣。

华君曰：病有真假，则药岂可无真伪。盖以假对假，而真乃现。苟必真以治假，则假症反现真病以惑人，故必用假药以治假症也。如上焦热极，而双足冰凉，此下寒乃真寒，而上热乃假热也。设我以凉药投之，下喉自快，及至中焦，已非所喜，必反上而不纳；况药又不肯久居中焦，势必行至下焦而后已，乃下焦寒凉世界，以寒入寒，虽同气相通，似乎可藏，殊不知阴寒之地，又加冰雪，必然积而不流，成冰结冻，何有已时？必得大地春回，阳和有气而后化。人身假热之症，亦正相同，倘以寒药投之，自然违背；先以热药投之，亦未必遂顺其性。法当用四逆汤加人尿、胆汁调凉与服，则下喉之时，自然宽快，不致相逆其拂抑之气；及至中焦，味已变温，性情四合；引入下焦，则热性大作，不啻如贫子得衣，乞儿逢食，下既热矣，则龙雷之火有可归之宅，自然如蜃之逢水，龙之得珠，潜返于渊，不知不觉火消乌有矣。四逆汤热药也，乱之以人尿、胆汁，则热假为寒，以骗症之真寒作热，实有妙用。倘执定以热攻寒之说，而不知以假治热之方，则肾且坐困，尽以真热之药遽治假热之病，必致捍格而不入。此真假之宜知，予所以特为作论。此一端之法，可通之以治假寒之症矣。

【点评】本节论真假，重点是谈真寒假热与真热假寒的治法。真寒假热用八味汤，疑即金匮肾气丸(又称八味地黄丸)煎汤。外用吴茱萸制剂敷贴涌泉穴，引火归元。这在古医书中已有记载。但本节提出要把脚心擦火热，再贴吴茱萸末做成的膏，这个细节很重要，如此达到引火归元的效果，患者才能很快熟睡。真热假寒用三黄石膏汤加生姜热服，外用井水扑心胸，可以扑至二三十次，则内热自止，战栗顿失。这种细节的交代，也很有必要。真寒假热证、真热假寒证最早见载于《伤寒论》，本节所介绍的四逆汤加人尿、猪胆汁，就是《伤寒论》治疗真寒假热证的主方。

十二论老少

雷真君曰：老人与小儿最难治也。老人气血已衰，服饮食，则不生精而生病；小儿精气未满，食饮食，则伤胃而伤脾，故治老人、小儿当另立一门。虽岐天师已立有门有方，然终觉未全，今另留数方，半治老人之生精，半治小儿之伤胃也。生精者，生其肾中精也。人生肾气有余，而后脾胃之气行，脾胃气行，而后分精四布于各脏腑，俱得相输以传化。方名**养老丸**，用：

熟地八两　巴戟天四两　山茱萸四两　北五味一两　薏仁三两　芡实四两　车前子一两　牛膝三两　山药四两

各为末，蜜为丸。每日吞五钱，自能生精壮气，开胃健脾也。又何虑饮食之难化乎！

小儿之方，单顾其胃，天师已有神方传世，今再立一方，亦治肾以生土也。论小儿纯阳，不宜补肾，不知小儿过于饮食，必至伤胃，久之胃伤而脾亦伤，脾伤而肺金亦伤，肺金伤而肾水更伤矣。小儿至肾水之伤，则痨瘵之症起，鸡胸、犬肚之证见。苟治之不得法，而仍治以治胃之药，未能奏功。杂然攻利之药并进，殄人夭年可悯。今立一方，治小儿肾脏之损，实有奇功。方名**全幼丸**，用：

熟地二两　麦冬一两　山药三两　芡实三两　车前子一两　神曲五钱　白术一两　地粟粉三两　鳖甲三两　生何首乌三两　茯苓一两

各为末，蜜为丸。每日白滚水送下三钱，一料，前症尽愈。二方实可佐天师之未逮也。

张真君曰：妙绝之论，妙绝之方。

【点评】本节论述老人小孩的调补方法。前面卷四已经有"老治法"与"少治法"，主张老年人宜补肾，以麦味地黄丸加减，重在滋养肾阴；小儿宜治脾胃，以二陈汤加减，理气化痰。此处补充了一首养老丸，重在生精壮气，开胃健脾；又补充了一首全幼丸，治疗痨瘵初起，鸡胸犬肚。这两首方均有可圈可点之处。

十三论气血

雷真君曰：气无形也，血有形也。人知治血必须理气，使无形生有形，殊不治治气必须理血，使有形生无形也。但无形生有形，每在于仓皇危急之日；而有形生无形，要在于平常安适之时。人见用气分之药速于见功，用血分之药难于奏效，遂信无形能生有形，而疑有形不能生无形。不知气血原迭相生长，但只有缓急之殊耳。故吐血之时，不能速生血也，当呕补其气；吐血之后，不可纯补气也，当缓补其血。气生血，而血无奔轶之忧；血生气，而气无轻燥之害。此气血两相须而两相得也。

张真君曰：论妙极，无弊之道也。

【点评】本节论述气血互生的道理，符合辩证法，符合临床实际，堪比唐代王冰注释《素问》阴阳互根的内容。

十四论命门

雷真君曰：命门为十二经之主，《内经》已详言之。余再取而尚论者，盖命门之经虽彰，而命门之旨尚晦也。命门既为十二经之主，而所主者何主也？人非火不能生活，有此火而后十二经始得其生化之机。命门者，先天之火也。此火无形而居于水之中。天下有形之火，水之所克；无形之火，水之所生。火克于水者，有形之水也；火生于水者，无形之水也。然而无形之火偏能生无形之水，故火不藏于火，而转藏于水也。命门之火阳火也，一阳陷于二阴之间者也。人先生命门而后生心，其可专重夫心乎！心得命门而神明有主，始可应物；肝得命门而谋虑；胆得命门而决断；胃得命门而能受纳；脾得命门而能转输；肺得命门而治节；大肠得命门而传导；小肠得命门而布化；肾得命门而作强；三焦得命门而决渎；膀胱得命门而收藏，无不借命门之火以温养之也。此火宜补而不宜泻，宜于水中以补火，尤宜于火中以补水，使火生于水，而远以藏于水也。倘日用寒凉以伐之，则命门之火微，又何能生养十二经耶！此《内经》所谓"主不明，则十二官危"，非重言命门欤！张真君曰：命门得天师之辨，正若日月之经天。今又得雷真君之尚论，则命门何至于晦而不彰乎！万世之大幸也。

张景岳先生谓： 善补阴者，宜于阳中补阴，无伐阳以救阴；善补阳者，宜于阴中补阳，无伐阴以救阳。深得此意。_{李子永识。}

【点评】关于命门学说的讨论，是中国医学史上持续最长的一次学术争鸣，至今仍无统一结论。本节以"命门为十二经之主"为基础，论述了命门之火在启迪、维持五脏六腑功能方面的重大作用。其中所谓"命门之火阳火也，一阳陷于二阴之间也"，指命门处于两肾之间。命门为阳，肾为阴。有注释者以《易经》的坎卦来解释这一论点。

十五论任督

雷真君曰： 任督之脉，在脏腑之外，别有经络也。每为世医之所略，不知此二部之脉，不可不讲。非若冲跷之脉，可有可无也。任脉起于中极之下，以上毛际，循腹里，上关元，至咽喉，上颐循面，入目，此任脉之经络也。督脉起于少腹以下骨中央，女子入系廷孔，在溺孔之际，其络循阴器，合篡间，绕篡后，即前后二阴之间也。别绕臀，至少阴与巨阳中络者合少阴，上股内后廉，贯脊属肾，与太阳起于目内眦，上额交巅；上入络脑，还出别下项，循肩膊，侠脊抵腰中，入循膂络肾。其男子循茎下至篡，与女子等。其少腹直上者，贯脐中央，上贯心入喉，上颐环唇，上系两目之下中央，此督之经也。二经之病，各有不同，而治法实相同也。盖六经之脉络，原相贯通，治任脉之疝瘕，而督脉之遗溺、脊强亦愈也。然此二脉者，为胞胎之主脉，无则女子不能受妊，男子难以作强以射精。此脉之宜补，而不宜泻，明矣。补则外肾壮大而阳旺，泻则外肾缩小而阳衰；补则子宫热而受胎，泻则子宫冷而难妊矣。

张真君曰：妙绝。今人不知任督之至要，所以用药不效也。知任督，何难治病哉！

【点评】本节论述任、督二脉的循行路线、生理功能、所主疾病。最早阐述任督两脉作用的是元代的滑寿，他专门撰写了《十四经发挥》，以突出任督二脉的重要性。其次是李时珍，其撰写了专篇文章予以强调，以期引起中医界对任督二脉的重视。本节所论虽然没有超出以上二家的范围，但亦能体现陈氏独到的眼光。

十六论子嗣

雷真君曰：人生子嗣，虽曰天命，岂尽非人事哉！有男子不能生子者，有女子不能生子者。男子不能生子有六病，女子不能生子有十病。六病维何？一精寒也，一气衰也，一痰多也，一相火盛也，一精少也，一气郁也。精寒者，肾中之精寒，虽射入子宫而女子胞胎不纳，不一月即堕矣。气衰者，阳气衰也。气衰则不能久战，以动女子之欢心。男精已泄，而女精未交，何能生物乎？精少者，虽能射而精必衰薄，胞胎之口大张，细小之入何能餍足？故随入而随出矣。痰多者，多湿也，多湿则精不纯，夹杂之精，纵然生子，必然夭丧。相火盛者，过于久战，女精已过，而男精未施，及男精既施，而女兴已寝，又安能生育哉！气郁者，乃肝气抑塞，不能生心包之火，则怀抱忧愁，而阳事因之不振。或临炉而兴已阑，或对垒而戈忽倒。女子之春思正浓，而男子之浩叹顿起，则风景萧条，房帏岑寂，柴米之思难忘，调笑之言绝少，又何能种玉于兰田，毓麟于兰室哉！故精寒者温其火，气衰者补其气，痰多者消其痰，火盛者补其水，精少者添其精，气郁者舒其气，则男子无子者可以有子。不可徒补其相火也。

十病维何？一胎胞冷也，一脾胃寒也，一带脉急也，一肝气郁也，一痰气盛也，一相火旺也，一肾水衰也，一任督病也，一膀胱气化不行也，一气血虚不能摄也。胎胞之脉，所以受物者也，暖则生物，而冷则杀物矣。纵男子精热而射入之，又安能茹之而不吐乎！脾胃虚寒，则带脉之间必然无力，精即射入于胞胎，又安能胜任乎！带脉宜弛不宜急，带脉急者，由于腰脐之不利也。腰脐不利，则胞胎无力，又安能载物乎！肝气郁则心境不舒，何能为欢于床第？痰气盛者，必肥妇也。毋论身肥则下体过胖，子宫缩入，难以受精。即或男子甚健，鼓勇而战，射精直入，而湿由膀胱，必有泛滥之虞。相火旺者，则过于焚烧，焦干之地，又苦草木之难生。肾水衰者，则子宫燥涸，禾苗无雨露之润，亦成萎黄，必有堕胎之叹。任督之间，倘有疝瘕之症，则精不能施，因外有所障也。膀胱与胞胎相近，倘气化不行，则水湿之气，必且渗入于胞胎，而不能受妊矣。女子怀胎，必气血足而后能养，倘气虚则阳衰，血虚则阴衰，气血双虚则胞胎下坠，而不能升举，小产之不能免也。故胎胞冷者温之，脾胃寒者暖之，带脉急者缓之，肝气郁者开之，痰气盛者消之，相火旺者平之，肾水衰者补之，任督病者除之，膀胱气化不行者助其肾气，气血不能摄胎者益其气血也。则女子无子者，亦可以有子，而不可徒治其胞胎也。种子方，莫妙用岐天师之方，故不再定。

张真君曰：男女之病，各有不同，得其病之因，用其方之当，何患无子哉！以男子六病，女子十病，问人之有无，即可知用药之宜矣。

【点评】本节论述不能生育的各种原因，计男子有 6 病，女子有 10 病，剖析入微，有说服力。但没有介绍每一种情况相应的治疗方药是其不足。

十七论瘟疫

雷真君曰：古人云，疫来无方。非言治疫之无方，乃言致疫之无方也。然亦未尝无方。疫来既有方，而谓治之无方乎？大约瘟疫之来，多因人事之相召，而天时之气运，适相感也。故气机相侵，而地气又复相应，合天、地、人之毒气，而瘟疫成焉。侵于一乡，则一乡之人病；酿于一城，则一城之人病；流于千里，则千里之人病，甚且死亡相继，阖门阖境，无不皆然，深可痛也。今别定一法，用贯仲一枚，浸于水缸之内，加入白矾少许，人逐日饮之，则瘟疫之病不生矣。真至神之法。

张真人曰：妙方，此先制瘟疫之法也。

【点评】本节论瘟疫，主要介绍一种瘟疫预防的方法，即将贯众浸泡在水缸中，加少许白矾，每天服。贯众有清热解毒、凉血作用，可以治疗痘疮、出血、崩漏、带下等多种疾病。《神农本草经》云："主腹中邪热气，诸毒，杀三虫。"据《东北常用中草药手册》载："贯众放在水缸中，饮用其水，预防流行性感冒、流行性脑脊髓膜炎、麻疹。"由此可见，用贯众预防流行性传染性疾病，既有历史渊源又有现实意义。

十八论内外治法

内病治内，外病治外，人皆知之矣。不知内病可以外治，外病可以内攻也。夫外病徒于外治之，必致日久而难效，必须内治之，可旦夕奏功也。如痈疽结毒之类是矣。人见痈疽等症之发于外，以铁箍散围之，以刀圭刺之，以膏药贴之，以末药敷之，纵然药神亦不能速效。必用内药内散，不过一二日之间，便为分消乌有，然则何可徒治其外哉？至于内病以药内散实多奇功，不比外症之难愈。然而内外两施，表里兼治，其功更捷，如导引之奇，按摩之异，又不可不急讲也。

【点评】本节论述内外治法，即内病外治，外病内治，认为："内外两施，表里兼治，其功更捷。"本书在很多篇章介绍了内病外治和外病内治的具体方法，可互参。

岐天师儿科治法

天师曰：儿科得其要，无难治人，今传一法门，使万世小儿尽登仁寿。法在先看气色，后看脉。小儿有疾，其颜色必鲜艳，以鼻之上，眼之中间，中间睛明穴上辨之。色红者，心热也；红筋横，直现于山根，皆心热也。色紫者，心热之甚，肺亦热也。色青者，肝有风也；青筋直现者，乃肝有热也；青筋横现者，亦肝热也；直者风上行，横者风下行也。色黑者，风甚而肾中有寒；色白者，肺中有痰。色黄者，脾胃虚而作泻；黄筋现于山根，不论横直，总皆脾胃之症。只有此数色，无他颜色，故一览而知小儿之病矣。大人看脉于寸关尺，小儿何独不然？但小儿不必看至数，只看其数与不数耳。数甚则热，不数则寒也。数之中，浮者风也，沉者寒也，缓者湿也，涩者邪也，滑者痰也。如此而已，七表八里，俱不必去看。自知吾诀，则《脉诀》亦不必读也。有止歇者，乃痛也。余亦不必再谈。

小儿症，大约吐、泻、厥逆、风、寒、暑、热而已。其余痘、疹、瘄，余无他病。或心疼腹痛，或有痞块，或有疮疔，可一览而知也。然而小儿之病，虚者十之九，实者十之一，故药宜补为先。

今立三方，通治小儿诸症。第一方：

人参三分　白术五分　茯苓一钱　甘草一分　陈皮二分　神曲三分　半夏一分

此六君子汤加减也。通治小儿脾胃弱病，神效。如伤肉食者，加山楂五粒；伤米食者，加麦芽五分；伤面食，加萝卜子三分；吐者，加白豆蔻一粒，去甘草，加生姜三片；泻者，加干姜三片，猪苓五分。

第二方，治外感也。或伤风、伤寒，或咳嗽，或发热，或不发热，或头痛，或鼻塞，或痰多，或惊悸，或角弓反张，皆以此方通治之，无不神效。方用：

柴胡七分　甘草三分　桔梗五分　半夏三分　黄芩三分　白芍二钱　白术二钱　当归五分　陈皮二分　茯苓五分

水煎服。头痛，加蔓荆子三分；心痛，手不可按者，乃实火也，加栀子一钱；按之不痛者，乃虚火也，加甘草八分，贯仲五分，广木香三分，乳香一分；胁痛者，加芍药三钱；腹痛者，以手按之，手按而痛甚者，乃食也，加大黄一钱；按之而不痛者，乃寒也，非食也，加肉桂三分，干姜三分；有汗出不止者，加桑叶一片；眼痛而红肿者，乃火也，加黄连三分，白蒺藜一分；喉痛者，加山豆根三分。

第三方，治虚寒之症，夜热出汗，夜啼不寐，怔忡，久嗽不已，行迟语迟，龟背狗肚，将成痨瘵等症。方用：

熟地三钱　山茱萸二钱　麦冬二钱　北五味五分　元参二钱　白术二钱

茯苓一钱　薏仁三钱　丹皮一钱　沙参二钱　地骨皮二钱

水煎服。倘兼有外感者，少加柴胡五分，白芍三钱，白芥子一钱，余无可加减矣。

【点评】本节论述儿科病治法。首先介绍了儿科病的诊断方法。望诊以面部睛明穴为中心，与五脏、五色相配。脉诊以数与不数为标准，结合浮、沉、缓、涩、滑。以此诊断儿科疾病虽然不是本书首创，但也包含了陈氏的个人经验。至于儿科疾病的治疗方法，陈氏提出了三方：第一方系六君子汤加减，通治小儿脾胃虚弱；第二方系小柴胡汤合逍遥散加减，通治小儿外感；第三方系麦味地黄丸加减，治疗小儿肝肾阴虚，兼脾虚有湿。陈氏的经验可以参考。

诸真人传授儿科

痘疮计日　痘疮坏症　疹

痘治法

天师曰：今人看痘为难治，不知得其法则无难也。初起之时，不论身弱身强，先以补气补血之药为君，加之发散之药，则重者必轻，而轻者必少。无如世人皆以寒凉之品为主，又助以劫散之味，此所以轻变重，重至死也。吾今传五方，朝夕服之，至七日无不结靥，再无回毒之症，十人十活，不杀一小儿也。

第一日方

见小儿身热，眼如醉眼者，此出痘兆也。若不是醉眼，则非出痘，不可用此方，用治外感方治之。若见醉眼，急投此方，则痘点即现，必不待三日而自出也。方用：

黄芪三钱　白术一钱　甘草一钱　当归二钱　川芎二钱　茯苓三钱　柴胡一钱五分　升麻五分　麦冬二钱　元参三钱　陈皮五分　荆芥一钱　金银

花_{先用五分}

水三碗，煎汤二碗，再煎药至五分，与小儿饮之。此方五岁以上俱照此分两，五岁以下减半，周岁内者，又递减之。服此药，自然神思清爽，病家不肯服，劝其速服，包其速愈，不妨身任之。服后见点，再用第二方。

第二日方

白术_{二钱}　麦冬_{三钱}　甘草_{一钱}　桔梗_{二钱}　当归_{五钱}　生地_{五钱}　元参_{二钱}　柴胡_{一钱}　升麻_{三分}　荆芥_{一钱}　茯苓_{二钱}　白芍_{三钱}　白芥子_{二钱}　金银花_{三钱}

水煎服。服此药后，一身尽见点矣，其色必红，而无色白、色黑之虞矣。

第三日方

人参_{五分}　白芍_{三钱}　白术_{三钱}　茯苓_{三钱}　元参_{二钱}　神曲_{三分}　丹皮_{一钱}

水煎服。此方服后尽皆灌浆，无不气血之足，永无退症之虞矣。再服第四日方。

第四日方

人参_{一钱}　当归_{二钱}　熟地_{五钱}　茯苓_{三钱}　金银花_{三钱}　陈皮_{五分}甘草_{一钱}　元参_{三钱}　白术_{三钱}　白芍_{二钱}　神曲_{五分}

服此方后，小儿必然口健，要吃食不已，不妨少少频与，亦不可多食也。第五日方可不必用矣。然更传之者，恐小儿多食，别生他病，故又传此方。

第五日方

人参_{一钱}　茯苓_{三钱}　白术_{二钱}　甘草_{一钱}

有食，加麦芽五分，山楂五粒。若不伤食不必加，只加金银花三钱。能服此五方，期七日前而回春也。以上小儿年岁小者，俱照第一方减之。如小儿已身热三日，则用第三日方；四日，则用第四日方。如坏症，另用坏症方。

秦真人传坏症方

治痘疮坏症已黑者，人将弃之，下喉即活。

人参三钱　陈皮一钱　蝉蜕五分　元参二钱　当归三钱　荆芥穗一钱

水二钟，煎八分，灌下喉中即活。大约坏症，皆元气虚而火不能发也。我用参以助元气，用元参以去浮游之火，用陈皮去痰开胃，则参无所碍而相得益彰。荆芥以发之，又能引火归经；当归以生新去旧，消滞气；蝉蜕亦解毒、去斑。世人如何知此妙法？初起不可服，必坏症乃可。一剂即回春，不必再剂也。

雷真君传痘疮坏症方

痘疮坏症，最为可怜，身如黑团之气，口不能言，食不能下。世人到此尽弃之沟中，医者到此亦置而不顾，谁知尽人皆可生之乎？吾有奇方，名**必全汤**：

人参三钱　元参一两　荆芥一钱　金银花一两　陈皮三分

水煎五分灌之。下喉而眼开，少顷而身动，久之而神气回，口能言，食能下矣。不必再服他药。痘疮自面而生全，至奇至神之方也。盖痘疮坏症，皆气虚而火不能发也，火毒留于中而不得泄，故形如死状，其实脏腑未坏。我用参以固元气，用元参以去火，用金银花以消毒，用陈皮以化痰，用荆芥以引经，而发出于外，内中原有生机，所以一剂回春也。

【点评】痘治法即天花的治法。天花古称痘疮，最早记载于葛洪《肘后备急方》，其书云："以建武中于南阳击虏所得，仍呼为虏疮。"即公元 25～56 年，天花因涉外战争传播到中国内地。这是一种死亡率极高的烈性传染病，特别容易在小儿中流传。宋真宗时期，中医就发明了人工种痘预防天花的方法。据《医宗金鉴》记载，当时的宰相王旦曾经请峨眉山神医为其子王素种痘，获得成功。16 世纪，明代隆庆年间人痘接种法已经盛行于世。康熙皇帝曾经请种痘师为宫廷皇族及蒙古贵族后代种痘，康熙年间出版的《医宗金鉴》(1742)，全面介绍了几种人痘接种的方法。朝廷组织编写的医学教科书使得种痘法得以在全国推广，对预防这种烈性传染病起到重大作用。后来传到欧洲，被英国乡村医生贞纳改造成人痘接种，继而在全世界推广。除此之外，中医历代治疗痘疮的著作也不下百种，积累了极其丰富的经验。鉴于天花已经于 20 世纪在全世界灭绝，治疗天花似乎成了屠龙之术，故对于本节治疗痘疮的内容不作评述。

疹治法

凡疹初起，小儿必发热，口必大渴呼水。其发疹之状，如红云一片。大约发斑相同，但斑无头粒而疹有头粒也，头如蚤咬之状，无他别也。我今传四时之疹方：

元参三钱　麦冬二钱　苏叶一钱　升麻二分　天花粉一钱　金银花三钱　陈皮三分　甘草一钱　生地三钱　黄芩八分　桂枝二钱

水钟半，煎五分，热服。凡有疹子，无不神效。惟夏天加青蒿三钱可也。小儿初生数月减半，一周外俱照此分两，不必再传方也。服吾方一剂即愈，何至三噢。

张天师传：

疹乃热也，不可用人参、白术，当用补血而不可散血，俱宜切记。方用：

当归三钱　元参三钱　升麻三分　甘草三分　干葛一钱

水煎服。此治疹奇方也。有此奇方为骨，又出入加减可也。心火热极，加黄连三分；肝火，加栀子六分；肺火，加黄芩一钱，麦冬一钱。辨各经病，亦看小儿山根之色，然看之时须用水洗出面上尘土细看之。

岐天师又传疹方，治夏日发疹者神效：

苏叶一钱　麦冬二钱　桔梗一钱　生甘草一钱　升麻五分　生地二钱　元参三钱　青蒿三分

水煎服。

岐真人曰：张真人治四时之疹，余方治夏时热疹也。切记此二方，何患疹病之难治哉？

又传治水痘方，亦治热症而有水气也：

柴胡—钱　茯苓二钱　桔梗—钱　生甘草五分　黄芩五分　竹叶十片

灯草—团

水煎服。有痰，加天花粉三分；有食，加山楂三粒，麦芽三分；有火，加黄连一分，余可不必。有此一方，水痘永无难治矣。

【点评】本节论述疹的治法。此处所谓疹，当指麻疹。最早治疗麻疹初起的专方为《太平惠民和剂局方》升麻葛根汤。是方解肌透疹，凉血解毒，后世治疗麻疹均遵循这个原则组方。本节解毒用玄参；透疹风热用银花，风寒用苏叶，暑热用青蒿，是其特色。

张真人传痘疹门

痘疮初起方

白芍二钱　柴胡—钱　当归—钱　陈皮五分　荆芥八分　防风三分　生地二钱　甘草—钱　桔梗—钱　麦冬—钱　干葛—钱

水煎服。二剂，痘疮恶者必变为良。

痘疮出齐方

人参—钱　黄芪—钱　甘草—钱　白芍二钱　生地二钱　麦冬二钱　柴胡八分　红花五分

水煎服。有热，加黄连五分或黄芩一钱，栀子一钱亦可；有惊，加蝉蜕，去翅足，三分；色黑者，加肉桂五分；大便闭结不通，加大黄三分；腹痛，加芍药一钱，甘草一钱；泄泻，加茯苓一钱；有汗，倍加黄芪；有痰，加白芥子一钱；痒，加荆芥子六分；身痛者，加广木香三分；色白者，寒也，加肉桂一钱，人参、黄芪俱多加；痘疮头不突者，气虚也，倍黄芪；腰不满者，血虚也，加当归一钱，熟地二钱可也。

痘疮将回方

人参一钱　白术一钱　茯苓一钱　甘草三分　桔梗三分

升提其气，而又益肺金，使皮毛得诸补药之益也。水煎服。有红紫干燥黑陷者，热未退也，本方加黄芩一钱；如痘色白、黑灰、黑色而陷，寒虚也，加肉桂三分，人参一钱；灌脓者，倍加人参，再加黄芪二钱，当归二钱；泄泻加干姜五分，茯苓一钱；心慌闷乱者，多加人参；呕吐者，亦加人参、干姜；身痒者，加广木香三分；当靥不靥，多加人参；大便闭者，加大黄三分；口渴者，热也，加麦冬二钱，元参一钱；失音者，加石菖蒲三分，桔梗一钱；痘疮入眼成翳者，加蝉蜕五分。从前初起方中即加蝉蜕七个，则目无痘矣。咽喉之中，防其生痘者，初起方即用桔梗一钱，即无此症。小儿痘症有此三方，再无死法，神而通之，可称神医矣。坏症亦以此方治之，无不生者。总之，小儿宜补不宜散，一言尽之矣。

疹乃热也，不可用人参、白术，当用补血而不可散血，俱宜切记。【疹方】方用：

当归二钱　元参三钱　升麻三分　甘草三分　干葛一钱

水煎服。此治疹奇方也。有此奇方为骨，又出入加减可也。心火热极，加黄连三分；肝火，加栀子六分；肺火，加黄芩一钱，麦冬一钱。辨各经病，亦看小儿山根之色。然看之时，须用洗去面上尘土，细看之。《痘疹全书》统诸症以立言，而余总秘要以传方。有此四方为骨，参之彼书，出入加减，神奇之极矣。

钱真人传痘疮神方

不论初起、灌浆、收靥，俱用之神效无比。

人参一两　白术八钱　茯苓五钱　陈皮三钱　白芍一两　生甘草三钱　元参八钱　蝉蜕一钱　柴胡二钱　黄连五分　神曲三钱　山楂肉二钱

各为细末，水打成丸，如绿豆大。遇前症与一钱，未起者即起，已起者即灌浆，不收靥者收靥，神奇之极，毋视为寻常也。愿将此方广传人世。

岐天师传治回毒方，名为回毒即消丹。

金银花五钱　生甘草一钱　人参二钱　元参三钱

水二碗。煎三分与小儿服之。一剂即消大半，二剂全愈，不须三剂也。

付符一道，焚在药中煎汁，神效。凡服药不效，焚符于药中，煎药与小儿饮之，十人十生。

咒曰：小儿有病，病魔作祟，吾今施符，治无不愈。吾奉天师岐真君律令敕。

书符前后念一遍，焚于药内，又念一遍书符时。此秘诀也。

又传疹方，治夏日发疹者，神效：

苏叶一钱　麦冬二钱　桔梗一钱　生甘草一钱　升麻五分　生地二钱　元参三钱　青蒿三钱

水煎服。

岐真人曰：张真人治四时之疹，余方治夏时热疹也。切记此二方，何患疹病之难治哉。

又传治水痘方，亦治热症而有水气也：

柴胡一钱　茯苓二钱　桔梗一钱　生甘草五分　黄芩五分　竹叶十片

灯草一圆

水煎服。有痰者，加天花粉三分；有食，加山楂三粒，麦芽三分；有火，加黄连一分，余可不必。有此一方，水痘无难治矣。

岐天师又传治回毒岁久不愈方

金银花一两　当归　人参　白术各一两　黄芪二两　薏仁三两　生甘草二钱　白芥子三钱　柴胡　肉桂各五分

先将薏仁用水四碗煎汤二碗，再煎先药半碗，饥服一剂，再用：

金银花一两　当归五钱　黄芪　薏仁各一两　白术五钱　生甘草　白芥子各二钱　陈皮五分

水三碗，煎半碗，四服全愈。

其服药之时，更须用药洗之：

金银花一两　生甘草三钱　生葱三条

煎二碗。

岐真人传儿科秘法

山根之上，有青筋直现者，乃肝热也。用：

柴胡三分　白芍一钱　当归五分　半夏三分　白术五分　茯苓一钱　山楂三粒　甘草一分

水煎服。有青筋横现者，亦肝热也。但直者风上行，横者风下行，亦用前方，多加柴胡二分，加麦芽一钱，干姜一分。有红筋直现者，乃心热，亦用前方加黄连一分，麦冬五分，去半夏，加桑白皮三分，天花粉二分。有红筋斜现者，亦心热也，亦用前方加黄连二分，盖热极于胸中也。亦不可用半夏，用桑白皮、天花粉。有黄筋现于山根者，不必论横直，总皆脾胃之症，或水泻，或上吐，或下泻，或腹痛，或不思饮食。余定一方皆可服，服之无不神效。如皮黄即黄筋也，方用：

白术五分　茯苓五分　陈皮二分　人参二分　神曲一分　麦芽二分　甘

草一分

水一钟，煎半酒盏，分二起服，加淡竹叶七片。有痰，加半夏一分，或白芥子二分，或天花粉二分；有热，如渴者是，加麦冬三分，黄芩一分；有寒，加干姜一分；吐者，加白豆蔻一粒；泻者，加猪苓五分。腹痛者，如小儿自家捧腹，是须用手按之，大叫呼痛者，乃食积也，加大黄三分，枳实一分；如按之不痛，不呼号者，乃寒也，再加干姜三分。如身发热者，不可用此方，予另立一方：**万全汤**。凡小儿发热者，毋论夜热、早热、晚热，用之无不神效。方用：

柴胡五分　白芍一钱　当归五分　白术三分　茯苓二分　甘草一分　山楂三粒　黄芩三分　苏叶一分　麦冬一钱　神曲三分

水一钟，煎半酒钟服，或分二起服。冬天加麻黄一分，夏天加石膏三分，春天加青蒿三分，秋冬加桔梗三分。有食加枳壳三分，有痰加白芥子三分，泻者加猪苓一钱，吐者加白豆蔻一粒。小儿诸症，不过如此，万不可作惊风治之。有惊者，此方加人参五分，即定惊如神；有疳者，用脾胃方加蒲黄三分，黄芩三分可也。

长沙张真人传治小儿感冒风寒方

柴胡五分　白术一钱　茯苓三分　陈皮二分　当归八分　白芍一钱　炙甘草三分　半夏三分

水一钟，煎半钟热服。一剂即愈，不必再剂。

治小儿痢疾神方

当归一钱　黄连二分　白芍一钱五分　枳壳五分　槟榔五分　甘草三分

水一钟，煎半钟，热服。一剂轻，二剂愈。红痢，加黄连一倍；白痢，加泽泻三分；腹痛者，倍加甘草，多加芍药；小便赤，加木通三分；下如豆汁，加白术一钱；伤食，加山楂、麦芽各三分；气虚者，加人参三分。此方通治小儿痢疾，加减之无不神效。

治小儿疟疾方

柴胡六分　白术一钱　茯苓一钱　归身一钱　白芍一钱五分　半夏五分　青皮五分　厚朴五分

水一钟,煎半钟,露一宿再温之与服。热多者,加人参、黄芪各五分;寒多者,加干姜三分;痰多者,加白芥子一钱;夜发热者,加何首乌、熟地二钱;日间发热者,不用加;腹痛,加槟榔三分。

治小儿咳嗽神方

苏叶五分　桔梗一钱　甘草一钱

水一酒钟,煎五分,热服。二剂即全愈。有痰,加白芥子五分可也。

治小儿口疳流水、口烂神方。

黄柏二钱　人参一钱

为末。敷口内,二日即愈。一匙一次,一日不过用三次而已。小儿之疳,皆虚热也。用黄柏以去火,人参以健土也,大人亦可用,神效。

治小儿便虫神方,诸虫皆可治。

榧子去壳,五个　甘草三分

为末,米饭为丸。服完虫尽化为水矣。大人亦用此去虫。盖榧子最能杀虫,又不耗气也,食多则伤脾。

治小儿虫积方

使君子十个去壳,炒香　槟榔一钱　榧子十个　甘草一钱

各为细末,米饭为丸,如梧桐子大。与十丸小儿服之,二日即便虫,五日全愈,神方也。

【点评】本节论述儿科秘法,主要是山根诊治法。山根在两眼之间,鼻梁上部,是儿科望诊的重要部位。可根据此处筋脉色泽的变化,确定五脏的疾病,予以治疗。其基本方剂是逍遥散、六君子汤加减。此外,对小儿发热、感冒风寒、痢疾、疟疾、咳嗽、口疳流水、口烂、便虫、虫疾,陈氏均有经验方治疗。

儿科

惊　疳　吐　泻　生下不肯食乳　出生脐汁不干　肚脐突出

小儿病，惊、疳、吐、泻尽之矣。然而惊、疳、吐、泻不可不分别言之也。世人动曰惊风，谁知小儿惊则有之，而风则无。小儿纯阳之体，不宜有风之入，而状若有风者，盖小儿阳旺则内热，热极则生风，是风非外来之风，乃内出之风也。内风何可作外风治之？故治风则死矣。法当内清其火，而外治其惊，不可用风药以表散之也。吾今特传奇方，名为**清火散惊汤**，方用：

白术三分　茯苓二钱　陈皮一分　甘草一分　栀子三分　白芍一钱　半夏一分　柴胡三分

水煎三分服。此方健脾平肝之圣药，肝平则火散，脾健则惊止。又加去火消痰之品，自然药下喉而惊风定也。

疳症乃脾热也，然亦因心热而脾火旺极，遂至口中流涎。若不平心火，则脾火更旺，而湿热上蒸，口涎正不能遽止。治法不可徒清脾火，而当先散心火，方用**止疳散**。

芦荟一钱　黄连三分　薄荷三分　茯苓二钱　甘草一分　桑白皮一钱半夏三分

水煎服三分。此方心脾两清之圣药，不专清脾，引水下行则湿热自去，湿热去疳病自愈也。

吐症虽胃气之弱，亦因脾气之虚。盖小儿恣意饱餐，遂至食而不化，久则停积于脾中。又久之而上冲于胃口，又久之而大吐矣。故治吐必先治胃，而治胃尤先治脾。吾有奇方，止吐速效，方名**定吐汤**。

人参一钱　砂仁一粒　白术五分　茯苓二钱　陈皮二分　半夏一分　干姜一分　麦芽五分　山楂三粒

水煎服。夏月，加黄连三分；冬月，加干姜三分，无不愈者。此方即六君子之变方，乃治脾胃之圣药，脾胃安而化导速，自然下行，不至上吐。况方中加减得宜，消积有法，有不奏功如神者乎！

泻症则专责之脾矣。论理亦用煎汤，可以取效。然而泻有不同，有火泻，有寒泻，不可不分。火泻者，小儿必然身如火热，口渴舌燥，喜冷饮而不喜热汤。若亦以前方投之，则益苦矣。予另有奇方，名为**泻火止泻汤**，方用：

车前子二钱　茯苓一钱　白芍一钱　黄连三分　泽泻五分　猪苓三分
麦芽一钱　枳壳二分

水煎服。一剂即止泻。车前、茯苓、泽泻、猪苓，皆止泻分水之圣药；白芍以平肝，使不来克脾；黄连清心火，不来助脾之热；而麦芽、枳壳消滞气以通水道，不必止泻，泻自止也。

寒泻者，腹痛而喜手按摩，口不干而舌滑，喜热汤不喜冷饮，又不可用泻火之汤，五苓散可也，然而五苓散尚欠补也。盖小儿致于寒泻，未有不大伤脾气者，脾气既伤，非人参不能救，五苓散无人参，仅能止泻，元气未能顿复。我今传一奇方，名为**散寒止泻汤**，方用：

人参一钱　白术一钱　茯苓二钱　肉桂二分　甘草一分　干姜二分　砂仁一粒　神曲五分

水煎服。此方参、苓、白术乃健脾补气之神品，分湿利水之圣药也，又加肉桂、干姜以祛寒，砂仁、甘草、神曲以调和之，则寒气自然越出，而泄泻立止矣。

雷公真君曰：小儿惊症，皆本于气虚，一作风治，未有不死者。或治风而兼补虚，可以苟全性命，要之断断不可作风治也。我今特传奇方，名**压惊汤**。

人参五分　白术五分　甘草三分　茯神一钱　半夏三分　神曲五分　砂仁一粒　陈皮一分　丹砂三分

水煎服。此即六君子之变方也。小儿只有脾病，治脾而惊自定，故用六君子汤以健脾，少加厌惊之品，奏功如神耳。

小儿吐泻，伤食之故也。盖饮食饱餐，自难一时消化，不上吐，必下泻矣。亦用前方六君子汤，但吐者去甘草加砂仁，泻者加车前子治之，自能奏功于俄顷。倘不知补脾，而惟图消克，非救儿生，乃送儿死矣。愿人敬听吾言，其登儿龄于百岁矣。

小儿生下不肯食乳者，乃心热也。葱煎乳汁，令小儿服之，亦妙。终不若用黄连三分，煎汤一分，灌小儿数匙，即食乳矣。神效。

小儿初生，脐汁不干，用车前子炒焦，为细末，敷之即干，神效。

小儿肚脐突出半寸许，此气旺不收也。若不急安之，往往变成角弓反张。方用：

茯苓一钱　车前子一钱　甘草二分　陈皮三分　通草三分，如无通草，灯心一圆

共煎汤灌之。一剂即安，神方也。

【点评】本节论述惊痫吐泻及新生儿不肯食乳、脐汁不干、肚脐突出的治疗。陈氏力主惊风非外来之风乃内热生风，这一观点是正确的，但所制定的清火散惊汤则方不对证。痫症乃脾热，用止痫散有效，方中主药为芦荟，在宋代的《开宝本草》中即有芦荟治"五痫"的记载。吐症用定吐汤，此方即六君子汤的变方。泻症有寒热之分，热证用泻火止泻汤，寒证用散寒止泻汤。前者为四苓散加黄连之属，后者为理中汤合五苓散加减。治疗新生儿不肯吃乳，脐带不干，脐带突出不收，所用都是陈氏的经验方。其中黄连煎水喂新生儿去胎毒，至今依然是许多地方的习俗。

雷真君亲传活人录

伤寒门

雷公真君曰：伤寒两感，隔经相传，每每杀人。如第一日宜在太阳，第二日宜在阳明，第三日宜在少阳，第四日宜在太阴，第五日宜在少阴，第六日宜在厥阴，此顺经传也。今第一日太阳即传阳明，第二日阳明即传少阳，第三日少阳即传太阴，第四日太阴即传少阴，第五日少阴即传厥阴，此过经传也。更有第一日太阳即传少阳，第二日阳明即传太阴，第三日少阳即传少阴，第四日太阴即传厥阴，此隔经传也。第一日太阳即传少阴，第二日阳明即传太阴，第三日少阴即传厥阴，此两感传也。顺传者，原有生机，至七日而病自愈。过传者，有生有死矣。隔传者，死多于生也。两感而传者，三日水浆不入，不知人，即死。虽仲景张公，立门原有治法，然亦只可救其不死者，而不能将死者而重生之也。我今悯世人之枉死，特传二方，一救过经传之伤寒，一救隔经传之伤寒。

过经传，方名**救过起死汤**。

麻黄一钱　柴胡一钱　厚朴一钱　石膏五钱　知母一钱　青蒿五钱　半夏一钱　黄芩一钱　茯苓五钱　炒栀子五分　当归三钱

水煎服。一剂即生。盖过经之传，必然变症纷纭，断非初起之一二日也。所以方中不用桂枝以散太阳之邪，只用麻黄以散其表。伤寒至三四日，内热必甚，故以石膏、知母为君，以泻阳明之火邪。阳明火一退而厥阴之木不舒，则木以生火，邪退者复聚，故又用青蒿、柴胡、栀子以凉散之，木不自焚，而各经之邪不攻自散，况又有茯苓之重用，健脾行湿，引火下行，尽从膀胱而出之乎！且黄芩以清肺，厚朴以逐秽，半夏以清痰，又用之咸宜，五脏无非生气矣。所以不必问其日数，但见有过经之传者，即以此方投之，无不庆更生也。

隔经传，方名**救隔起死汤**。

人参五钱　石膏五钱　知母一钱　青蒿一两　柴胡二钱　白芍三钱　半夏一钱　炒栀子三钱　甘草一钱

水煎服。隔经之传，必至三日而症乃明，虽已过阳明，而余火未散，故少阴之火助其焰，而少阳之火失其权，若不仍用石膏、知母，则阳明之火势不退，而少阴之火势不息也，故必须用此二味为主。然徒用二味，而太阴脾土不急为救援，则火极凌亢，何以存其生气？故又用人参以助生气。但生气既存，而厥阴受邪，则木气干燥，势必克太阴之脾土，仅存之生气又安能保乎？故又用柴、芍、栀、蒿以凉散其木中之邪。木之邪散，则木气得养，自然不去克土，而太阴之气生。太阴土有生气，则阳明之火必消归无有矣，又何至焚烧，自灭其少阴之脏哉！况方中半夏清痰，甘草和中，又用之无不宜乎！起死为生，实非虚语。故一见有隔经之传，即以此方投之，必能转败为功也。或疑青蒿之用太多，不知青蒿不独泻肝木之火，尤能泻阳明之焰，且性静而不动，更能补阴，火旺之时，补阴重药又不敢用，惟青蒿借其攻中能补，同人参兼用，实能生阴阳之气于何无有之乡。若但用人参，只能生阳气而不能生阴气矣。阴生则阳火无权，制伏之道，实非世人所能测也。

其两感传者，近岐天师已传四方，可以救死，予不必再传。远公固请奇方以救世，我于第三日少阳与厥阴两感，水浆不入，不知人者，再传一方，以佐天师之未逮。方名**救脏汤**。

人参一两　参冬三两　当归一两　天花粉三钱　元参二两　白芍二两　荆芥二钱

水煎服。全方多当归者，助肝胆以生血也；多加麦冬者，救肺气之绝，以制肝胆之木，使火不旺，而血易生，而后胃气有养，脏腑可救其坏也。与天师方大同小异，各有妙用。

【点评】本节论述伤寒门各种病症的治疗。首先是伤寒两感，又称两感伤寒，这个概念是《素问·热论》最早提出的，书载："两感于寒而病者，必不免于死，法不过六日。"《伤寒论·伤寒例》曰："若两感于寒者，一日太阳受之，即与少阴俱病，则头痛，口干，烦满而渴。二日阳明受之，即与太阴俱病，则腹满身热，不饮食，谵语。三日少阳受之，即与厥阴俱病，则耳聋，囊缩而厥，水浆不入，不知人者，六日死。"历代对于两感伤寒有所争论，唯独本书对此有明确的方剂治疗。过经传用救过起死汤，该方以麻黄、柴胡、黄芩、石膏、知母同用，突破了《伤寒论》基本治疗原则。隔经传用救隔起死汤，重用青蒿，合柴胡、栀子清肝火，合石膏、知母泻阳明，合人参生阴阳之气。然而，此处的两感伤寒以热证居多，未见寒证。

伤寒发狂，至登高而歌、弃衣而走，见水而入，骂詈呼号，不避亲疏者，去生远矣。仲景以竹叶石膏汤救之，妙矣！盖阳明之火，其势最烈，一发而不可救，非用大剂白虎汤，何能止其燎原之势？而世人畏首畏尾，往往用之而特小其剂，是犹杯水车薪之焰也。故用石膏必须至三四两，或半斤，一剂煎服。火势始能少退，狂亦可少止也。然石膏性猛，虽善退火，未免损伤胃气，必须与人参兼用为妙。我今传一方，用白虎汤之半，而另加药味，**名祛热生胃汤**。

石膏三两　知母三钱　人参五两　元参三两　茯苓一两　麦冬三两　车前子五钱

水煎服。此方石膏、知母以泻胃火，人参以生胃气，元参去浮游之焰，麦冬生肺中之阴，茯苓、车前引火下行于膀胱，从小便而出，且火盛者口必渴，口渴必多饮水，吾用此二味以分湿，则水流而火自随水而散矣。方中泻火又不伤气，似胜于白虎汤，一剂而狂定，二剂而口渴减半，三剂而口渴止，火亦息，正不必用四剂也，凡有火热而发狂，或汗如雨下，口渴舌燥，或如芒刺者，以此方投之立效，断不至于死也。

【点评】本节论述伤寒发狂的治法。伤寒发狂在《伤寒论》中属于蓄血证，用抵当汤治疗，患者必少腹硬满，但欲漱水不欲咽。本节补充了阳明经证引起的发狂，证必见口中大渴，用祛热生胃汤，此方即人参白虎汤加减。阳明腑证也可以引起发狂，证见大便燥结，可以用大承气汤治疗。

伤寒发斑，死症也。然而斑亦不同，有遍身发斑者，有只心窝内发斑者。遍身发斑，症似重而反轻；心窝发斑，症似轻而转重。盖遍身发斑，内热已尽发于外；心窝发斑，热存于心中而不得出。必须用发斑之药，以解其热毒之在中也。我有一方最神，名**起斑汤**。

升麻二钱　当归一两　元参三两　荆芥三钱　黄连三钱　天花粉五钱
甘草一钱　茯神三钱

水煎服。火毒结于内，必须尽情发出，然内无血以养心，则心中更热，火毒益炽，而不能外越也。故用当归、元参以滋心中之血，用黄连以凉心中之火，天花粉以消心中之痰。然而无开关之散，则火藏于内而不得泄，故又用升麻、荆芥以发之，甘草、茯苓以和之，自然引火出外而不内蓄矣。火既外越，斑亦内消，又何致于丧命哉？

【点评】本节论述伤寒发斑。伤寒发斑，属于凶险的证候，一般可通过斑的色泽、大小辨别预后情况。陈氏认为全身发斑病情较轻，因为斑已经透出；心窝发斑病情较重，因为热郁于内，斑尚未透达，用起斑汤。此方以大剂量玄参为主药，滋阴、凉血、解毒，配黄连清心火，升麻、荆芥外透，有一定道理。

伤寒太阳症、结胸症具，烦躁者，主死。言不可下，即下而亦死也。夫结胸而加烦躁，此胃气之将绝也。胃气欲绝，津液何生？津液既无，心何所养？故结胸而又烦躁，所以症成不可治也。虽然津液之渴，非五脏之自绝，亦因结胸之故耳，是必攻其中坚，使结胸症愈，而津液自生，死症可望重苏也。我今传一奇方，名**化结汤**。

天花粉五钱　枳壳一钱　陈皮五分　麦芽三钱　天门冬三钱　桑白皮三钱　神曲三钱

水煎服。一剂即结胸开而津液自生也。此方用天花粉以代瓜蒌，不致陷胸之过猛，然而天花粉即瓜蒌之根也，最善陷胸而无性猛之忧；枳壳消食宽中；麦芽与桑白皮同用，而化导更速；神曲、陈皮调胃实有神功；天门冬善生津液，佐天花粉有水乳之合，世人未知也，天花粉得天门冬化痰化食，殊有不可测识之效。所以既结者能开，必死者能活。若以大陷胸汤荡涤之于已汗、已下之后，鲜不速其死矣。

【点评】结胸证见于《伤寒论》中，有小结胸、大结胸、寒实结胸三类，治疗方剂分别为小陷胸汤、大陷胸汤（丸）、三物白散。如辨证准确，则效如桴鼓。结胸的死证见于《伤寒论》第132、133条，书载："结胸证，其脉浮大者，不可下，下之则死。……结胸证悉具，烦躁者亦死。"《伤寒贯珠集》注释："结胸证悉具，谓脉沉紧，心下痛，按之石硬，及不大便，舌上燥而渴，日晡所潮热，如上文所云是也。而又烦躁不宁，则邪结甚深而正虚欲散，或下利者，是邪气淫溢，际上极下，所谓病胜脏者也，虽欲不死，其可得乎！"这是一种极为严重的病症。考化结汤平淡无奇，陈氏却云"既结者能开，必死者能活"，恐言过其实，殆不可信。

伤寒有脏结之症，载在太阳经内，其实脏结非太阳经病也。然则仲景载在太阳经者何故？正辨太阳经有似脏结之一症，不可用攻，故载之以辨明也。脏结之症，小腹之内与两脐之旁相连牵痛，以致前阴之筋亦痛，重则有筋青而死者。此乃阴邪而结于阴地也。原无表症，如何可作表治？必须攻里为得。我有一方，专补其阴中之虚，而少佐以祛寒之味，则阴邪自散，而死症可生。方名**散结救脏汤**。

人参－两　白术五钱　甘草－钱　附子－钱　当归－钱　肉桂五分

水煎服。白术利腰脐之气，人参救元阳之绝；当归活周身之血，血活而腰脐之气更利也；甘草和中以定痛；附、桂散寒以祛邪，脏中既温，结者自解矣。用攻于补之中，祛寒于补之中，其奏功为独异耳。

【点评】本节论述脏结的治法。脏结之病，见于《伤寒论》第129、130条，书载："何谓脏结？答曰：如结胸状，饮食如故，时时下利，寸脉浮，关脉小细沉紧，名曰脏结。舌上白胎滑者，难治……脏结无阳证，不往来寒热，其人反静，舌上胎滑者，不可攻也。"本节所论脏结病，以腹痛为主，与《伤寒论》所描述的脏结病有别，用散结救脏汤温阳益气、养血定痛，应当有效。但治疗真正的脏结病，恐怕不太理想。

伤寒阳明症中，有"直视、谵语、喘满者死，而下利者亦死"之文，此必症犯直视、谵语，而又喘满、下利一齐同见也。苟有一症未兼，尚不宜死；倘三症皆见，明是死症矣。虽然直视、谵语之生，多是胃火之盛，自焚其心，而肾水不能来济，于是火愈盛而愈无制。喘满者，火炎而气欲上脱也；下利者，火降而气欲下脱也。此犹欲脱未脱之危症，苟治之得法，犹可望生。吾有奇方，名曰**援脱散**。

石膏五钱　人参－两　麦冬－两　白芍－两　竹茹三钱

水煎服。此方以人参以救脱，用石膏以平火，用麦冬以平喘，白芍以止利，用竹茹以清心，自然气不绝而可救也。

【点评】本节论述阳明死证的救治法。原文出自《伤寒论》第210条，书云："直视，谵语，喘满者死，下利者亦死。"若谵语又两目直视，是精气衰竭不能上注于目的危候；如再见气喘、胸满，为元气离根气脱于上的危候；更见下利，则是阴竭于下，阴阳离脱的证候，故主死。陈氏认为上述症状皆为阳明胃火所致，治之得法，犹可望生，用援脱散。此方化裁自白虎加人参汤，以人参救脱，石膏平火，麦冬平喘，白芍止利，竹茹清心，可以一试。

伤寒坏症，乃已汗、已吐、已下，而身仍热如火，此不解之症也。其时自然各死症纷见矣。我用何法以生之乎？夫已汗而不解者，乃不宜汗而汗之；已吐而不解者，乃不宜吐而吐之；已下而不解者，乃不宜下而下之也。于不宜汗而救其失汗，于不宜吐而救其失吐，于不宜下而救其失下，固是生之之法，然而终无一定以法也。我今特传奇方，于三者之失而统救之，名**救坏汤**。

人参五钱　茯苓五钱　柴胡一钱　白芍一两　元参五钱　麦冬五钱　白芥子二钱　当归五钱　陈皮五分

水煎服。此方妙在全不救其失吐、失汗、失下之症，反用参、苓、归、芍大补之剂，少加柴胡以和解之，自能退火而生胃气。倘鉴其失吐而重吐之，失汗而重汗之，失下而重下之，孱弱之躯，何能胜如是之催残哉！必死而已矣。故必用吾方，而后死者可生也。

【点评】本节论述伤寒坏症的治法。坏症的形成是由于不宜汗而汗之，不宜吐而吐之，不宜下而下之。因为误治而导致身体失调，无需再去发汗、催吐、泻下，用救坏汤治疗。此方为逍遥散合异功散加减，着重于调补，使身体恢复平衡，颇有道理。然而，误汗导致亡阳、眩冒，误下导致结胸、痞硬，误吐导致烦闷、腹满，误用温针导致惊狂、失血、发斑，乃至"死症纷见"，则此方恐怕不能胜任。

伤寒少阴症，恶寒、身蜷而下利，手足逆冷，不治之病也。盖阴盛无阳，腹中无非寒气，阳气将绝，而又下利不止，则阳随利而出，不死何待？虽然阳气将绝，终非已绝也。急用补阳气之药，挽回于无何有之乡，则将绝者不绝。方用：

人参二两　　附子二钱　　甘草二钱　　干姜二钱　　白术一两　　茯苓五钱

水煎服。方名**救逆止利汤**。一剂而逆回，二剂而利止，三剂全愈矣。此方用人参、附子回元阳于顷刻，以追其散失，祛其阴寒之气；用白术、茯苓以分消其水湿，而仍固其元阳；用甘草、干姜调和腹中，而使之内热，则外寒不祛而自散，又何有余邪之伏莽哉！自然寒者不寒，而蜷者不蜷，逆者不逆，而利者不利也。寒、蜷、逆、利之尽去，安得而不生乎！

伤寒少阴症，吐利兼作，又加烦闷，手足四逆者，死病也。上吐下泻，且兼烦躁，则阴阳扰乱，拂抑而无生气可知，况加手足四肢之逆冷，是脾胃之气又将绝也，自是死症无疑。然而治之于早，未尝不可救。如一见此等症，急以：

人参二两　　白术二两　　肉桂二钱　　丁香二钱

灌之，尚可救耳，方名**止逆奠安汤**。人参救元气之绝，原有奇功；白术救脾胃之崩，实有至效；丁香止呕，肉桂温中，又能止泻，救中上之危亡，奠上下之变乱，转生机于顷刻，杜死祸于须臾。舍此方又何有别方哉！

伤寒少阴症，下利虽止，而头眩昏晕，亦是死症。盖阳虽回而阴已绝，下多亡阴，竟至阴绝，原无救法，虽然阴阳之道，未尝不两相根而两相生也。今因阴绝，而诸阳之上聚于头者，纷然乱动，所以眩冒。阳欲脱而未脱，夫阳既未绝，补其阳而阳气生，阳生则阴之绝者可以重续，阴生于阳之中也。方用**参桂汤**。

人参二两　　肉桂二钱

煎服可救。人参返阳气于无何有之乡，是只能返阳气也，如何阴绝者亦能回之？不知人参虽属阳，而中存阴气，阳居其八，阴居其二，阳既回矣，阴气亦从之而渐返。肉桂虽是纯阳之品，而性走肝肾，仍是补阴之圣药，故用之而成功也。

伤寒少阴病，四逆、恶寒、身蜷，脉不至，不烦而躁，本是死症，而吾以为可救者何？全在脉不至，不烦而躁也。夫病至四肢不逆，其阴阳之将绝可知，脉之不至，未必非寒极而伏也，不然阳绝则心宜烦矣，而何以不烦？但嫌其不烦而躁，则阳未绝而将绝，为可畏耳。阳既欲绝，则阴亦随之而绝矣，故一补其阳，阳回而阴亦回也。阴阳之道，有一线未绝，俱为可救。譬如得余火之星星，引之可以焚林，况真阴真阳，非有形之水火也，乃先天之气耳，一得接续便有生机。故一见此等之症，急以**生生汤**救之，可以重生。方用：

人参三两　附子三钱　炒枣仁五钱

水煎服。此方得人参以回其阴阳，得附子以祛其寒逆，加枣仁以安心，则心定而躁可去，躁定而脉自出矣。死中救生，其在斯方乎！

伤寒少阴病，六七日息高者死。息高见于六七日之间，明是少阴之症，而非太阳之症也。息高与气喘大殊。太阳之症乃气喘，气喘本于邪盛；少阴之症乃息高，息高本于气虚。而息高与气喘，终何以辨之？气喘者，鼻息粗大；息高者，鼻息微小耳。此乃下元之真气，欲绝而未绝，牵连气海之间，故上行而作气急之状，能上而不能下也，最危最急之候。方用**止息汤**。

人参三两　熟地三两　牛膝三钱　麦冬二两　破故纸三钱　胡桃仁一个
干姜五分

水煎服。此方大补关元、气海，复引火之下行，绝不去祛寒逐邪，庶几气可回而息高者可平也。倘疑是太阳喘症，而妄用桂枝汤，杀人于顷刻矣。故必用止息汤救之，十人中亦可望生五六人。然必多服、久服始得，苟或服一剂而辄止，亦未能收功者，又不可不知。

伤寒少阴病，脉微沉细，但欲卧，汗出，不烦，自欲呕吐，至五六日自利，复烦躁，不能卧寐者，死症也。伤寒而脉微沉细，明是阴症，况欲卧而不欲动乎？汗已出矣，内无阳症可知，心中不烦，时欲呕吐，此阳邪已散，而阴邪作祟，自宜祛寒为是。乃失此不温，至五六日而下利，是上下俱乱也。此时倘不烦躁，则肾中之真阳未散，今又加烦躁，不得卧寐，明是奔越而不可回之兆矣，非死症而何？然而其先原因失治，以至于不可救，非本不可救，而成此扰乱之症也。我有奇方，名**转阳援绝汤**，用：

人参_一两　白术_一两　炒枣仁_一两　茯神_五钱　肉桂_二钱

水煎服。一剂即安卧而回春矣。此方用人参以救绝，用白术、茯神以分消水湿而止下利，又用肉桂以温中而去寒，加枣仁以安心而解躁。用之得宜，自然奏功如响也。

【**点评**】本节论述了伤寒少阴病六大死症的救治方法。这六大死症分别见于《伤寒论》第 295、296、297、298、299、300 条。张仲景没有提出明确的治疗方法。而本节各种救治的方剂，均以大剂量人参为主药组方。少阴病的病机本为阳气虚寒，大力益气温阳抓住了疾病的要害，因此有可能对于少阴病死症起到起死回生的作用。以大剂量人参救脱，最早见于金元四大家的朱丹溪，据《丹溪翁传》记载，浦江郑义士患痢，忽然昏迷，大小便失禁，汗出不止，脉大无伦，朱丹溪以大剂量人参浓煎熬成膏，并急灸气海，三饮之后，患者苏醒，后服人参膏数斤而愈。元代葛可久将其命名为"独参汤"，列为《十药神书》第三方。自此，独参汤正式列入方剂学中，用于大失血后益气救脱。后经叶天士、陈修园大力推崇，如今广泛运用于临床。本节治疗六大死症，全部以独参汤为主方，体现了陈氏过人的胆识与丰富的临床经验。少阴病，恶寒身蜷而下利，手足逆冷，用救逆止利汤，即四逆汤合四君子汤，用大剂量人参。少阴病，吐利兼作，又加烦躁，手足四逆，用止逆奠安汤，即大剂量人参、白术，加丁香、肉桂。少阴病，下利虽止，头眩昏晕，用参桂汤，即大剂量人参加肉桂。少阴病，四逆，恶寒身蜷，脉不至，不烦而躁，用生生汤，即大剂量人参加附子、枣仁。少阴病，六七日，息高，即呼吸困难，用止息汤，即大剂量人参、熟地、麦冬，加牛膝、补骨脂、胡桃仁、干姜大补关元、气海，引火下行。少阴病，脉微沉细，但欲寐，汗出，不烦，自欲呕吐，至五六日自利，复烦躁，不能卧寐，用转阳援绝汤，即大剂量人参、白术、枣仁，加茯神、肉桂。总之，本节对少阴病六大死症的治疗，是对《伤寒论》的重大补充，值得重视。

伤寒脉迟，自然是寒，误与黄芩汤以解热，则益加寒矣。寒甚宜不能食，今反能食，病名除中。仲景为是死症者何也？夫能食者，是胃气有余，如何反曰死症？不知胃寒而加之寒药，反致能食者，此胃气欲绝，转现假食之象以欺人也。此不过一时能食，非可久之道。病名除中者，正言其胃中之气，除去而不可留也。虽然此病虽是死症，而吾以为犹有生机，终以其能食，胃气将除而未除，可用药以留其胃气也。方用**参苓汤**加减。

人参一两　茯苓五钱　肉桂一钱　陈皮三分　甘草一钱

水煎服。此方参苓健脾开胃，肉桂祛寒，陈皮化食，甘草留中，相制得宜，自然转败为功，而死者可重生矣。

【点评】本节论述了除中的治法。除中一说，见于《伤寒论》第333条，书云："伤寒脉迟六七日，而反与黄芩汤彻其热，脉迟为寒，今与黄芩汤复除其热，腹中应冷，当不能食，今反能食，此名除中，必死。"后世认为除中是回光返照，胃气将除的表现。陈氏认为可以用药留其胃气，用参苓汤加减。此方即异功散重用人参，去白术，加肉桂温阳祛寒。

伤寒六七日，脉微，手足厥冷，烦躁，灸厥阴，厥不还者死。此仲景原文也。夫伤寒阴症发厥，灸其厥阴之经，亦不得已之法，原不及汤药之神也。灸厥阴不还，听其死者，亦仅对贫寒之子而说，以其不能备参药也。倘以参附汤救之，未有不生者。我今怜悯世人，另传一方，名**还厥汤**。用：

白术四两　附子三钱　干姜三钱

水煎服。一剂而苏。凡见厥逆等症，即以此方投之，无不神效如响。盖白术最利腰脐，阴寒之初入，原从脐始，吾利其腰脐，则肾宫已有生气，况佐之附子、干姜，则无微不达，而邪又安留乎！况白术健脾开胃，中州安奠，四肢边旁有不阳回顷刻者乎！

【点评】本节论述《伤寒论》第 343 条死症的救治。仲景原文云："伤寒六七日，脉微，手足厥冷，烦躁，灸厥阴，厥不还者，死。"用还厥汤。此方本当用大剂量人参，因考虑贫寒患者没有经济能力，而代之以超大剂量白术，佐以附子、干姜救逆。

伤寒发热，下利，又加厥逆，心中烦躁而不得卧者，死症也。身热未退，邪犹在中，今既发厥，身虽热而邪将散矣。宜下利之自止，乃不止，而心中转添烦躁不得卧，此血干而心无以养，阳气将外散也，不死何待！又将何法以生之？亦惟有补元阳之气而已矣。方用**参术汤**。

人参三两　白术三两　炒枣仁一两　麦冬三钱

水煎服。此方参、术补气，气足而血自生，血生而烦躁可定。况又佐之枣仁以安魂，麦冬以益肺，有不奏功如神者乎！纵不能尽人可救，亦必救十之七八也。

伤寒发热而能发厥，便有可生之机，以发厥则邪能外出也。然厥可一二，而不可频频，况身热而下利至甚，如何可久厥而不止乎？其为死症何疑？盖下寒而上热，郁结于中，而阴阳之气不能彼此之相接也。必须和其阴阳，而通达其上下，则死可变生。方用：

人参三两　白术五钱　甘草一钱　苏子一钱　附子二钱

水煎服。此方通达上下以和其阴阳之气，自然厥止而利亦止。厥利既止，死可变生。倘服后而厥仍不止，则亦无药之可救，正不必再与之也。盖阴阳已绝，而上下之气不能接续矣。

伤寒热六七日不下利，忽然变为下利者，已是危症，况又汗出不止乎。是亡阳也，有阴无阳，死症明甚，吾何以救之哉？夫阳之外越，由于阴之内祛也。欲阴之安于中而不外祛，必先使阳之壮于内而不外出。急以：

人参三两　北五味一钱

煎汤救之可生。然而贫寒之子，安可得参？我另定一方，用：

白术三两　黄芪三两　当归一两　北五味一钱　白芍五钱

水煎服。此方补气补血，以救阳气之外越，阳回则汗自止。汗止而下利未必遽止，方中特用当归、白芍者，正所以止利也。水泻则当归是所禁用，下利非水泻也，正取当归之滑，白芍之酸，两相和合以成止利之功。况又有五味之收敛，不特收汗，并且涩利。若遇贫贱之子，无银备参者，急取此方，亦可救危亡于顷刻。

伤寒下利，手足厥冷，以致无脉，急灸其关元之脉者，以寒极而脉伏，非灸则脉不能出也。今灸之而脉仍不出，反作微喘，此气逆而不下，乃奔于上而欲绝也。本是死症，而吾以为可生者，正以其无脉也。夫人死而后无脉。今人未死而先无脉，非无也，乃伏也。灸之不还，岂真无脉之可还乎？无脉应死矣，而仍未死，只作微喘，是脉欲还而不能遽还也。方用：

人参一两　麦冬一两　牛膝三钱　熟地五钱　甘草一钱　附子一钱

名为**还脉汤**。一剂而脉骤出者死，苟得渐渐脉出，可望生全矣。

伤寒下利后，脉绝，手足厥冷，猝时还脉，而手足尽温者生。此亦用灸法而脉还者也。然亦必手足温者可生，正见阳气之尚留耳。倘脉不还，则手足之逆冷，终无温热之时，是阳不可返而死不可生矣。今将何以救之哉？不知脉之不返者，因灸法而不能返也。灸之力微，终不及药之力厚。吾以人参三两灌之，则脉自然骤出矣。夫少阴下利，厥逆无脉者，服白通汤，恶脉之骤出。兹厥阴下利，厥逆脉绝者，用灸法欲脉之猝还，一死一生者，何也？一用灸而一用药也。可见用药之能速出脉，不于此益信乎？吾所以用独参汤救之而可生也。

伤寒下利，日十余行，脉反实者死，何也？盖下多亡阴，宜脉之虚弱矣。今不虚而反实，现假实之象也。明是正气耗绝，为邪气所障，邪盛则正气消亡，欲不死不可得矣。然则何以救之哉？仍补其虚，而不必论脉之实与不实也。方名**还真汤**：

人参—两　茯苓二两　白芍—两

水煎服。此方人参以固元阳，茯苓以止脱泻，白芍以生真阴，阴生而阳长，利止而脱固，则正气既强，虚者不虚，而后邪气自败，实者不实也。假象变为真虚，则死症变为真生矣。

【点评】本节论述《伤寒论》厥阴病六大死症的救治。这六大死症分别见于《伤寒论》第 344、345、346、362、368、369 条，均以严重的下利为主症，或发热、厥逆、烦躁，或汗出不止，或无脉，或脉实不虚等，张仲景没有列方。陈氏治疗均以大剂量人参或合白术组方救脱。如《伤寒论》第 344 条云："伤寒发热，下利厥逆，躁不得卧者死。"陈氏用参术汤，以大剂量人参、白术补气；以枣仁安魂，麦冬益肺。第 345 条云："伤寒发热，下利至甚，厥不止者，死。"陈氏用大剂量人参、白术补气；用附子温阳，甘草和中，苏子通达上下之气。第 346 条云："伤寒六七日，不利，便发热而利，其人汗出不止者，死。有阴无阳故也。"何氏用特大剂量人参益气，加五味子敛阴；或者用大剂量黄芪、当归、人参补气养血，加白芍、五味子敛阴止汗。第 362 条云："下利，手足厥冷，无脉者，灸之不温，若脉不还，反微喘者，死。"陈氏用还脉汤，即大剂量人参、麦冬益气润肺；加熟地、牛膝补肾纳气，附子温阳，甘草和中。第 368 条云："下利后脉绝，手足厥冷，晬时脉还，手足温者生，脉不还者死。"陈氏用独参汤。第 369 条云："伤寒下利，日十余行，脉反实者死。"陈氏用还真汤，即大剂量人参、茯苓、白芍，固元气、止泻脱、生真阴。总之，本节加上《伤寒论》中的十多种不治之症，如厥阴病的六大死症，少阴病的六大死症，除中等，陈氏都给出了治疗方药，并且都是以独参汤为主组方，从中可以看到时代的进步。虽然陈氏方不一定都能救治以上诸多绝症，但陈氏勇于挑战死亡禁区的精神是可贵的。

产后感中太阳风邪，大喘、大吐、大呕，不治之症也。喘则元阳将绝，况大喘乎！吐则胃气将亡，况大吐乎！呕则脾气将脱，况大呕乎！产后气血大弱，如何禁此三者？自是死症无疑。吾欲于死里求生，将用何方以救之？仍然大补气血，而少加止吐、止呕、止喘之药，而太阳风邪反作末治而已矣。方用**转气救产汤**。

人参三两　麦冬三两　白术一两　当归一两　川芎三钱　荆芥一钱　桂枝三分

水煎服。一剂而喘转、呕吐止，便有生机，否则仍死也。人参夺元气于欲绝未绝之间，麦冬安肺气于将亡未亡之候，白术救脾胃之气于将崩未崩之时，当归、川芎不过生血而已，荆芥仍引血归经而兼散邪，助桂枝祛风而同入膀胱，下行而不上逆也。方中酌量，实有深意，非漫然或多或少而轻用之。大约此方救此症，亦有七八人生者，总不可惜人参，而少用之耳。

产后感冒风邪，是太阳之症。口吐脓血，头痛欲破，心烦不止，腹痛如死，或作结胸，皆在不救。以产后气血大亏，不可祛邪，而病又犯甚拙，不能直治其伤故耳。如口吐脓血者，血不下行而上行也；头痛欲破者，血不能养阳，而阳欲与阴绝也；心烦不止者，心血已尽，肾水不上滋也；腹痛如死者，腹中寒极，肾有寒侵，命门火欲外遁也；或作结胸，胃中停食不化，胃气将绝也。诸症少见一症，已是难救，况一齐共见乎！必死无疑矣。予欲以一方救之，何也？盖产后感邪，原不必深计，惟补其正而邪自退。予用**佛手散**多加人参，而佐之肉桂、荆芥，不必治诸症，而诸症自必皆去。

当归二两　川芎一两　人参三两　荆芥二钱　肉桂一钱

一剂即见功，再剂而全愈。盖佛手散原是治产后圣方，加之人参则功力更大，生新去旧，散邪归经，止痛安心，开胃消食，所以奏功皆神也。

产后感少阳风邪，谵语不止，烦躁不已，更加惊悸者，死。盖少阳胆经也。胆中无汁则不能润心，心中无血则不能养心，于是心中恍惚，谵语生矣。而烦躁、惊悸相因而至。总皆无血之故。无血补血，如何即是死症？不知胆木受邪，不发表则血无以生，然徒发表则血更耗散，顾此失彼，所以难救。然而非真不可救也。吾用佛手散加减治之，便可生全。方用：

当归二两　川芎一两　人参一两　炒枣仁一两　麦冬三钱　竹茹一团
丹砂一钱　熟地五钱

水煎服。此方归、芎生血以养心，又加人参、枣仁、麦冬、竹茹、丹砂，无非安心之药，而熟地又是补肾之妙剂。上下相需，心肾两济，又何烦躁之不除，惊悸之不定，而谵语之不止者乎？

产后感中阳明之风邪，大喘、大汗者，亦不治。盖风邪入于阳明，寒变为热，故大喘、大汗。平人得此病，原该用白虎汤，而产妇血气亏损，如何可用乎？虽然，大补产妇之气血，而兼治阳明之邪，火未必不降，而大喘、大汗未必不除也。方用**补虚降火汤**。

麦冬一两　人参五钱　元参五钱　桑叶十四片　苏子五分

水煎服。此方人参、麦冬补气，元参降火，桑叶止汗，苏子定喘，助正而不攻邪，退邪而不损正，实有奇功也。

产后感中阳明之邪，发狂亡阳者，不救之症也。狂症多是实热，产后发狂，又是虚热矣。实热可泻火而狂定，虚热岂可泻火以定狂哉？然吾以为可救者，正以其亡阳也。亡阳多是气虚。虽实热而气仍虚也。故泻实热之火，不可不兼用人参，况产后原是虚症乎！大约亡阳之症，用药一止汗，便有生机。吾今不去定狂，先去止汗，方用**救阳汤**。

人参三两　桑叶三十片　麦冬二两　元参一两　青蒿五钱

水煎服。一剂而汗止，再剂而狂定，不可用三剂也。二剂后即单用人参、麦冬、北五味、当归、川芎调理，自然安也。此方只可救亡阳之急症，而不可据之为治产之神方。盖青蒿虽补，未免散多于补，不可借其散中有补，以祛胃中之火，一时权宜之计，倘多服又恐损产妇气血矣，所以二剂后，必须改用他方。

妊娠临月，忽感少阴经风邪，恶寒蜷卧，手足冷者，不治之症也。少阴肾经也。无论传经至少阴，或直中入少阴，苟得此症，多不能治。盖少阴肾经，宜温而不宜寒，今风寒入之，则命门之火微而肾宫无非寒气，势必子宫亦寒。手足冷者，脾胃寒极之兆也。脾胃至于寒极，不死何待？而吾以为可生者，以胎之未下也。急以温热药救之，方名**散寒救胎汤**。

人参一两　白术二两　肉桂一钱　干姜一钱　甘草一钱

水煎服。一剂而寒散，不恶寒矣；再剂而手足温，不蜷卧矣；三剂全愈。夫人参、白术所以固气，肉桂、干姜所以散寒，甘草和中，亦可已矣。不知肉桂、干姜虽是散寒，用于临月之时，何愁胎堕？然毕竟二味性甚猛烈，得甘草以和之，则二味单去祛腹中之寒，而不去催胎中之子，助人参、白术以扫除更有殊功耳。岂漫然而多用之哉！

妊妇临月，感少阴经症，恶心腹痛，手足厥逆者，不治。亦以寒入肾宫，上侵于心，不独下侵于腹已也，较上症更重。夫肾水滋心，何以反致克心？盖肾之真水，心借之养；肾之邪水，心得之亡。今肾感寒邪，挟肾水而上凌于心，故心腹两相作痛，手足一齐厥逆。此候至急至危，我将何术以救之？亦仍治其少阴之邪而已，方用**回阳救产汤**。

人参一两　肉桂一钱　干姜一钱　白术五钱　甘草一钱　当归一两

水煎服。此方妙在加当归，盖少阴之邪敢上侵于心者，欺心中之无血也。用当归以补血，助人参之力以援心，则心中有养，而肉桂、干姜无非祛寒荡邪之品，况又有白术、甘草之利腰脐，而调心腹乎，自然痛止而逆除矣。仲景谓子生则可治，用独参汤以救之，亦救之于生子之后，而非救之于未生子之前也。子未生之前，当急用吾方；子既生之后，当急用仲景方。

产妇临月，忽感少阴症者，急以人参、白术大剂温之，不应则死。此仲景之文也。似乎舍人参、白术无可救之药矣。吾以为单用人参、白术尚非万全，苟用人参、白术不应，急加入附子、肉桂、干姜，未必不应如响也。吾今酌定一方，**名全生救难汤**。

人参一两　白术一两　附子一钱　甘草五分

水煎服。可治凡感少阴经之邪者，神效。

产妇三四日至六七日，忽然手足蜷卧，息高气喘，恶心腹痛者，不救。此症盖感少阴之寒邪，以在内之真阳逼越于上焦，上假热而下真寒也。倘治之不得法，有死而已。急用**平喘祛寒散**。

人参二两　麦冬五钱　肉桂二钱　白术三两　吴茱萸五分

水煎服。一剂喘止，二剂痛止。此方亦补气返逆之圣药，祛寒定喘之神方。但服之不如法，往往偾事。必须将药煎好，俟其微寒而顿服之。盖药性热而病大寒，所谓宜顺其性也。

产妇半月后至将满月，亦患前症，又不可用前方矣。当改用**护产汤**。

人参五钱　茯苓五钱　附子一钱　白术五钱　当归一两　熟地一两　山茱萸五钱　麦冬五钱　牛膝一钱

水煎服。盖产妇已产至半月以后，与将满月，不比新产，血气之大亏也。故参可少用，而补阳之中又可用补阴之剂。有附子以祛寒，何患阴滞而不行哉！

产妇产后，手足青，一身黑，不救。此阴寒最重，而毒气之最酷者也。原无方法可以回生，然见其未死而不救，毋宁备一方救之而不生。吾今酌定一方，**名开青散黑汤**。

人参四两　白术四两　附子一钱　当归一两　肉桂三钱

水煎服。此方服下手足之青少退，身不黑，便有生机，否则仍死也。盖毒深而不可解，寒结而不可开耳。

产后足纯青，心下痛，虽较上症少轻，而寒毒之攻心则一，故亦主死。以前方投之，往往多效，不比一身尽黑者之难救也。盖此症由下而上，一散其下寒，而上寒即解，所以易于奏效。

产后少阴感邪，肾水上泛，呕吐下利，真阳飞越也。亦死症也。盖产妇肾水原枯，如何上泛而致呕吐？不知肾水之泛滥，因肾火之衰微也。火为寒所祛，水亦随寒而趋。此症犯在平人尚然难救，况产妇乎！而吾以为可救者，有肾水之存耳。急用补阳之药，入于补阴之中，引火归原，水自然下行而不致上泛。方用**补火引水汤**。

人参五钱　白术一两　熟地一两　山茱萸五钱　茯苓一两　附子一钱
肉桂三钱　车前子一钱

水煎服。一剂而肾水不泛滥矣。此方大补命门之火，仍于水中补之，故水得火而有归途，火得水而有生气，两相合而两相成也。

产后四五日，忽感风邪，发厥者，死症也。厥症多是热，而产后发厥岂有热之理？是热，亦虚热也。欲治厥，而身虚不可散邪；欲清热，而身虚不可用凉。所以往往难治，谓是死症，而实非尽是死症也。我定一方，**名转厥安产方**。

当归一两　人参一两　附子一钱

水煎服。一剂即厥定而人生矣。盖产后发厥，乃阳气既虚，而阴血又耗，复感寒邪以成之者也。我用人参以回阳气于无何有之乡，用当归以生血于败瘀未复之后，用附子以祛除外来之邪，故正回而邪散，血生而厥除也。

产后吐蛔虫者，不治之症也。以胃气将绝，虫不能安身耳。夫蛔虫在人之胃中，太寒不居，太热亦不居。今产后吐蛔虫，必在发厥之后。其吐蛔也，必然尽情吐出，非偶然吐一条也。更有成团逐块而吐出者，真是恶症。吾欲生之何也？正因其吐蛔之尚可生也。盖人脏既绝，虫亦寂然，今纷然上吐，是胃中尚有气以逼迫之。吾安其胃气，则虫自定而人可生。方用**安蛔救产汤**。

人参一两　白术一两　榧子仁一两　白薇三钱　肉桂一钱　神曲五分

水煎服。一剂而蛔定矣。此方参、术以生胃气，榧子、白薇、肉桂以杀虫，所以奏功独神耳。

产后口吐血脓，又复发斑，此千人中偶一有之，本是不救。然治之得法，亦有不死者。此症盖因夏月感受暑热之气，未及发出，一至生产而火毒大彰。又因身虚而火势犹不能一时尽发，故口吐脓血以妄行，而身生斑点以拂乱也。论理产后不宜用凉药化斑，然此等症，又不得不用凉药为权宜之计。吾今酌定一方，**名化火救产汤**。

人参五钱　当归一两　川芎五钱　麦冬五钱　荆芥三钱　元参一两　升麻一钱

水煎服。一剂而血脓止，再剂而斑稀，三剂而斑化矣，不可用四剂也。三剂后当改用佛手散，大剂多饮，自无后患，否则恐有变寒之患。吾方原不大寒，即变寒而可救。倘从前一见斑即用黄连解毒之药，以救一时之急，及至热退寒生，往往有寒战而死者，凉药可轻用乎！故宁可服吾方，以渐退斑，而缓降血，不可用霸药以取快于一时也。

产后患厥阴症，呕吐，两胁胀满者，必便血，不治之症也。盖伤肝而血乃下行，本无血而又伤血，岂有不死之理？而吾必欲救之，将恃何法乎？正因其便血耳。倘肝受风邪而不下行，则邪留两胁，反是腹心之病。今血尽趋大便而出，是肝中之邪散。吾清其大肠之火，似可奏功矣。但产妇宜温补，不宜清理，用凉药以消其火，非所以救产后之妇也。不知火之有余，乃水之不足，大补其水，则火自消归无有矣。**方用平肝救血汤**。

当归一两　川芎五钱　麦冬一两　三七根末一钱

水煎服。一剂而血止，两胁之胀满亦除矣。又何至上呕食而下便血哉？

产后下利厥逆，躁不得卧，或厥不得止，俱是死症。盖下利则亡阴，厥逆则亡阳，已是难救。况躁不得卧是血无以养心矣，而厥更不止，则汗出又无已也。欲不死得乎？我欲于死中救生，舍人参、当归别无药也。**方名参归汤**。

人参二两　当归二两　荆芥一钱

水煎服。用参、归补气血以生新，则旧血可止，旧血止而新血益生，自然有血以养心，厥可定而心可安，躁可释也。

【点评】本节论述产后伤寒的治疗。依次按照六经辨证的太阳病、少阳病、阳明病、少阴病、厥阴病分经治疗，但缺太阴病。因为产后气血严重亏损，一旦感受伤寒，往往出现各种危急重症，不易救治。

产后感太阳风邪，出现大喘、大吐、大呕，治疗以佛手散加大剂量人参、白术，麦冬，小剂量荆芥、桂枝，方名转气救产汤。如果吐脓血、头痛、心烦、腹痛、结胸，以佛手散加大剂量人参，小剂量荆芥、肉桂。二方均以益气养血为主，稍散风邪。

产后感少阳风邪，谵语、烦躁、惊悸，用佛手散加大剂量人参、枣仁、熟地，小剂量竹茹、丹砂。

产后感阳明之邪，大喘、大汗，或发狂，当用大剂量麦冬、玄参、人参、桑叶代替白虎汤。气喘加苏子，名补虚降火汤；发狂加青蒿，名救阳汤。

妊娠临月未生，感少阴风邪，恶寒、蜷卧，手足冷，用散寒救胎汤，即理中汤加肉桂，重用人参、白术。如果恶心、腹痛、手足厥逆，用回阳救产汤，即理中汤加当归，重用人参、当归。凡产妇临月，感受少阴之邪，均可用理中汤去干姜，重用人参、白术，加附子，名全生救难汤。

产后几天内，忽然手足蜷卧，息高气喘，恶心腹痛，用平喘祛寒散，此方重用人参、白术，加麦冬、肉桂、吴茱萸。若半月至一月出现此症，则改用护产汤，此方以八珍汤加减，去白芍、川芎，加山茱萸、麦冬、牛膝，重用当归、熟地，减少人参、白术用量。产后手足青，一身黑，用开青散黑汤，即附桂理中汤去干姜、炙甘草，加大剂量当归，超大剂量人参、白术。

产后感少阴之邪，呕吐、下利，肾水上泛，真阳飞越，用补火引水汤，即附桂理中汤去干姜、炙甘草，加熟地、山茱萸、车前子。

产后发厥，用转厥安产方，即大剂量当归、人参生血益气，加小剂量附子祛寒。产后吐蛔，用安蛔救产汤，即以大剂量人参、白术生胃气，神曲、榧子等和胃杀虫。

产后吐脓血、发斑，用化火救产汤，此方即佛手散加人参益气，玄参、麦冬滋阴，升麻解毒，荆芥祛风。

产后患厥阴病，呕吐、两胁胀满、便血，用平肝救血汤，此方即佛手散加麦冬、三七。产后下利、厥逆，躁不得卧，用参归汤，即大剂量人参、当归，加小剂量荆芥。

总之，本节针对产后伤寒病的治疗，无论病在何经，组方均以补气、养血、活血、滋阴为中心，避开温散，禁用寒凉，其中用得最多的是附桂理中汤、佛手散加减，往往大剂量用人参、白术、当归，以益气养血，因为能够紧扣病机，选方得当，用药大胆，故诸多产后危急重症得以救治。

中寒门

雷公真君曰：阴寒直中少阴经肾中，手足青黑者，不治之症也。盖阴毒结成于脾胃之间，而肾中之火全然外越，如何可救？然而心尚不痛，则心中尚有星星余火，存于其中，急用**救心荡寒汤**。

人参三两　良姜三钱　附子三钱　白术三两

水煎服。助心中之火，不能遽绝，则相火得君火之焰而渐归。火势既旺，寒邪失威，自然火生土，而脾胃之气转，一阳来复，大地皆阳春，手足四肢尽变温和矣。此方妙在良姜入心，同附子斩关直入。然非参、术之多用，亦不能返元阳于无何有之乡也，故必须多用而共成其功耳。

阴寒直中肾经，面青鼻黑，腹中痛欲死，囊缩，较前症更重矣，死亡顷刻。救之少迟，必一身尽黑而死。急用**救亡丹**。

人参五钱　白术三两　附子一个　干姜三钱　肉桂五钱

水煎，急灌之。吾方似较仲景张公之用热更重，不知此症。全是一团死气现于身之上下。若不用此猛烈大热重剂，又何以逐阴寒而迫亡魂，祛毒气而夺阳魄哉？故人参反若可少用，而附、桂不可不多用也。然而白术又何以多之用耶？不知白术最利腰脐，腹痛欲死，非此不能通达，故多用之，以驱驾桂、附以成其祛除扫荡之功，而奏返魄还魂之效耳。

阴寒直中肾经，心痛欲死，呕吐不纳食，下利清水，本是不治之病。盖寒邪犯心，而脾胃将绝，急不待时。此时觅药，缓不济事，速用针刺心上一分，出紫血少许，然后用**逐寒返魂汤**救之。

人参一两　良姜三钱　附子五钱　茯苓五钱　白术三两　丁香一钱

此方专入心以逐邪，返元阳于顷刻，心君定而诸邪退走，脾胃自安，不致上下之逆，庶可重生。否则因循观望，必致身死矣。

阴寒直中肾经，两胁作痛，手足指甲尽青，囊缩拽之而不出，蜷曲而卧，亦不治之症也。此乃阴寒从肾以入肝，而肝气欲绝，而筋先受病，将死也。虽症较前三症少轻，而能死人则一。余又将何法以生之乎？夫肝木之绝，由于肾气之先绝，欲救肝不得不先救肾。方用**救肾活肝汤**。

白术三两　当归一两　人参五钱　熟地一两　山茱萸五钱　附子一钱
肉桂二钱

水煎服。此方祛寒之中，仍用回阳之药，然加入熟地、山茱萸则参、术无过燥之忧，附、桂有相资之益，肝得火而温，亦得水而养，自然筋活而青去，囊宽而缩解也。

阴寒直中肾经，舌黑眼闭，下身尽黑，上身尽青，大便出，小便自遗，此更危急之症，虽有仙方，恐难全活。而予必欲生之，因定一方，虽不敢曰人尽可救，亦庶几于十人中而救一二人乎！方名**心救汤**。

人参五两　附子一个　白术半斤　肉桂一两　菖蒲五分　良姜三钱

水煎服。此方参、术多用者，恐少则力量不能胜任，以驾御夫桂、附之热药也。故必多加，而后可望其通达上下，以尽祛周身之寒毒。倘得大便止而小便不遗，便有生机。再进一剂，则眼开而舌黑可去，身黑、身青俱可尽解也。苟服药后仍前大小便之不禁，不必再服药，听其身死而已矣。大约此方救此病，十人中亦可救三四人。

凡人直中阴寒，冷气犯于少腹，不从传经伤寒，而自寒者，命曰直中阴经。阴经者，少阴肾经。其症必畏寒，腹痛作呕，手足厥逆，有手足俱青，甚则筋青囊缩。若不急用温热之药治之，有立时而死者，最可惧之症也。方用**荡寒汤**。

白术三两　肉桂三钱　丁香一钱　吴茱萸一钱

水煎服。一剂而阴消阳回，不必再剂也。此方妙在独用白术至三两，则腰脐之气大利。又得肉桂以温热其命门之火，丁香、吴茱萸止呕逆而反厥逆，则阴寒之邪何处潜藏？故一剂而回春也。

【点评】本节论述中寒的治法。中寒即阴寒之邪直中少阴肾经，《伤寒论》没有提出治法，晋唐至明代的伤寒家则多有论述。本节集中介绍了其中六大危症的治法。手足青黑用救心荡寒汤，即附子理中汤去炙甘草，以良姜代替干姜，重用人参、白术。面青鼻黑、腹痛囊缩，用救亡丹，即附桂理中汤去炙甘草。如心痛欲死，呕吐不食，下利清水，用逐寒返魂汤，即附子理中汤合四君子汤。足指甲尽青，囊缩蜷曲，用救肾活肝汤，即大剂量白术、人参、当归、熟地、山茱萸，小剂量附子、肉桂组方。舌黑眼闭，下身尽黑，上身尽青，二便失禁，用心救汤，以超大剂量人参、白术、附子、肉桂，加小剂量良姜、菖蒲组方。凡是直中阴寒，可用荡寒汤，以大剂量白术，加小剂量肉桂、丁香、吴茱萸，则阴消阳回。以上六大危症，均以附桂理中汤为主方加减，重用白术、人参健脾益气，佐以附子、肉桂、良姜、丁香、菖蒲、吴茱萸温阳散寒，或加当归、熟地、山茱萸补益肝肾，重点突出，井然有序。

中暑门

雷公真君曰：中暑亡阳，汗出不止，立时气脱者，死症也。盖亡阳则阳气尽从汗出，故气尽而死。法当急补其阳气，则阳气接续阴气，而不至有遽脱之忧。用独参汤妙矣，而贫家何从得参？不若以**当归补血汤**，用：

当归—两　黄芪二两

加桑叶三十片救之。盖二味价廉，而功亦不亚于人参。且桑叶又有补阴之功，无阴则阳不化；黄芪补气，得当归则补血，得桑叶则尤易生阴也。

中暑发狂，气喘，汗如雨下，如丧神失守，亦死亡顷刻也。盖热极无水以养神，心中自焚，逼汗于外，亡阳而且失神也。急宜用白虎汤救之，然少亦不济也，必须石膏用四两，人参亦用四两，加黄连三钱，水煎服。一剂而神定，二剂而汗止矣。或疑心中无水，而身何以有汗。不知发狂之症，口未有不渴者，口渴必饮水自救，水入腹中，不行心而行脾，脾必灌注于肺，肺主皮毛，故从外泄。然则汗乃外来之水，非内存之液也。况汗从外泄，阳气亦从之而出，阳出而心中之阴气亦且随之而散亡，所以丧神失守耳。吾以黄连平其心火，石膏除其胃火，而大加人参以救其亡阳之脱。庶几火散而正气独存，神存而外邪皆失也。

中暑循衣摸床，以手撮空，本是死症，然而可救者，以暑气之在心，解心中之热，则五脏即有生气。方用独参汤三两，加黄连三钱灌之，而循衣摸床、撮空等症遽止者即生。盖人参救心气之绝，而黄连散心中之火，火散气回，其生也必矣。

中暑猝倒，心痛欲死者，不治之症也。暑气最热，而心乃火宫，以火入火，何以相犯而竟至心痛欲死也？不知心火君火也，暑火邪火也。邪火凌心与邪水浸心，原无彼此之异。故寒暑之气，不犯则已，犯则未有不猝然心痛者也。心君至静，有膻中之间隔，犯心者，犯膻中也。邪犯膻中，便猝然心痛，此时即以祛暑之药直引入膻中，则暑散火退，而心君泰然也。方用**散暑救心汤**。

青蒿一两　黄连三钱　人参三钱　茯神五钱　白术三钱　香薷一钱　藿香五钱　半夏一钱

水煎服。一剂而痛即止。此方神效者，妙在青蒿同用，直入膻中，逐暑无形，所以止痛如响耳。

中暑忽倒，口吐白沫，将欲发狂，身如火烧，紫斑烂然者，多不可救。而予谓有一线可救者，正以其紫斑之发出也。倘不发出，则火毒内藏，必致攻心而亡。今嫌其斑虽发出，而色纯紫，则毒气太盛，恐难化耳。方用**救斑再苏汤**。

元参三两　升麻三钱　荆芥三钱　黄连三钱　黄芩三钱　麦冬三两　天冬一两　青蒿一两

水煎服。一剂而斑色变红，再剂而斑红变淡，三剂而斑色尽消，便庆再苏也。否则，终亦必亡而已矣。

夏日感暑，至生霍乱，欲吐而不能，不吐不可，最急之病也。用香薷饮亦得生。然有用之而不纳，随饮即吐，尤为至凶。法当从治。我有妙方，名**转治汤**。

白术三钱　茯苓三钱　芍药五钱　藿香一钱　紫苏五分　陈皮五分　天花粉一钱　肉桂五分　香薷五分　白豆蔻一粒

水煎冷服，下喉即纳，霍乱即定矣。此方之妙，妙在用芍药为君，而佐之白术、茯苓，则肝气自平，不来下克脾土，则霍乱自定。况又有解暑之药乎！尤妙在用肉桂、香薷、藿香温热之药，顺暑热之气，引邪下行而暗解纷纭。此实有神鬼不测之机，而用之于刀圭之内也。

霍乱腹痛，欲吐不能，欲泻不得，四肢厥逆，身青囊缩，必死之症也。子亦何必再为立方？然而其人一刻不亡，岂可听之而不救乎？此症乃下虚寒，而上感暑热之气，阴阳拂乱，上下不接，最危急之候。法当用阴阳水探吐之。若不应，急用**救乱汤**治之。

人参五钱　香薷三钱　吴茱萸三钱　茯苓三钱　白术三钱　附子五分
藿香一钱　木瓜三钱

水煎服。下喉而气即回矣，真治干霍乱之神方也！若湿霍乱，又不可用此方，用：

白术五钱　香薷一钱　青蒿五钱　茯苓五钱　陈皮一钱　砂仁三粒
一剂即回春也。

产后忽感中暑，霍乱吐泻，法在不救。然而亦有用药救之而能生者，总不可用香薷也。方用**消暑活产丹**。

人参一两　当归二两　川芎一两　肉桂二钱　青蒿一钱

水煎服。一剂即愈。盖产妇只补气血，气血既回，暑气自散；况方中又有祛寒解暑之味乎！所以奏功独神也。或疑感暑是热，胡为反用肉桂？不知产妇气血大虚，遍身是寒，一感暑气便觉相拂，非有大热之气，深入腹中也。不过略感暑气，与本身之寒，两相攻击，以致霍乱。今仍用肉桂以温其虚寒，以青蒿而解其微暑，用之于大剂补气补血之中，是以驾御而不敢有变乱之形，此立方之妙，而建功之神也。又何必疑哉！

夏令火热，烁石流金，人有一时感犯暑邪，上吐下泻，立刻死者，最可惧之症也。切莫轻用香薷饮，亦莫妄用白虎汤。我有一方，名曰**解热消暑散**。

青蒿一两　干葛一钱　香薷一钱　茯苓一两　白术三钱　白扁豆二钱
陈皮一钱

治之即安。此方妙在用青蒿、茯苓为君，青蒿最能解暑而去热，一物而两用之，引其暑热尽从膀胱而出，而干葛、香薷之类，不过佐青蒿以祛暑也。尤妙在少用白术以健脾胃之气，则暑热退而胃气不伤，胜于香薷饮多矣。

【点评】本节论述了中暑导致各种严重病症的治疗。中暑亡阳，汗出不止，用独参汤，或者用当归补血汤加桑叶止汗。中暑发狂、气喘、汗如雨下，用白虎汤清胃火，加黄连平心火，加大剂量人参救其亡阳之脱。中暑循衣摸床，以手撮空，用独参汤救心气，加黄连清心火。中暑猝倒，心痛欲死，用散暑救心汤，此方即《太平惠民和剂局方》黄连香薷饮加减，重用青蒿，合藿香、香薷清暑透邪，芳香止痛。中暑发斑，用救斑再苏汤，以大剂量玄参、麦冬、天冬滋阴凉血，大剂量青蒿清暑透斑，以黄连、黄芩、升麻清热解毒。中暑霍乱，欲吐不能，不吐不可，用转治汤；加腹痛、厥逆、身青、囊缩，称之为干霍乱，用救乱汤。以上两方均为《太平惠民和剂局方》香薷饮加减。产后中暑，霍乱吐泻，用消暑活产丹，此方即佛手散加大剂量人参益气养血活血，加肉桂温阳，青蒿解暑。中暑吐泻，用解热消暑散，重用青蒿、茯苓，清热解暑，健脾利湿。总之，本节论述中暑八大危急重症的治疗，除了运用传统治疗方剂白虎汤、香薷饮之外，陈氏重视以独参汤顾护阳气，用大剂量青蒿解暑透热，这是其显著的特色。

水湿门

雷公真君曰： 水气凌心包之络，呃逆不止，死症也。吾以为可救者，心包为水气所凌，惟恐犯心，所以呃逆不止者，欲号召五脏之气，共救水气之犯心也。水气凌心包，以成呃逆之症，亦只须分消其水湿之气，而呃逆自除也。方用**止呃汤**。

茯神一两　苍术三钱　白术三钱　薏仁一两　芡实五钱　半夏一钱　人参三钱　陈皮一钱　丁香五分　吴茱萸三分

水煎服。一剂而呃即止，二剂而呃即愈。此方健胃固脾，虽利湿分水，而不消真气，故能补心包而壮心君之位，不必治呃而呃自定矣。

水湿结在膀胱，点滴不能出，以致目突口张，足肿气喘者，不治之症也。而吾以为可治者，膀胱与肾为表里，膀胱之开阖，肾司权也。水湿结在膀胱者，肾气不能行于膀胱耳。吾通其肾气，而膀胱自通，诸症自愈矣。方用**通肾消水汤**。

熟地一两　山茱萸五钱　车前子三钱　茯神五钱　肉桂一钱　牛膝一钱山药一两　薏仁一两

水煎服。此方专治肾，以通膀胱之气。膀胱得肾气而水自难藏，水不能藏而下行，则气亦自顺而不逆，又何至有目突、气喘之症哉？上病渐消而下病寻愈。足肿之水不觉尽归于膀胱，从溺而尽出也。

黄瘅之症，一身尽黄，两目亦黄，却是死症。倘初起即治之，亦未必即死也。我有奇方，**名为消黄去瘅汤**。

茵陈三钱　薏仁三两　茯苓二两　车前子三两　肉桂三分

水煎服。一连四剂，黄去瘅消矣。黄瘅虽成于湿热，毕竟脾虚不能分消水湿，以致郁而成黄。吾用茯苓、薏仁、车前大剂为君，分消水湿，仍是健脾固气之药，少用茵陈以解湿热，用肉桂引入膀胱，尽从小便而出，无事张皇，而暗解其湿热之横，此方之淡而妙，简而神也。四剂之后减半，加白术一两，煎汤饮之，再用四剂，则全愈而无后患矣。

黄瘅之症，原不宜死，然治之不得法，往往生变为死。盖黄瘅外感之湿易治，内伤之湿难医。外感单治湿而瘅随愈，内伤单治湿而瘅难痊。泻水则气愈消，发汗则精愈泄，又何能黄瘅之速愈哉！我有方单治内伤而得黄瘅者，**名治内消瘅汤**。

白术一两　茯苓一两　薏仁一两　茵陈二钱　炒栀子二钱　陈皮五分

水煎服。此方妙在用白术、茯苓、薏仁之多，使健脾又复利水，助茵陈、栀子以消湿热，尽从膀胱内消，不必又去退皮肤之湿，而皮肤之湿自消。大约此方用至十剂无不消者，不必十剂之外。服十剂减半，去栀子再服五剂，则全愈，人亦健旺矣。至妙至神之方，有益无损，可为治内伤而感湿者之法。

【点评】本节论述水湿所致疾病的治法，共有8种。呃逆是水气犯心，用止呃汤，此方即六君子汤去甘草，加苍术、薏苡仁、芡实去湿，丁香、吴茱萸止呃。小便点滴不能出，足肿气喘，是水湿结在膀胱，用通肾消水汤，即七味都气丸去泽泻、丹皮，加牛膝、车前子、薏苡仁。黄疸是脾虚不能分消水湿，郁而成黄，用消黄去瘅汤，以大剂量薏苡仁、车前子、茯苓健脾，分消水湿；以小剂量茵陈清解湿热，稍佐肉桂引火入膀胱，使湿热尽从小便而出。以上论述3种。

产妇感水肿，以至面浮，手足浮，心胀者，不治之症也。然而此浮非水气也，乃虚气作浮耳。若作水湿治之必死矣。吾今不治水湿，单去健脾，反有生意。方用**助气分水汤**。

白术二两　人参三两　茯苓五钱　薏仁一两　陈皮五分　萝卜子三分

水煎服。此方参、苓、薏、术皆健脾之圣药，陈皮、萝卜子些微以消其胀，脾气健而水湿自行，水湿行而胀自去，胀去而浮亦渐消矣。但此方须多食见效，不可一剂而即责其近功也。

产妇痢疾而加之呕逆者，必死之症也。盖痢疾亡阴，平人尚非所宜，何况产妇气血之大虚乎？今又加呕逆，则胃中有火遏抑拂乱，而气血更虚，势必至胃气之绝，不死何待乎？然而，胃气有一钱未绝即可救援。吾有一方，不必服药，只须将田螺一个捣碎，入麝香一厘，吴茱萸一分，为细末，掩在脐上，即不呕吐，便庆再生。盖田螺最利水去火，痢疾本是热症，而又加湿也。产妇痢疾因气血之虚，不可竟用祛热散火之药以虚其虚，今用田螺外治，法至巧也。呕逆一回，

速以:

当归一两　白芍三钱　甘草一钱　枳壳三分　槟榔三分

水煎服。二剂而痢自除，后用独参汤调理可也。

产妇一身发黄者，湿热壅滞而不散。欲治黄而气血更消，欲补虚而湿黄更甚，此方法之穷，而医人束手，亦听其死亡而已矣。虽然湿热之成原本于虚，补虚以治黄病，未有不可，但宜兼治之得法耳。吾有一方，治因虚而发黄者神效，不独治产妇也。方名**补虚散黄汤**。

白术一两　薏仁二两　车前子五钱　茯苓五钱　荆芥一钱　茵陈五分

水煎服。常人非产妇者，茵陈用三钱。此方之妙，健脾以利水，而不耗气，既补虚又去湿，湿去而黄不退者，未之有也。

产妇湿气感中胞络，下阴肿胀，小水点滴不出，死症也。盖水入腹中，必趋膀胱而出之，小便今不由膀胱，而尽入于胎胞之络，是相反不相顺也，如何不死乎！然则予将何法以救之？亦仍利膀胱而已。夫膀胱之能化水者，得肾气以化之也。产妇气血大虚则肾气亦虚，肾气虚则膀胱之气亦虚，膀胱气虚故不化水，而水乃入于胎胞而不散，故初急而后肿，肿极而点滴不出也。吾今不独治膀胱，而先治肾，肾气足而膀胱之气自行，水道自顺也。方用**通水散**。

白术一两　熟地一两　茯苓三钱　山茱萸五钱　薏仁一两　肉桂五分
车前子三钱　人参一两

水煎服。此方补肾而兼补心，盖胎胞上连心，下连肾，吾补其心肾，则胎胞之气通，自不受水，而转输于膀胱矣。况膀胱又因肾气之通，自能化水而分消于大小肠，下趋于便门而出。此实有妙用，非泛然以立方也。

产妇水气凌肺，作喘不已者，亦是死症。然治之得法正不死也。产妇因虚以受水气，原不可全治。夫水也，虽作喘不已，似为水气所犯，然徒治其水则喘且益甚。而治之之法将若何？亦助其脾气之旺，使之无畏乎水，则水自不能凌脾，脾不受凌，喘将何生乎？方用**补土宁喘丹**。

人参—两　白术—两　麦冬—两　茯苓三钱　苏子—钱

水煎服。此方人参补气以健脾，白术利腰以健脾，麦冬养肺以健脾，茯苓、苏子不过借其佐使，以行水止喘而已。然而治喘实有神功也。脾健则土旺，土旺则水不敢泛滥，何至有胀喘之生哉！

【点评】本节论述产妇水湿内停所致的疾病，共5种。产妇水肿用助气分水汤，此方即异功散去炙甘草，加薏苡仁、车前子。产妇痢疾加呕逆，用田螺捣碎，加麝香、吴茱萸外敷肚脐。产妇身发黄，用补虚散黄汤，此方即上节治疗黄疸的消黄去瘅汤，去肉桂，加白术、荆芥。产妇下阴肿胀，小便点滴不出，用通水散，此方即金匮肾气丸合四君子汤加减。产妇水气凌肺气喘，用补土宁喘丹，此方即四君子汤加麦冬、苏子，重用人参、白术、麦冬。以上两节共介绍了8种水湿内停所导致的病症，主要以四君子汤健脾、六味地黄丸补肾，加利水祛湿药，如薏苡仁、车前子、茵陈等，方药虽然平易，但只要辨证准确，用量大胆，对于这些危急重症，仍然能够起到力挽狂澜的作用。特别是用田螺肉加麝香、吴茱萸外敷利水、止呕，出自于民间经验，卓然有效。无麝香可以用冰片代替。

热症门

雷公真君曰：热病发狂如见鬼状者，死症也。与热病不知人正复相同，然而热症同，而死症异也。发狂如见鬼状者，实热也；热病不知人者，虚热也。实热宜泻火，虚热宜清火。热极而致发狂，大约阳明之火居多。火热燔烧，自己之心亦焚。心中自焚，则心之神外越而见鬼矣。非如见鬼也，乃实实见鬼耳。人至见鬼，与死为邻矣。将用何药以救之乎？用**火齐汤**。

石膏一两　元参三两　人参二两　知母一钱　黄连三钱　茯神一两　白芥子三钱

水煎服。此方石膏以降胃火；元参以降浮游之火；知母以降肾火；黄连以降心火；茯神以清心，引诸火从小便而泄出；白芥子以消痰，则神清而心定。然非多加人参，则胃气消亡，又安能使诸药之降火哉！此方之所以妙而神也。一剂而狂止，再剂而不见鬼矣，三剂而火全退也。

热病不知人者，虽亦阳明之火，然非尽阳明之火也，乃肝气郁闷，木中之火不得泄，于是木克胃，而胃火亦旺，热气熏蒸，心中烦热，故不知人。然神尚守于心中，而不至于外越也。方用**开知汤**。

白芍一两　当归一两　甘草三钱　石膏一两　柴胡一钱　炒栀子五钱　白芥子三钱　菖蒲三钱　麦冬一两

水煎服。此方用归、芍以滋肝，用柴胡以开郁，用石膏、栀子平胃肝之火，用白芥子、麦冬消痰清肺，用菖蒲启心中之迷，自然热去而心安，又何至闷乱不知人哉？故一剂顿解，二剂全愈也。

人有火盛之极，舌如芒刺，唇口开裂，大渴呼饮，虽非伤寒之症所得，而人患此病，即不身热，亦去死不久也。白虎汤亦可救，但过于太凉，恐伤胃气，往往有热退而生变，仍归于亡，故白虎汤不可轻投也。我有一方，名曰**清凉散**。

元参二两　麦冬一两　甘菊花五钱　青蒿五钱　白芥子三钱　生地三钱　车前子三钱

水煎服。此方妙在元参为君，以解上焦之焰；麦冬为臣，以解肺中之热；甘菊花、青蒿为佐，以消胃中之火；尤妙车前子、白芥、生地为使，或化痰，或凉血，尽从膀胱以下泻其火热之气，是上下之间无非清凉，而火热自散，又不损胃，故能扶危而不至于生变也。

产妇产半月，忽然大汗如雨，口渴舌干，发热而躁，有似伤寒症者，死症也。若作伤寒治之，无不死矣。此乃内水干枯，无血以养心，阳气无阴不化，乃发汗亡阳而身热耳。故口虽渴而不欲饮水，舌虽干而胎又滑甚，心躁而不至发狂，此所以异于伤寒之外症也。此时急用：

　　人参二两　　当归二两　　黄芪二两　　桑叶三十片　　北五味一钱　　麦冬五钱

　　水煎服，方名**收汗丹**。参、归、黄芪大补其气血，麦冬、五味清中有涩，佐桑叶止汗，实有神功。盖此等虚汗，非补不止，而非涩亦不收也。故一剂而汗止，二剂而汗收，起死回生，非此方之谓乎！

　　【点评】本节论述热证门中几种危急重症的治疗。热病发狂，属于实火，用火齐汤，此方即人参白虎汤加黄连、玄参等。热病不知人，属于虚证，用开知汤，此方即丹栀逍遥散加减，重用当归、白芍、玄参滋阴养血，解郁平肝，清热化痰。火盛之极，大渴思饮，舌如芒刺，唇口开裂，用清凉散，此方以大剂量玄参为君，麦冬为臣，生地为使。这一组合被温病学家命名为增液汤，也是本书中滋阴清热的重要基础方剂。产后半月大汗、口渴、发热、烦躁，用收汗丹，此方即生脉散合当归补血汤加桑叶止汗。

燥症门

　　雷公真君曰：血燥肺干，又生痈疽者，多不可救，恐无血以济之也。此等病多得之膏粱之人，纵情房帏，精血大耗，又忍精而战，精不化而变为脓血，乃阴毒而非阳毒也。如以治阳毒法治之，则死矣。我今特留奇方，**名化痈汤**。

　　金银花五两　　荆芥三钱　　白芥子三钱　　肉桂三分　　当归二两　　元参三两

　　水煎服。一剂而阴变为阳矣，二剂而未溃者全消，已溃者生肉，三剂即愈，四剂收功，神效之极。倘疮口大溃大烂，已成坏症者，肯服吾方，亦断无性命之忧。坚守长服，断必收功。盖此方消毒而不散气，尚补而不尚攻，治阴毒之痈疽，实有鬼神莫测之妙。

血崩之后，口舌燥裂，不能饮食者，死。盖亡血自然无血以生精，精润则津亦润，必然之势也。欲使口舌之干者重润，必须使精血之竭者重生。补精之方六味丸最妙。然而六味丸单补肾中之精，而不能上补口舌之津也。然补肾于下亦能通津于上，然终觉缓不济急。我今定一奇方上下兼补，名**上下相资汤**。

熟地一两　山茱萸五钱　葳蕤五钱　人参三钱　元参三钱　沙参五钱　当归五钱　麦冬一两　北五味二钱　牛膝五钱　车前子一钱

水煎服。此方补肾为君，而佐之补肺之药，子母相资，上下兼润，精生而液亦生，血生而津亦生矣。安在已死之症，不可庆再生耶？

燥症，舌干肿大，溺血，大便又便血不止，亦是死症。盖夏感暑热之毒，至秋而燥极，肺金清肃之令不行，大小便热极而齐便血也。论理见血宜治血矣，然而治血，血偏不止，反至燥添而不可救。吾不治血专治燥，方用**兼润丸**。

熟地一两　元参二两　麦冬二两　沙参二两　车前子五钱　地榆三钱　生地五钱　当归一两　白芍一两

水煎服。一剂轻，二剂血止，便有生机也。此方纯是补血妙品，惟用地榆以清火，车前子以利水，火清水利，不必治血，血自止也。

干燥火炽，大肠阴尽，遂至粪如羊屎，名为肠结，不治之症也。然而阴尽即宜死，今不死而肠结，是阴犹未尽也。真阴一日不尽则一日不死，一线不绝则一线可生。吾有奇方专补其阴，使阴生而火息，阴旺而肠宽也。方用**生阴开结汤**。

熟地二两　元参一两　当归一两　生地五钱　牛膝五钱　麦冬五钱　山茱萸五钱　山药三钱　肉苁蓉五钱，酒洗淡

水煎服。一连数剂，肠结可开，粪即不如羊屎矣，可望再生。然必须日日一剂，三月终改用六味地黄汤，或不用汤而用丸调理岁余，永无肠结之苦也。

燥症干甚，小肠细小不能出便，胀甚欲死者，亦不治之症也。而

我欲治之者何？盖小肠之开阖，小肠不得而司，令肾操其权也。倘徒治小肠，则小肠益虚，失其传导之官，而胀且益甚。我今不治小肠而专治肾，则肾气开，小肠亦开也。方名**治本消水汤**。

熟地二两　山茱萸一两　车前子五钱　麦冬一两　北五味二钱　茯苓五钱　牛膝三钱　刘寄奴三钱

水煎服。一剂少通，再剂肠宽，小便如注矣。方用熟地、山茱萸以补肾；麦冬、五味补肺气，以使其清肃之气下行于膀胱；茯苓、车前分消水势；牛膝、寄奴借其迅速之气，导其下行而不使上壅。此肾气通水亦顺也。

肺燥复耗之，必有吐血之苦，久则成肺痿矣。如何可治？然我乘其未痿之前而先治之，何尽至于死乎？方用**救痿丹**。

麦冬三两　元参三两　金银花三两　白芥子三钱　桔梗三钱　生甘草三钱

水煎服。此方专资肺气，虽用金银花之解毒，仍是补阴之妙药，故肺痿可解，而吐血之症又不相犯。倘专治肺痿，则肺痿未必愈而血症重犯，不可救药矣。故必用吾方而肺痿可愈也。

燥极生风，手足牵掣者，死症也。盖脾胃干枯，不能分荫于手足，故四肢牵掣而动，风生于火，肝木又加燥极，复来克土，则脾胃更虚，愈难滋润于手足，而牵掣正无已时也。方用**润肢汤**。

人参一两　元参一两　当归一两　白芍一两　炒栀子三钱　麦冬一两　山药五钱

水煎服。一剂稍安，再剂渐定，三剂而风止矣。此方用人参、山药生胃以健脾；归、芍平肝以生血；麦冬以生肺气；元参、炒栀子清火去风，兼且解燥。内热既除，外症牵掣自愈，死症可望生也。

燥热之极，已生膹郁之症，不可起床者，不治之症也。膹郁者，两胁胀满，不可左右卧，而又不能起床。此肝经少血，而胃气干枯，久之肾气亦竭，骨中无髓，渐成痿废，如何可治？不知此症起于夏令之热，烁尽肺金之津，不能下生肾水，遂至肾水不能生肝木，木不能生心火，火不能生脾土，而成膈郁也。然则只救肺肾，而脾胃不治自舒矣。方用**金水两资汤**。

熟地一两　山茱萸五钱　麦冬一两　北五味二钱　人参一两　白芍一两

水煎服。此方虽曰金水两资，实肾、肝、肺三经同治。盖补肺肾则金水有源，燥症自润。若不平肝木则胃气难生，未易生精生液，欲骨坚能步，胁安能卧，不易得矣。所以补肾补肺之中，不可无治肝之圣药，白芍最能平肝且能生血，用之于补肾补肺之中，更善调剂而奏功更神也。久服自有生机，但不可责其近效耳。

燥极口吐白血者，不治之症也。夫血未有不红者也，如何吐白？不知久病之人，吐痰皆白沫者，乃白血也。吐白沫何以名白血？以其状如蟹涎，绝无有败痰存乎其中，实血而非痰也。世人不信，取所吐白沫，露于星光之下，一夜必变红矣。此沫出于肾，而肾火挟之，沸腾于咽喉，不得不吐者也。虽是白沫而实肾中之精，岂特血而已哉！苟不速治，则白沫变为绿痰，无可如何矣。方用**六味地黄汤**。

熟地一两　山茱萸五钱　山药五钱　丹皮二钱　泽泻二钱　茯苓五钱　麦冬一两　北五味一钱

水煎服。日日服之，自然白沫止而化为精也，沫化为精则生矣。

燥极一身无肉，咽干面尘，体无膏泽，足心反热者，亦不治之症也。此血干而不能外养，精涸而不能内润耳。吾有奇方，实可救之。名**安润汤**。

当归五钱　白芍五钱　熟地一两　川芎二钱　麦冬五钱　牛膝三钱　人参三钱　桑叶三十片

水煎服。此四物汤加味者也，妙在加人参、桑叶，则四物更加大补，一身之气血无不润，又何至干燥之苦哉！

燥症善惊，腰不能俯仰，丈夫癞疝，妇人小腹痛，目盲，眦突者，不治之症也。然予谓可治者，以诸症皆肾病也。肾虚可补，补肾则心中有血，可以止惊；补肾则腰中有精，可以俯仰；补肾则任督有水，男子去疝而女子去痛，又何患目盲皆突之小症乎！今特传一方，名资本润燥汤。

熟地_{二两}　桑叶_{三十片}　山茱萸_{五钱}　沙参_{一两}　白术_{一两}　甘菊花_{三钱}

水煎服。此方纯是补肾，而少佐之健脾者何也？盖燥甚必口渴，口渴必多饮水，水多则腰必有水气而不得散，白术最利腰脐，又得熟地补肾之药，则白术不燥，转得相助以成功，此立方之妙也。倘遇此等病，即以吾方投之，未有不生者。

燥症咳嗽，已伤肺矣，复加吐血、吐脓，乌得不死？而必欲生之迂矣。盖燥症以致咳嗽，原是外感，非比内伤，虽吐脓血，亦因咳嗽之伤而来，救咳嗽而肺金有养，嗽止而脓血亦消也。方用**养肺救燥丹**。

麦冬_{三两}　金银花_{三两}　元参_{三两}　甘草_{三钱}　天门冬_{三钱}　桔梗_{三钱}

水煎服。此方单入肺经以润津液，兼消浮火而止血脓。内气既润，外感又除，何愁死症之难制哉！

产后血燥而晕，不省人事，此呼吸危亡时也。盖因亡血过多，旧血既出，新血不能骤生，阴阳不能接续，以致如此。方用**救晕至圣丹**。

人参_{一两}　当归_{二两}　川芎_{一两}　白术_{一两}　熟地_{一两}　炒黑干姜_{一钱}

水煎服。人参以救脱，归、芎以逐瘀生新，熟地、白术利腰脐而补脾肾，黑姜引血归经以止晕，一剂便可获效，夺为回生，真返魂之妙方也。

产妇产后大便燥闭，欲解不能，不解不可，烦躁身热者往往不救。盖此症因亡血过多，肠中无肾水以相资，所以艰涩而不得出，一用大黄下之，鲜不死矣。必须用地黄汤大补之，亦有生者。但不论服之效与不效，日日与服一剂，或四五日，或十余日，自然大便出而愈。切勿见其一二服不效，即用降火之剂以杀之也。吾今**酌定地黄汤**。

熟地_{二两}　山茱萸_{一两}　山药_{五钱}　丹皮_{五钱}　泽泻_{三钱}　茯苓_{三钱}

麦冬一两　北五味一钱

水煎服。照吾分两，治大便燥结俱妙，不独产妇产后之闭结也。

产妇产后，失血、衄血症，俱不治。盖血少而又耗之也。然肯服六味地黄丸亦能不死。而予更有奇方，名**止失汤**。

人参一两　当归五钱　麦冬三钱　山茱萸五钱　三七根末三钱

水煎调服。一剂而血止，再剂而有生气矣。此方补气血以顾产，滋肺脉以救燥，止血以防脱，用之咸宜，所以奏功独神，胜于六味汤也。

产后血燥成痨症者，乃产怯也。亦缘产时失于调理，故成痨瘵。如何可治？亦于未成之先而急治之乎，或于产后一月之外，见怯弱而不能起床者，急用**救痨丹**救之。

熟地一两　当归一两　黄芪一两　鳖甲五钱　山茱萸五钱　麦冬一两
白芍五钱　白芥子一钱

水煎服。此方气血双补，不寒不热，初起痨瘵最宜，而产后尤能奏效。乘其初起投以此方，无不生者。万勿因循，至于日久而不可救也。

产后血崩不止，口舌燥裂，不治之症也。然以大补药救之，往往有生者。予有奇方，名**定崩救产汤**。

人参一两　当归一两　黄芪一两　白术一两　三七根末三钱

水煎服。此方亦补气血，不纯去止崩而血自止，所以为妙。只三七根末，乃止崩之味，然又是补药，同群共济，收功独神。血崩止而口舌燥裂亦愈也。倘惟图止崩，不去补虚，则血崩不止而死矣。

【点评】本节论述燥病的治法。燥为六淫之一，《素问·至真要大论》"病机十九条"阐述了五淫致病，唯独遗漏了燥。金朝刘河间首次发现了这一疏漏，在《素问玄机原病式》一书中补充了

"诸涩枯涸，干劲皴裂，皆属于燥"。本节介绍17种因燥邪引起的病症。肺恶燥喜润，与大肠相表里，血燥肺干，又发痈疽，用化痈汤，此方即四妙勇安汤去甘草，加肉桂、白芥子、荆芥，变治疗阳毒的名方为治疗阴毒的痈疽方。值得一提的是，四妙勇安汤是本书作者陈氏发明的，当代人却误以为是鲍相敖《验方新编》首先记载，应当予以更正。血崩之后，口舌裂燥，不能饮食，用上下相资汤，此方以六味地黄合生脉散加减，用大剂量熟地、山茱萸、麦冬、葳蕤、沙参滋阴养血。舌干肿大，溺血便血，用兼润丸，此方以四物汤去川芎，用大剂量生地、熟地、当归、白芍、玄参、麦冬、沙参滋阴养血，加地榆、车前子清火利水，血自止。大便干结如羊粪，用生阴开结汤，即大剂量生地、熟地、玄参等滋阴养血，大剂量当归、肉苁蓉、牛膝润肠通便。干燥至小便胀不能出，用治本消水汤，以大剂量熟地、山茱萸补肾，麦冬、五味子补肺，茯苓、车前子利尿，刘寄奴、牛膝导气下行。肺痿吐血，用救痿丹，即以大剂量玄参、麦冬、金银花滋阴解毒，加桔梗甘草汤排脓，白芥子化痰。燥症咳嗽，吐血、吐脓，用养肺救燥丹，此方即救痿丹去白芥子，加天冬。

其余，燥极生风，手足牵掣，用润肢汤；燥热之极，已生膈郁，用金水两资汤；燥极口吐白血，用六味地黄汤；燥极一身无肉，用安润汤；燥症善惊，不能俯仰，男子癫疝，女子小腹痛，目盲眦突，用资本润燥汤。均有待临床验证。

产后血燥而晕，不省人事，用救晕至圣丹，此方以独参汤救脱，佛手散逐瘀生新，白术、熟地补脾肾，黑姜引血归经。产后亡血，大便燥闭，用酌定地黄汤。产后失血、衄血，用止失汤，以大剂量人参、当归补气养血；以三七末止血，麦冬、山茱萸益肺柔肝润燥。产后血崩不止，用定崩救产汤，此方与止失汤组方略同，为止失汤去麦冬、山茱萸，加大剂量黄芪、白术益气摄血。产后血燥成痨瘵，用救瘵丹，此方即当归补血汤合四物汤，去川芎之辛燥，加山茱萸、麦冬之柔润，益气养血，加白芥子化寒浊，鳖甲治瘰瘵。以上治疗措施颇为得当。

内伤门

雷公真君曰：凡人忽然猝倒不知人，口中痰声作响。人以为中风也，谁知是气虚。若作风治，未有不死者。盖因平日不慎女色，精亏以致气衰，又加起居不慎，故一时猝中，有似乎风之吹倒也。方用**培气汤**。

人参一两　白芥子三钱　黄芪一两　白术一两　茯神五钱　菖蒲二钱　附子一钱　半夏二钱

水煎服。此方补气而不治风，消痰而不耗气，反有生理。一剂神定，二剂痰清，三剂全愈。

凡人有一时昏眩跌倒，痰声如锯，奄忽不知人，此似中风而非中风，不可作真中风治也。虽然不可作中风治，但其中有阴虚、阳虚之不同。阴虚者，肾中之水虚，不能上交于心也；阳虚者，心中之火虚，不能下交于肾也。二症各不能使心气之清，往往猝倒。更有肝气过燥，不能生心中之火而猝倒者，亦阴虚也。更有胃气过热，不能安心中之火而猝倒者，亦阳虚也。辨明四症而治之，毋难起死回生。阴虚虽有二症，而治阴虚之法只有一方，名**更苏丹**。

熟地二两　山茱萸一两　元参一两　白芥子三钱　柴胡一钱　菖蒲一钱　麦冬一两　北五味一钱　茯神五钱

水煎服。一剂而苏醒，再剂而声出，十剂而全愈矣。此方之妙，全不去治中风，竟大补其肾中之水，使真水速生，自能上通心中之气。尤妙滋肺中之气，不特去生肾水，更能制伏肝木，不下来克脾土，则脾土运用而化精尤易。至于茯神、菖蒲安心而通心窍，柴胡舒肝以生心气，使白芥子易于消痰，使元参易于解火，实有妙用耳。

阳虚须用二方，一方治心中火虚不能下交于肾也。方名**交肾全生汤**。

人参一两　生半夏三钱　附子三钱　菖蒲一钱　茯神五钱　生枣仁一两　白术一两　甘草一钱

水煎服。下喉即痰静而声出矣。连服数剂，安然如故。此方妙在人参、白术、附子、半夏同用，直补心脾之气而祛痰，则气旺而神易归，阳生而痰易化矣。尤妙在用生枣仁一两，则心清不乱，况又有菖蒲、茯神之通窍而安心，甘草之和中而调气乎！立见死症之变为生矣。

一方名**抑火安心丹**，治胃热而不能安火之症也：

人参一两　石膏五钱　天花粉五钱　茯神一两　菖蒲一钱　麦冬三钱　元参一两

水煎服。一剂而心定，再剂而火消，三剂病全愈矣。此方妙在用石膏于人参、茯苓之中，补心而泻胃火，则火易消，气又不损，况天花粉之消痰，菖蒲之开窍，又佐之各得其宜，有不定乱而为安乎？以上四症，虚实寒热不同，苟细悉之于胸中，断不至临症之错误也。

更有中风之症，口渴引饮，眼红气喘，心脉洪大，舌不能言，又不可作气虚治之。倘作气虚用参、芪之药，去生亦远。此乃肾虚之极，不能上滋于心，心火亢极自焚闷乱，遂至身倒，有如中风也。法当大补肾水，而佐之清心祛火之药，自然水足以济火。方用**水火两治汤**。

熟地一两　山茱萸五钱　麦冬一两　五味子二钱　当归一两　生地一两　元参一两　茯神三钱　黄连二钱　白芥子三钱

水煎服。此方补肾兼补肝，肝肾足而心血生，又得祛火之剂以相佐，火息而痰消，喘平而舌利，何至有性命之忧哉！

【点评】本节论述中风的治疗。中风是中医史上争论最多的病症之一，有外风、内风之分，有气虚、痰火、真中风、类中风、非风、肝风内动之别，张仲景、孙思邈、刘河间、李东垣、朱丹溪、张景岳、叶天士等都提出了不同的主张和治疗方剂。本节从气虚、阴虚、阳虚、心火亢极4种情况分别论治。气虚有痰用培气汤，以大剂量人参、白术、黄芪、茯神补气，小剂量白芥子、菖蒲、半夏化痰，小剂量附子温阳。阴虚用更苏丹，以大剂量熟地、山茱萸、玄参、麦冬补肾水，茯神、菖蒲安心通窍，柴胡舒肝，白芥子化痰。阳虚用交肾全生汤，以大剂量人参、白术、枣仁，合茯神、菖蒲、甘草益气、安神、通窍，附子与生半夏同用，相反而相互激荡，化痰醒神的作用强烈。心火亢极用水火两治汤，以大剂量熟地、生地、山茱萸、当归、玄参、麦冬滋补肝肾，小剂量黄连、白芥子清火化痰。从本节论述来看，陈氏主张"气虚""非风""心火"之说，分阴阳辨治，组方得当。但认为"更有胃气过热，不能安心中之火而猝倒者，亦阳虚也"，用抑火安心丹，此方即人参白虎汤加减，认为属阳虚，则似乎不妥。

心痛之症有二：一则寒气侵心而痛，一则火气焚心而痛。寒气侵心者，手足反温；火气焚心者，手足反冷。以此辨之最得。寒痛与火痛不同，而能死人则一。吾传二方，一治寒，一治热，无不效应如响。

治寒痛者，**名散寒止痛汤**。

良姜三钱　肉桂一钱　白术三钱　甘草一钱　草乌一钱　苍术三钱　贯众三钱

水煎服。此方妙在用贯众之祛邪，二术之祛湿，邪湿去而又加之散寒之品，自然直中病根，去病如扫也。

治热痛者，**名泻火止痛汤**。

炒栀子三钱　甘草一钱　白芍二两　半夏一钱　柴胡一钱

水煎服。此方妙在用白芍之多，泻木中之火，又加栀子直折其热，而柴胡散邪，半夏逐痰，甘草和中，用之得当，故奏功如神也。

二方皆一剂奏效，可以起死为生。

【点评】本节论述心痛的治疗，心痛即胃脘痛，分寒证、热证辨治。寒痛用温散的方法，处方散寒止痛汤，以良姜、肉桂、草乌为温寒止痛的主药，并以贯众作为治疗胃脘痛的重用药物，这是陈氏的特色，在其他章节都有体现。如"急治法"中治疗中心卒痛的泻火定痛汤。热证用泻火止痛汤，此方即芍药甘草汤重用芍药缓急止痛，加栀子清火，柴胡解郁，半夏化痰。两方治疗胃脘痛当有效，但云"可以起死为生"，则有些言过其实。

胁痛之症乃肝病也。肝宜顺而不宜逆，逆则痛，痛而不止则死矣。故治胁痛必须平肝，平肝必须补肾，肾水足而后肝气有养，不必治胁痛，胁痛自平也。方用**肝肾兼资汤**。

熟地—两　　白芍二两　　当归—两　　白芥子三钱　　炒栀子—钱　　山茱萸五钱　　甘草三钱

水煎服。此方补肝为君，补肾为佐，少加清火清痰之味，自然易于奏功。一剂而痛定矣。

【点评】本节论述胁痛。胁痛与肝密切相关，肝气郁结者为多，肝血虚也可引起疼痛。本节用肝肾兼资汤治疗肝血虚痛，此方即四物汤去川芎加山茱萸，以补肝为主兼补肾，加小剂量栀子、白芥子清火化痰。

腹痛之最急者，绞肠痧也。世人惧用官料药，殊不知药能去病，何畏官料哉！吾有一方最妙，不用官料之味，而功力十倍胜之。方用：

马粪一两，炒黑

入黄土一撮，微炒，用黄酒乘热服五钱，一剂即痛定如失。盖马粪最善止痛，而治腹痛尤神，用黄土者，因马粪过行之迅速，得土而少迟，且黄土与脾土同性相亲，引之入于病处，使马粪易于奏功也。

况又用黄酒佐之，则无微不达，非吐则泻，气一通而痛辄定矣。

【点评】本节论述绞肠痧。绞肠痧又称干霍乱，症见突然腹中绞痛，欲吐不吐，欲泻不泻，烦躁欲死，汗出肢冷，面青脉沉伏等，多为暑湿天感受秽浊之气所致。一般用芳香逐秽、芳香止痛、芳香开窍之品，如中成药苏合香丸、雷击散等治疗。文中提到的官料药即药店按照国家药典正规采购使用的药材。《侣山堂类辩·官料药辩》云："所谓官料药者，乃解京纳局之高品。"用干马粪治疗急腹痛为民间验方，用之有效。

阴阳脱症，乃男女贪欢，尽情纵送，以致兴酣畅美，一时精脱而不能禁也。少治之缓，则精尽气散而死矣。夫症本脱精，自当益精以救脱。然精不能速生也，此时精已尽泄，惟有气存。然精尽气亦甚微，不急补其气，何以生元阳而长真水哉？方用**生气救脱汤**。

人参三两　附子一钱　黄芪三两　熟地一两　麦冬一两　北五味一钱

水煎服。此方大用参、芪，补元阳于无何有之乡，加熟地、麦冬以生精，加五味以止脱，加附子温经以走经络。庶几气旺而神全，精生而身旺也。倘不补气而惟补精，则去生远矣。

人有小解之时，忽然昏眩而倒者，亦阴阳之气脱也。此症多得之入内过于纵欲。夫纵欲宜即亡于男女之身，兹何以离男女而暴亡？盖亡于男女之身，乃泄精甚酣，乐极情浓使然也。离男女而亡者，乃泄精未畅，平日肾气销亡，肾火衰弱，既泄其精，更加虚极，故气随小便而俱绝。二症虽异而实同，救法亦不必大异。惟死于男女之身，桂、附可不必重加，而脱于小便之顷，桂、附断须多用。至人参则二症皆当用之二三两。予有一方，**名逢生丹**。

人参二两　附子二钱　白术一两　菖蒲一钱　半夏一钱　生枣仁一两

水煎服。此方妙在人参急救其气，以生于无何有之乡，加附子以追其散亡之气，菖蒲启心窍而还迷，半夏消痰饮而辟邪，尤妙用白术以利腰脐而固肾气之脱，用枣仁以安魂魄，而清心君之神，自然绝处缝生也。此方阴阳脱俱可兼治而收功。

【点评】本节论述阴阳脱的两种情况，皆属于精气下脱，一者脱于男女性交，一者脱于解小便。脱精症用生气救脱汤，以超大剂量人参、黄芪补元阳，大剂量熟地、麦冬生精血，以附子温经，五味子止脱。脱气症用逢生丹，用超大剂量人参益气，大剂量白术、枣仁固肾安神，用菖蒲通窍，半夏消痰，附子温阳。

怔忡之症，扰扰不宁，心神恍惚，惊悸不已，此肝肾之虚而心气之弱也。若作痰治，往往杀人。盖肾虚以致心气不交，心虚以致肝气益耗，不治虚而反攻痰，安得不速死乎！吾有一方，名**宁静汤**。

人参一两　白术五钱　白芍一两　熟地一两　元参一两　生枣仁五钱
白芥子三钱　麦冬五钱

水煎服。此方一派补心肝肾之药，三经同治，则阴阳之气自交，上下相资，怔忡自定，而惊悸恍惚之症亦尽除矣。怔忡治之不得法，多致危亡。此症乃因泄精之时，又得气恼，更不慎色而成者也。似乎宜治肾为主。不知愈补肾，而心气愈加怔忡者何故？因肝得气恼，肝气大旺，补肾则肝气更旺，反去增心之火，故愈加怔忡也。然则心不可补乎？心不补则火不能息，补心而又加去火之药，则得生矣。方用**化忡丹**。

人参二钱　麦冬五钱　生枣仁二钱　白芍五钱　元参五钱　茯神五钱
黄芪一钱　白芥子一钱　甘草五分

水煎服。此方妙在不去定心，反去泻火；尤妙在不去泻肝，反去补肝；尤妙在不去补肾，反去补肺。盖泻心即所以定心气也。补肝气则肝平，肝平则心亦平；补肺气则肺旺，能制肝经之旺矣。制服相宜，自然心气得养，而怔忡有不全愈者乎！

【点评】本节论述怔忡惊悸的治法。在陈氏之前，此病已经有了诸多治疗方药。如《伤寒论》有炙甘草汤治疗心血亏虚、心气不足，有苓桂术甘汤治疗水气凌心。《备急千金要方》有温胆汤治疗胆虚有痰。《济生方》有归脾汤治疗心脾两虚。《摄生秘剖》有天王补心丹治疗阴虚等。本节提出肝肾虚、心气弱的病机，用宁静汤三脏同补，有一定新意，现代《实用中医内科学》予以收载。

痨病最难治者，痨虫、尸气也。此症感之日久，遂至生虫，而蚀入脏腑，每至不救，灭门灭户，传染不已。若不传方救之，则祸且中于后世。我有奇方，久服自然消除，**名救痨杀虫丸**。

鳖甲—斤，醋炙　茯苓五两　山药—斤　熟地—斤　白薇五两　沙参—斤　地骨皮—斤　人参二两　山茱萸—斤　白芥子五两　鳗鱼—斤，煮熟，先将鳗鱼捣烂

各药研末，米饭为丸。每日五更时服一两，半料即虫化为水矣。此方大补真阴，全非杀虫伤气之药。然补中用攻，而虫又潜消于乌有，真治痨神方也。

【点评】本节论述痨病的治疗。痨病在古代属于难治的传染病之一。《金匮要略》云："《肘后》獭肝散：治冷痨，又主痨疰一门相染。"本节用救痨杀虫丸，以六味地黄丸加减，滋阴清热；再以鳗鱼代替獭肝，掺与药末中做成水丸，不失为一种治养同施的方法。

离魂之症，乃魂出于外，自觉吾身之外更有一吾，此欲死未死之症。然而魂虽离，去身未远，尚有可复之机。盖阴阳未至于决绝也。**急用定魂全体丹救之**。

人参—两　茯神五钱　柏子仁三钱　生枣仁—两　远志—钱　白芥子二钱　丹砂—钱　当归—两　白术—两　甘草—钱　麦冬五钱　龙齿末五分

水煎服。此方救心气之虚，心虚而后离魂，心气足而魂自定。况方中又用引魂合一之味于补虚之中乎！所以一剂即见功也。

【点评】本节论述离魂症的治法，用定魂全体丹。此方即《备急千金要方》定志丸加减，原方有人参、茯神、远志、菖蒲、朱砂。治疗心气不足，夜寐多梦，惊悸健忘，甚至忧愁悲伤，语无伦次，喜笑发狂。《儒门事亲》加枣仁、柏子仁。本方再加麦冬、当归、白术、白芥子、龙齿，比原方更加全面。

反胃有食入即出者，此肾水虚不能润喉，故喉燥而即出也。有食久而反出者，此肾火虚不能温脾，故脾寒而反出之也。治反胃者，俱当治肾，但当辨其有火无火之异，则死症可变为生也。治反胃之症，莫妙于用仲景地黄汤，但无火者，加附子、肉桂，则效验如响。然而世人亦有用仲景方而不验者，何也？以所用之不得其法，而非方之不神也。我今酌定二方。

一治无火而反胃者：

熟地二两　山茱萸一两　附子三钱　茯苓三钱　泽泻三钱　丹皮三钱　肉桂三钱　山药六钱

水煎服。

一治有火而反胃者：

熟地二两　山茱萸五钱　山药一两　泽泻三钱　丹皮三钱　茯苓五钱　麦冬五钱　北五味二钱

水煎服。

二方出入加减，自然治反胃有神功也。

反胃之症，虽一时不能遽死，然治之不得其宜，亦必死而后已。反胃多是肾虚无火，故今日食之，至明日尽吐，即《内经》所谓食入即出是也。夫食入于胃中而吐出，似乎病在胃也，谁知胃为肾之关门，肾病而胃始病。饮食之入于胃，必得肾水以相济，而咽喉有水道之通，始上可输辄，下易运化。然而肾中无火则釜底无薪，又何以蒸腐水谷乎？此肾寒而脾亦寒，脾寒不能化，必上涌于胃，而胃不肯受则涌而上吐矣。方用**定胃汤**。

熟地三两　山茱萸二两　肉桂三钱　茯苓三钱

水煎服。一剂而吐止，十剂而病全愈。然此治朝入暮吐，暮服朝吐者也。倘食不即吐，又不可用肉桂。加麦冬一两，北五味子一钱，亦未尝不效应如响。盖二方全是大补肾中之水火，而不去治胃，胜于治胃也。

【点评】本节论述反胃的治法。陈氏认为"治反胃者，俱当治肾"。无火者，用金匮肾气丸；有火者，用麦味地黄丸。但在药物的剂量上，前者重用熟地、山茱萸，后者重用熟地、山药。如"朝食暮吐，暮食朝吐"则用定胃汤，此方即金匮肾气丸减味。如"食入即吐"，则用定胃汤加减。

失血之症，有从口鼻出者，有从九窍出者，有从手足皮毛之孔而出者，症似各异，吾有一方可统治之。名**收血汤**。

熟地二两　生地一两　荆芥一钱　三七根末三钱　当归一两　黄芪一两

水煎服。此方补血而不专补血，妙在兼补气也；此血而不专止血，妙在能引经也。血既归经，气又生血，自然火不沸腾，相安无事，何至有上、中、下之乱行哉！故无论各症用之而皆效也。

【点评】本节论述失血的治法。对于各种出血，均用收血汤治疗。此方即当归补血汤加三七止血、荆芥引血归经，非常精当。无论阳虚失血、阴虚失血，均可运用，但加生地、熟地则未免蛇足。

癫痫之症，多因气虚有痰。一时如暴风疾雨，猝然而倒，口吐白沫，作牛、羊、马声，种种不同。治之不得法，往往有死者。吾今留一方，名**祛痰定癫汤**。

人参三钱　白术五钱　白芍五钱　茯神三钱　甘草一钱　附子一片　半夏三钱　陈皮一钱　菖蒲一钱

水煎服。此方参、术、茯、芍皆健脾平肝之圣药，陈皮、半夏、甘草不过消痰和中，妙在用附子、菖蒲以起心之迷，引各药直入心窍之中，心清则痰自散，而癫痫自除矣。既不耗气，又能开窍，安有死法哉！

【点评】本节论述癫痫，病机属气虚有痰，以六君子汤加附子、菖蒲、白芍治疗，没有超出古人的范畴，与"生治法"中治疗狂病的过寒救狂汤只有一味药之差，不用菖蒲而用白芍。

中邪遇鬼，亦阳气之衰也。阳气不衰则阴气不能中人，况鬼祟乎！惟阳气衰微，而后阴鬼来犯，治之又何可不补其正气哉！倘或只治痰以逐邪，而不加意于元气之峻补，则气益虚而邪且不肯轻退，反致死亡之速矣。我今传一方，**名扶正辟邪汤**。

人参一两　当归一两　茯苓五钱　白术二两　菖蒲一钱　半夏三钱　白芥子三钱　丹参五钱　皂角刺五分　山羊血五分　附子一钱

水煎服。此方山羊血、皂角刺开关之圣药也。半夏、白芥子消痰之神剂也，然不多用人参各补药，以回阳补气，必不能起死回生。大约用此方，一剂便觉鬼去，二剂而痰消人健矣。

【点评】本节论述中邪遇鬼的治法。中邪遇鬼多为有特殊经历后精神受到刺激而产生幻觉。陈氏认为这是阳气衰微所致，用扶正辟邪汤，以大剂量人参、白术、茯神、当归、丹参益气养血；以半夏、白芥子化痰，山羊血、皂角消瘀血，祛风痰。陈氏认为"山羊血、皂角刺开关之圣药也"，可谓其独到的经验。文中的皂角刺当为皂角。

中恶之症，乃中毒气也，犯之亦不能救，如犯蛇毒之气与各虫之毒气也。其症肚胀腹大，气满口喘，身如燥裂而不可忍之状，大便闭结，小便黄赤，甚则阴头胀大，疼痛欲死。此等症，必须消毒，不可骤用补剂，犯则杀人。吾今酌定奇方，治之最效，而且最神。**名解恶神丹**。

金银花三两　生甘草三钱　白矾五钱　白芷三钱

水煎服。此方解恶而不伤气，化毒于无形，实有妙用。大约中恶之症，服吾方不须二剂，便可庆生全也。

【点评】本节论述中恶的治法，用解恶神丹。以大剂量金银花配以甘草清热解毒，白芷芳香逐恶，白矾消痰解毒。各种虫毒、蛇毒均可运用，本书"死治法"一节，也载有此方，但处方中白矾用量较大，服后有恶心呕吐反应。

晕眩似乎小症，然而大病皆起于晕眩。眼目一时昏花，卒致猝倒而不可救者，比比也。故世人一犯晕眩之症，治之不可不早。吾今传一奇方，名**防眩汤**。

人参三钱　白术一两　当归一两　熟地一两　川芎五钱　白芍一两　山茱萸五钱　半夏三钱　天麻二钱　陈皮五分

水煎服。此方单治气血之虚，不治头目之晕。盖气血足则阴阳和，阴阳和则邪火散，又何虑晕眩之杀人哉！多服数剂，受益无穷，不可见一二剂不能收功，便弃之而不用也。

【点评】本节论述眩晕的治法，眩晕病因很多，陈氏只介绍了气血虚一种情况。用防眩汤，即四物汤合六君子汤，去茯苓、炙甘草，加天麻、山茱萸。临床可以参用，只是须多服久服。

呕吐之症，一时而来，亦小症也。然而倾胃而出，必伤胃气，胃气一伤，多致不救。其症有火、有寒。火吐宜清火而不可降火，寒吐宜祛寒而不可降寒。盖降火则火引入脾，而流入于大肠，必变为便血之症；降寒则寒引入肾，而流入于膀胱，必变为遗溺之症矣。

我今酌定二方，一治火吐，名**清火止吐汤**。

茯苓一两　人参二钱　砂仁三粒　黄连三钱

水煎服。此方解火退热，则呕吐自止，妙在茯苓分消火势，引火缓行于下，而非峻祛于下也；尤妙人参以扶胃气，则胃土自能克水，不必止吐吐自定也；况又有砂仁之止呕乎！所以一剂而吐止耳。

一治寒吐，名**散寒止呕汤**。

白术二两　人参五钱　附子一钱　干姜一钱　丁香三分

水煎服。此方散寒而仍用补脾健土之药，则寒不能上越，而亦不敢下行，势不得不从脐中而外遁也。一剂即奏功如响。

【点评】本节论述呕吐治法，分寒热两途。热证用清火止吐汤，以大剂量茯苓分消火热，引火下行；以人参益气，砂仁止呕，黄连清火。寒证用散寒止呕汤，即附子理中汤加丁香少许。陈氏提出"火吐宜清火而不可降火，寒吐宜祛寒而不可降寒。盖降火则火引入于脾，而流入于大肠，必变为便血之症；降寒则寒引入于肾，而流入于膀胱，必变为遗溺之症矣"。这个观点值得重视。

泻症乃水泻也。寒泻易治，火泻难医。往往有一日一夜泻至数百遍者，倾肠而出，完谷不化，粪门肿痛，泻下如火之热，此亦百千人一病也。然无方救之，必致立亡。我今酌定一方，名**截泻汤**。

薏仁二两　车前子一两　人参三钱　白芍二两　黄连三钱　茯苓五钱
甘草二钱　山药一两　肉桂三分

水煎服。一剂而泻减半，再剂而泻止，神方也。愈后用六君子汤调治。此等症，因火盛之极，挟水谷之味，一直下行，不及传道，所以完谷而出也。若认作脾气之虚，以止塞之，则火益旺而势益急，我乘其势而利导之，则水气分消，所以奏功能神。

【点评】本节论述火泻的治法，用截泻汤。此方以黄连清火，肉桂反佐，白芍、甘草缓急止痛，车前子分流，大队薏苡仁、茯苓、山药、人参健脾止泻，故能奏效。本节与"正医法"中的水泻用分水丹有所区别。

喘症与短气不同，喘乃外感，短气乃内伤也。短气之症状似乎喘而非喘也。喘必抬肩，喉中作水鸡之声；短气则不然，喘不抬肩，喉中微微有息耳。若短气之症，乃火虚也，作实喘治之立死矣。盖短气乃肾气虚耗，气冲于上焦，壅塞于肺经，症似有余而实不足。方用**归气定喘汤**。

人参二两　牛膝三钱　麦冬一两　熟地二两　山茱萸五钱　北五味一钱
枸杞子二钱　胡桃一个　破故纸一钱

水煎服。一剂而气少平，二剂而喘可定，三剂而气自平矣。此方妙在用人参之多，下达气原以挽回于无何有之乡。其余纯是补肾、补肺之妙品，子母相生，水气自旺，水旺则火自安于故宅，而不上冲于咽门。此治短气之法，实有异于治外感之喘症也。

喘症不同，有虚喘，有实喘。

实喘看其症，若重而实轻，用：

黄芩二钱　麦冬三钱　甘草五分　柴胡一钱　苏叶一钱　山豆根一钱
半夏一钱　乌药一钱

水煎服。一剂喘止，不必再服也。然实症之喘，气大急，喉必作声，肩必抬起，非若虚喘，气少急而喉无声，肩不抬也。

虚喘乃肾气大虚，脾气又复将绝，故奔冲而上，欲绝尚未绝也。方用**救绝止喘汤**。

人参一两　山茱萸三钱　熟地一两　牛膝一钱　麦冬五钱　五味子一钱
白芥子三钱

水煎服。一剂轻，二剂喘止，十剂全愈。此病实死症也。幸几微之气，流连于上下之间，若用凉药以平火，是速其亡也。然用桂、附以补火，亦速其亡。盖气将绝之时，宜缓续而不宜骤续，譬如炉中火绝，只存星星之火，宜用薪灰引之，若遽投之以硫黄之类，反灭其火矣。更以寒温之物动之，鲜有生气矣。方中妙在一派补肾、补肺之药，与人参同用，则直入于至阴之中而生其气，肾气生而脾气亦生，自能接续于无何有之乡。况人参又上生肺，以助肾之母，子母相生，更能救绝也。

【点评】本节论述短气与气喘的治法。短气属于肺肾虚，用归气定喘汤，此方即以生脉散益气养肺，以青娥丸去杜仲，加牛膝、熟地、山茱萸、枸杞子补肾纳气。气喘则有虚实之分，实证用小柴胡汤加减；虚证用救绝止喘汤，此方以《景岳全书》两仪膏为主方，用大剂量人参、熟地配山茱萸、麦冬、五味子、牛膝益气养阴、补肾纳气，加白芥子化痰。本节论述短气与气喘的鉴别，颇有道理。

消渴之症，虽分上、中、下，而肾虚以致渴，则无不同也。故治消渴之法，以治肾为主，不必问其上、中、下之消也。吾有一方最奇，名**合治汤**。

熟地三两　山茱萸二两　麦冬二两　车前子五钱　元参一两

水煎服。日日饮之，三消自愈。此方补肾而加消火之味，似乎有肾火者宜之，不知消症非火不成也。我补水而少去火，以分消水湿之气，则火从膀胱而出，而真气仍存，所以消症易平也。又何必加桂、附之多事哉！惟久消之后，下身寒冷之甚者，本方加肉桂二钱，亦响应异常。倘不遵吾分两，妄意增减，亦速之死而已，安望其有生哉！

消渴之症，虽有上、中、下消之分，其实皆肾水之不足也。倘以泻火止渴之药，愈消其阴，必致更助其火，有渴甚而死者矣。治法必须补肾中之水，水足而火自消。然而此火非实火也，实火可以寒消，虚火必须火引，又须补肾中之火，火温于命门，下热而上热顿除矣。方用**引火升阴汤**。

元参二两　肉桂二钱　山茱萸四钱　熟地一两　麦冬一两　北五味二钱
巴戟天五钱

水煎服。此方大补肾中之水，兼温命门之火，引火归原，而水气自消，正不必止渴而渴自除，不必治消而消自愈也。

【点评】本节论述消渴症。陈氏主张不必分上、中、下三焦，以补肾为主，用合治汤。此方以大剂量熟地、山茱萸、玄参、麦冬滋阴补肾，加车前子引火从膀胱而出，别具一格。如久消下身寒冷，则加肉桂；若肾水、肾火俱不足，则用引火升阴汤，以大剂量熟地、山茱萸补血；以玄参、麦冬、五味子滋阴，以巴戟天温阳，肉桂引火归元。

总之，从肾论治消渴，在陈氏之前即有，如明代赵献可《医贯·消渴论》云："治消之法，无分上中下，先治肾为急，惟六味、八味，及加减八味丸，随证而服，降其心火，滋其肾水，则渴自止矣！白虎与承气，皆非所治也。"赵献可主张肾阴虚用六味地黄丸，肾阳虚用金匮肾气丸的观点深受后世医家的推崇。陈氏创制的合治汤、引火升阴汤，无疑更为后世消渴治疗提供了两首新的方剂。

梦遗之症，久则玉关不闭，精尽而亡矣。世人往往用涩精之药，所以不救。倘于未曾太甚之时，大用补精、补气之药，何至于此？我有奇方传世：

芡实一两　山药一两　莲子五钱　茯神二钱　炒枣仁三钱　人参一钱

水煎服。此方名**保精汤**。先将汤饮之，后加白糖五钱，拌匀，连渣同服。每日如此，不须十日即止，梦不遗矣。方中药味平平，淡而不厌。收功独神者，盖芡实、山药固精添髓，莲子清心止梦，茯神、枣仁安魂利水，得人参以运用于无为，不必止梦而梦自无，不必止精而精自断也。又何至玉关不闭，至于夭亡哉。

【点评】本节论述梦遗治法，用保精汤。此方最大的特点是食疗方，药仅6味，益气、健脾、补肾、养心、安神、固精集于一方，口感亦可，适于常服。在前面的偏治法一节中，也有一首安梦止遗丹，通过调补五脏、交通心肾予以治疗，可以互相参考。

痿症不起床席，已成废人者，内火炽盛以熬干肾水也。苟不补肾，惟图降火，亦无生机。虽治痿独取阳明，是胃火不可不降，而肾水尤不可不补也。我今传一奇方，补水于火中，降火于水内，合胃与肾而两治之，自然骨髓增添，燔热尽散，不治痿而痿自愈。方名**降补丹**。

熟地一两　元参一两　麦冬一两　甘菊花五钱　生地五钱　人参三钱　沙参五钱　地骨皮五钱　车前子二钱

水煎服。此方补中有降，降中有补，所以为妙。胃火不生，自不耗肾中之阴；肾水既足，自能制胃中之热，两相济而相成。起痿之方，孰有过于此者乎！

凡人有两足无力，不能起立，而口又健饭，如少忍饥饿，则头目皆热，有咳嗽不已者，此亦痿症。乃阳明胃火上冲于肺金，而肺金为火所逼，不能传清肃之气于下焦，而肾水烁干，骨中髓少，故不能起立。而胃火又焚烧，故能食善饥，久则水尽髓干而死矣。可不急泻其胃中之火哉！然而泻火不补水，则胃火无所制，未易息也。方用**起痿至神汤**。

熟地一两　山药一两　元参一两　甘菊花一两　人参五钱　白芥子三钱　当归五钱　白芍五钱　神曲二钱

水煎服。一剂火减，二剂火退，十剂而痿有起色，三十剂可全愈也。此方奇在用甘菊花为君，泻阳明之火，而又不损胃气，其余不过补肾水，生肝血，健脾气，消痰涎而已。盖治痿以阳明为主，泻阳明而后佐之诸药，自易成功耳。

【**点评**】本节论述痿症的治法。早在《素问·痿论》中，就有痿症的明确阐述，其文云："五脏因肺热叶焦，发为痿躄……论言治痿者，独取阳明何也？"后世医家根据这个原则制定了清胃火、滋肺肾之阴的诸多方剂，俗称"泻南补北"。本节两首方剂降补丹、起痿至神汤，除了均以大剂量玄参、麦冬、熟地、生地等滋阴清热外，更以大剂量菊花泻阳明之火又不伤胃气，"补水于火中，降火于水内"，这是陈氏治疗痿症的特色。在"长治法"一节中，对痿症也有所论述，强调不能一味用石膏、知母等寒凉之品泻胃火，要长期坚持服药才能最终取得效果。

痹症虽因风、寒、湿三者之来，亦因身中元气之虚，邪始得乘虚而入。倘惟攻三者之邪，而不补正气，则痹病难痊，必有死亡之祸矣。我今传一方，于补正之中，佐之祛风、祛湿、祛寒之品，则痹症易愈也。方名**散痹汤**。

人参三钱　白术五钱　茯苓一两　柴胡一钱　附子一钱　半夏一钱　陈皮五分

水煎服。此方健脾利湿，温经散风，正气不亏，而邪气自散。二剂而痹症如失。

【点评】本节论述痹症的治法。陈氏认为痹症虽因风、寒、湿三者而来，亦因身中元气之虚，邪始得乘虚而入。这个观点是正确的。然而所用散痹汤，即六君子汤加柴胡、附子，未免方证不符，难以奏效。

阴蛾之症，乃肾水亏乏，火不能藏于下，乃飞越于上，而喉中关狭，火不得直泄，乃结成蛾，似蛾而非蛾也。早晨痛轻，下午痛重，至黄昏而痛更甚，得热则快，得凉则加，其症之重者，滴水不能下喉。若作外感阳症治之，用山豆根、芩、连、栀子之类则痛益甚，而关不开，有不尽命而死者矣。我今传一方，单补阴虚，用引火归原之法而痛顿失矣。方名**化蛾丹**。

熟地一两　山茱萸一两　附子一钱　车前子二钱　麦冬一两　北五味二钱

水煎服。此方大补肾之水，不治蛾之痛，壮水则火息，引火则痛消，故一剂即可收功，奇绝之法也。

【点评】本节论述阴蛾的治法。阴蛾即今扁桃体肿大疼痛。陈氏认为此症非外感，一味用山豆根、黄连、黄芩、栀子等寒凉药会加重病情，当引火归元，用大剂量熟地、山茱萸、麦冬滋阴，小剂量附子温阳，车前子引火下行。陈氏的《辨证录》中有一首治疗阴蛾的"引火汤"，用熟地三两、麦冬一两、巴戟天一两、茯苓五钱、五味子二钱组方，现今临床仍然在使用。此外，在本书"逆治法"一节中，用八味肾气丸煎服治疗双蛾，也属于引火归元的治疗方法，可以互参。

水臌，满身皆水，按之如泥者是。若不急治水，留于四肢而不得从膀胱出，则变为死症而不可治矣。方用**决流汤**。

牵牛二钱　甘遂二钱　肉桂三分　车前子一两

水煎服。一剂水流斗余，二剂即全愈。断不可与三剂也，与三剂反杀之矣。盖牵牛、甘遂最善利水，又加以车前、肉桂引水以入膀胱，但利水而不走气，不使牵牛、甘遂之过猛，利水并走气也。但此二味毕竟性猛，多服伤人元气，故二剂逐水之后，断宜屏绝，须改用五苓散调理二剂，又用六君子汤以补脾可也。更须忌食盐，犯则不救。

气臌乃气虚作肿，似水臌而非水臌也。其症一如水臌之状，但按之皮肉不如泥耳。必先从脚面肿起，后渐渐肿至上身，于是头面皆肿者有之。此等气臌，必须健脾行气加利水之药，则可救也。倘亦以治水臌法治之，是速其死也。我今传一奇方，**名消气散**。

白术一两　薏仁一两　茯苓一两　人参一钱　甘草一分　枳壳五分　山药五钱　肉桂一分　车前子一钱　萝卜子一钱　神曲一钱

水煎服。日日一剂，初服觉有微碍，久则日觉有效，十剂便觉气渐舒，二十剂而全消，三十剂而全愈，此方健脾而仍是利水之品，故不伤气。奏功虽缓，而起死实妙也。然亦必禁食盐三月，后可渐渐少用矣。即秋石亦不可用，必须三月后用之。

虫臌惟少腹作痛，而四肢浮胀不十分之甚，而色红而带点，如虫蚀之象。眼下无卧蚕微肿之形，此是虫臌也。必须杀虫可救。然过于峻逐，未免转伤元气，转利转虚，亦非生之之道。方用**消虫神奇丹**。

雷丸三钱　当归一两　鳖甲一两，醋炙　地粟粉一两，鲜者取汁一茶瓯

神曲三钱　茯苓三钱　车前子五钱　白矾三钱

　　水煎服。一剂即下虫无数，二剂虫尽出无留矣。虫去而臌胀自消，不必用三剂也。盖雷丸最善逐虫去秽，而鳖甲、地粟更善化虫于乌有。然虫之生必有毒结于肠胃之间，故又用白矾以消之。诚虑过于峻逐，又佐之当归以生血，新血生而旧瘀去。更佐之茯苓、车前分利其水气。则虫从大便而出，而毒从小便而行，自然病去如扫矣。但此药服二剂后，必须服四君、六君汤去甘草，而善为之调理也。

　　血臌之症，其由来渐矣。或跌闪而血瘀不散，或忧郁而结血不行，或风邪而血蓄不发，遂至因循时日，留在腹中致成血臌。饮食入胃，不变精血，反去助邪，久则胀，胀则成臌矣。倘以治水法逐之，而症犯非水，徒伤元气；倘以治气法治之，而症犯非气，徒增饱满，是愈治而愈胀矣。我有奇方，妙于逐瘀，名**消瘀荡秽汤**。

　　水蛭三钱，必须炒黑可用，大约一两炒黑，取末，用三钱　当归二两　雷丸三钱　红花三钱　枳实三钱　白芍三钱　牛膝三钱　桃仁四十粒，去皮尖，捣碎

　　水煎服。一剂即下血斗余，再服即血尽而愈。盖血臌之症，惟腹胀如鼓，而四肢手足并无胀意，故血去而病即安也。服此方一剂之后，切勿再予二剂，当改用四物汤调理，于补血内加白术、茯苓、人参，补气而利水，自然全愈。否则血臌虽痊，恐成干枯之症。

　　[点评] "风、痨、臌、瘅"属于古代四大难治病，本书都有论述。本节论述臌胀病的治法。陈氏将臌病分为水臌、气臌、虫臌、血臌四类，提纲挈领，契合临床实际。水臌用决流汤，此方取甘遂、牵牛子为峻下逐水的主药，以小剂量肉桂、大剂量车前子化气利水，药简力雄。二剂泻下之后，以五苓散、六君子汤调补，并嘱咐患者忌盐。足见陈氏临床经验之丰富。气臌用消气散，此方以四君子汤加减，重用白术、茯苓、薏苡仁，加小剂量枳壳下气、车前子利水、萝卜子消胀、神曲消食、肉桂温阳。久

服缓图，同时也要禁盐。虫臌用消虫神奇丹，此方以雷丸、鳖甲、地粟粉杀虫，以当归补血，茯苓、车前子利水，白矾收敛，攻、收、补、泻兼顾而又不过于峻猛。雷丸、鳖甲、地粟同用杀虫，在书中多处可见。血臌用消瘀荡秽汤，此方化裁自《伤寒论》中的抵当丸，取其中的水蛭为主药，合桃红四物汤，去熟地、川芎，加雷丸、枳实、牛膝煎服，服一剂后，即泻下瘀血，然后以八珍汤调理善后。根据近现代医家的观点，水蛭宜生用，特别是张锡纯在《医学衷中参西录》中一再强调此点。而陈氏认为，水蛭必须炒黑方可入药，这可能是来自不同的经验体会。

血症

雷公真君曰：凡人有一时忽吐狂血者，人以为火也，多用寒凉药泻火，乃火愈退而血愈多；或用止血药治之，而仍不效，此乃血不归经之故。若再用寒凉泻火之药而重泻之，未有不死者矣。当用补气之药，而佐以归经之味，不必止而自止矣。方用**引血汤**。

人参五钱　当归一两　炒黑荆芥三钱　丹皮二钱

水煎服。一剂而血无不止。此方妙在不专去补血，反去补气以补血；尤妙在不单去止血，反去行血以止血。盖血逢寒则凝滞而不行，逢散则归经而不逆。救死于呼吸之际，此方实有神功也。

人有大怒而吐血者，或倾盆而出，或冲口而来，一时昏晕，亦生死顷刻也。倘以止血药治之，则气闷而不能安；倘以补血药治之，则胸痛而不可受，往往有变症蜂起而毙者，不可不治之得法也。方用**解血平气汤**。

白芍二两　当归二两　荆芥炒黑，三钱　柴胡八分　红花二钱　炒栀子三钱　甘草一钱水煎服。一剂而气舒，二剂而血止，三剂而病痊愈。盖怒气伤肝，不能平其气，故致一时吐血，不先去舒气而遽去止血，愈激动肝木之气，气愈旺而血愈吐矣。方中芍药多用之妙，竟去平肝，木又能舒气，荆芥、柴胡皆引血归经之味，又适是开郁宽胁之剂，所以奏功甚速，而止血实神。全非用当归补血之故，当归不过佐芍药以成功耳。

凡人有血崩不止者，妇人之病居多，亦一时昏晕，或有不知人而死者。此病多起于贪欲。若治之不得法，日用止涩之药，未有不轻变重，而重变死者。方用**安崩汤**治之。

人参—两　黄芪—两　白术—两　三七根末五钱

水煎调三七根末服之。一剂即止崩，可返危为安也。盖血崩之后，惟气独存，不补气而单补血，缓不济事。今亟固其欲绝之气，佐之三七以涩其血，气固而血自不脱也。

【点评】本节论述了吐血、血崩的治法。大量吐血而用寒凉泻火或用止血药不效者，当用引血汤，以大剂量人参、当归补气养血，以丹皮凉血，以荆芥炭引血归经。大怒吐血，当用解血平气汤，以大剂量白芍、当归平肝养血，小剂量荆芥炭、柴胡引血归经，肝气舒缓则血自止。妇女血崩用安崩汤，以大剂量人参、黄芪、白术益气，以三七止血，此方与《傅青主女科》治疗血崩的加减当归补血汤有异曲同工之妙。

腹痛

雷公真君曰：凡人有腹痛不能忍，按之愈痛，口渴，饮冷水则痛止，少顷依然大痛，此火结在大小肠。若不急治，亦一时气绝。方用**定痛至神汤**。

炒栀子三钱　甘草—钱　茯苓—两　白芍五钱　苍术三钱　大黄—钱

厚朴_一钱_

水煎服。此方妙在舒肝经之气，用白芍、甘草和其痛，尤妙多用茯苓为君以利膀胱之水，更妙在栀子以泻郁热之气，又恐行之欠速，更佐之大黄，走而不守，则泻火逐瘀，尤为至神也。

【点评】本节论述腹痛治法。用定痛至神汤，即小承气汤、平胃散、芍药甘草汤、栀子厚朴汤加减。书中所论证候明显属于热证、实证，然而所用方剂重用茯苓为君，则有分消水湿之意。

喉痛

雷公真君曰：凡人有咽喉忽肿作痛，生双蛾者，饮食不能下，五日不食即死矣。但此症实火易治，而虚火难医。实火世人已有妙方，如用山豆根、芩、连、半夏、柴胡、甘草、桔梗、天花粉，治之立消。惟虚火乃肾火不藏于命门，浮游于咽喉之间，其症亦如实火，惟夜重于日，清晨反觉少轻，若实火清晨反重，夜间反轻，实火口燥舌干而开裂，虚火口不甚渴，舌滑而不裂也。以此辨症，断不差错。此种虚痛，若亦以治实火之法治之，是人已下井，而又益之石也。故不特不可用寒凉，并不可用发散。盖虚火必须补也。然徒补肾水，虽水能制火，可以少差，而火势太盛，未易制伏，又宜于水中补火，则引火归原而火势顿除，而消亡于顷刻矣。方用**引火汤**。

熟地_一两_　元参_一两_　白芥子_三钱_　山茱萸_四钱_　北五味_二钱_　山药_四钱_　茯苓_五钱_　肉桂_二钱_

水煎服。一剂而痰声静，痛顿除，肿亦尽消，二剂全愈。盖熟地、山茱萸、五味之类纯是补肾水圣药，茯苓、山药又益精而利水，助肉桂之下行，元参以消在上之浮火，白芥子以消壅塞之痰。上焦既宽，而下焦又得肉桂之热，则龙雷之火有不归根于命门者乎！一剂便生，真有神鬼莫测之机，又胜于八味地黄汤也。

倘喉肿闭塞，勺水不能下，虽有此神方安施乎？我更有法，用：

附子一个　破故纸五钱

各研末，调如糊，作膏，布摊如膏药，大如茶钟，贴脚心中央，以火烘之，一时辰喉即宽而开一线路，可以服药矣。又不可不知此妙法。

【点评】本节论述喉痛属于虚火上浮者，用引火汤。此方即七味都气丸去泽泻、丹皮，加玄参、五味子、白芥子。喉肿闭塞、滴水不下者，用附子、补骨脂研末外贴脚心，引火归元。这两种方法至今临床仍在运用，疗效卓著。此外，在"逆治法"一节中，也有类似治法。

气郁

雷公真君曰：凡人有郁郁不乐，忽然气塞而不能言，苟治之不得法则死矣。夫郁症未有不伤肝者也。伤肝又可伐肝乎？伐肝是愈助其郁，郁且不能解，又何以救死于顷刻哉！方用**救肝开郁汤**。

白芍二两　柴胡一钱　甘草一钱　白芥子三钱　白术五钱　当归五钱
陈皮二钱　茯苓五钱

水煎服。一剂而声出，再剂而神安，三剂而郁气尽解。此方妙在用白芍之多至二两，则直入肝经，以益其匮乏之气，自然血生而火熄。又用白术、当归健土以生血，柴胡以解郁，甘草以和中，白芥子以消膜隔之痰，又妙在多用茯苓，使郁气与痰涎尽入于膀胱之中，而消弭于无形也。倘人有郁气不解，奄奄黄瘦，亦急以吾方治之，何至变生不测哉！

【点评】本节论述气郁，用救肝开郁汤。此方即以逍遥散原方疏肝解郁，加陈皮、白芥子化气郁所生之痰。大剂量用白芍，小剂量用柴胡，以养血柔肝为主疏肝解郁为次的组方原则令人深思。

癫症

雷公真君曰：癫病之生也，多生于脾胃之虚寒。脾胃虚寒，所食水谷不变精而变痰，痰凝胸膈之间不得化，流于心而癫症生矣。苟徒治痰而不补气，未有不速之死者。方用**祛癫汤**。

人参五钱　白术一两　肉桂一钱　干姜一钱　白芥子五钱　甘草五分　菖蒲五分　半夏三钱　陈皮一钱

水煎服。此方用人参、白术专补脾胃，用桂、姜以祛寒邪，用白芥子、半夏以消顽痰，用甘草、菖蒲以引入心而开窍。自然正气回而邪痰散，一剂神定，再剂神旺，又何癫病之不能愈哉！惟有花癫之症，乃女子思想其人而心邪，然亦因脾胃之寒而邪入也。本方加入白芍一两，柴胡二钱，炒栀子三钱，去肉桂。治之亦最神，一剂而癫止矣。盖柴胡、白芍、炒栀子皆入肝以平木，祛火而散邪，故成此奇功也。

【点评】本节论述癫症，用祛癫汤治疗。此方即理中汤加肉桂温阳，加陈皮、半夏、白芥子、菖蒲化痰。如果属于花癫，即女子思念男子而得，则去肉桂，加白芍、柴胡、栀子疏肝解郁祛火。在"生治法"中陈氏也曾论及，可以参考。

狂症

雷公真君曰：狂病有伤寒得之者，此一时之狂也，照仲景张公伤寒门治之，用白虎汤以泻火矣。更有终年狂病而不愈者，或欲拿刀以杀人，或欲见官而大骂，亲戚之不认，儿女之不知，见水则大喜，见食则大怒。此乃心气之虚，而热邪乘之，痰气侵之，遂成为狂矣。此等症欲泻火，而火在心之中不可泻也；欲消痰，而痰在心之中不易消也。惟有补脾胃之气，则心自得养，不必祛痰痰自化，不必泻火火自消矣。方为**化狂汤**。

人参—两　白术—两　甘草—钱　茯神—两　附子—分　半夏三钱　菖蒲—钱　菟丝子三钱

水煎服。一剂狂定，再剂病痊。此方妙在补心、脾、胃之三经，而化其痰不去泻火。盖泻火则心气愈伤，而痰涎愈盛，狂将何止乎？尤妙用附子一分，引补心消痰之剂直入心中，则气尤易补，而痰尤易消，又何用泻火之多事乎？此所以奏功如神也。

【点评】本节论述狂症，用化狂汤治疗。此方即六君子汤去陈皮，加菟丝子、菖蒲，用大剂量人参、白术、茯苓，加小剂量附子为药引。狂症以实火、痰火为多，陈氏认为："惟有补脾胃之气，则心自得养，不必祛痰痰自化，不必泻火火自消矣。"这就是本方的旨意所在。在"生治法"一节中，陈氏对于狂症分寒热治疗，可以互参。

呆病

雷公真君曰：呆病如痴，而默默不言也；如饥，而悠悠如失也。意欲癫而不能，心欲狂而不敢，有时睡数日不醒，有时坐数日不眠，有时将己身衣服密密缝完，有时将他人物件深深藏掩，与人言则无语而神游，背人言则低声而泣诉，与之食则厌薄而不吞，不与食则吞炭而若快。此等症虽有祟凭之实，亦胸腹之中无非痰气。故治呆无奇法，治痰即治呆也。然而痰势最盛，呆气最深，若以寻常二陈汤治之，安得获效？方用**逐呆仙丹**。

人参—两　白术二两　茯神三两　半夏五钱　白芥子—两　菟丝子—两

附子五分　白薇三钱　丹砂三钱，研末

先将各药煎汤，调丹砂末，与半碗，彼不肯服，以炭绐之，欣然服矣。又绐之，又服半碗。然后听其自便，彼必倦怠欲卧矣。乘其熟睡，将其衣服被褥尽行火化，单留身上所服之衣，另用新被盖之。切不可惊醒，此一睡有睡至数日者，醒来必觅衣而衣无，觅被而被非故物，彼必大哭，然后又以前药与一剂，必不肯服，即绐之炭，亦断不肯矣。不妨以鞭责之，动其怒气，用有力之人将前药执而灌之，彼必大怒，已而又睡去矣。此时断须预备新鲜衣服、被褥等项，俟其半日即醒，彼见满房皆是亲人，心中恍然如悟，必又大哭不已，诸人当以好言劝之，彼必说出鬼神之事，亲人说幸某人治疗，已将鬼神尽行祛遣，不必再虑，彼听之欣然，而病亦全愈矣。此方之妙，妙在大补心脾，以茯神为君，使痰在心者尽祛之而出。其余消痰之药，又得附子引之，无经不入，将遍身上下之痰尽行祛入膀胱之中，而消化矣。白薇、菟丝子皆是安神妙药，丹砂镇魂定魄，实多奇功，所以用之而奏效也。

【**点评**】本节论述呆病的治法，用逐呆仙丹。此方化裁自六君子汤，原方去陈皮、炙甘草，以大剂量茯神、白术、人参、白芥子、半夏健脾化痰，大剂量菟丝子配白薇、朱砂安神，小剂量附子引经入心。白薇安神古方即有，如《金匮要略》中的橘皮大丸、《外台秘要》的二加龙骨牡蛎汤。而菟丝子则历来用于补肾强精，称之为"安神妙药"则是陈氏首次提到。在"生治法"一节中，陈氏也提到呆病的治法，可以互参。

厥症

雷公真君曰：人有忽然厥，口不能言，眼闭手撒，喉中作酣声，痰气甚盛，有一日即死者，有二三日而死者。此厥多犯神明，然亦因素有痰气而发也。治法自宜攻痰为要，然徒攻痰而不开心窍，亦是徒然。方用**启迷丹**。

生半夏五钱　人参五钱　菖蒲二钱　菟丝子一两　甘草三分　茯神三钱　皂角荚一钱　生姜一钱

水煎服。此方半夏、人参各用五钱，使攻补兼施，则痰自易消而气易复。尤妙用菟丝子为君，则正气生而邪气散。更妙用皂角、菖蒲、茯神开心窍以清也，自然气回而厥定。倘疑厥症是热而轻用寒凉之药，则去生远矣。半夏用生不用制者，取其生气以救死，且制之过热，反掣肘效迟，而不能奏功也。其余厥症，岐天师新定于《内经》可考。伤寒厥症，张仲景载于"伤寒门"中可稽，故不再传。

【点评】本节论述厥症。厥症的内涵、病机、治法有多种，本节所论厥是指痰气闭塞，昏厥不醒，用启迷丹。此方化裁自六君子汤，原方去陈皮、白术，以大剂量菟丝子、人参补益正气，生半夏、皂荚、菖蒲化痰，攻补兼施。生半夏与皂荚均为化痰峻药，有一定毒性，用时须注意观察。陈氏选择菟丝子作为治疗厥症的君药，其他医书未见记载，这或许是其独特经验。厥症在"偏治法""死治法""开治法""引治法""立治法"等篇中均有论述，宜参看。

斑疹

雷公真君曰：人有一时身热，即便身冷，而满身生斑如疹者，乃火从外泄，而不得尽泄于皮肤，故郁而生斑。人尽以为热也，用寒凉泻火之药不效，有斑不得消而死者，亦可伤也。亦用**消斑神效汤**治之。

元参一两　麦冬一两　升麻三钱　白芷一钱　白芥子三钱　沙参三钱　丹皮五钱

水煎服。一剂斑势减，再剂斑纹散，三剂斑影尽消矣。此方妙在用元参、麦冬以消斑，尤妙升麻多用，引元参、麦冬入于皮肤，使群药易于奏功，而斑无不消也。

【点评】本节论述斑疹治法。斑疹有内伤、外感之分，斑与疹又有区别，但从文中"人有一时身热，即便身冷，而满身生斑如疹者，乃火从外泄，而不得尽泄于皮肤，故郁而生斑"来看，本节论述的斑疹，属于外感，斑与疹没有根本区别，只有大小、隐显之分。在"伤寒门"一节中，有伤寒发斑，用起斑汤。在"中暑门"一节中，有中暑发斑，用救斑再苏汤。上二方与本节的消斑神效汤，均以大剂量玄参滋阴凉血，升麻解毒透斑，只是其他配合的药物有所不同。

亡阳

雷公真君曰：凡人无论有病无病，一旦汗如雨出，不肯止者，名曰亡阳。汗尽，只有气未绝，最危之症也。若因汗出而用止汗之药，则汗不能止者；若因汗尽而用补血之药，则血难骤生。所当急补其气，尚可挽回。然而补气之药，舍人参并无他味可代。方用**收汗生阳汤**。

人参一两　麦冬一两　北五味三钱　黄芪一两　当归五钱　熟地一两
炒枣仁五钱　甘草一钱

水煎服。一剂而汗收，再剂而气复，三剂而气旺，四剂而身健矣。此方之妙，妙在气血均补，而尤补于气，使气足以生阳，阳旺而阴亦生矣。夫亡阳之症，虽是阳亡，其实阴虚不能摄阳，以致阳气之亡也。倘阴足以摄阳，则汗虽出，何至亡阳？然治亡阳之症，焉或可徒救阳乎！我所以救阳兼救阴也。

【点评】本节论述汗出不止导致亡阳的治法，用收汗生阳汤。此方即生脉散、当归补血汤、两仪膏合方，用大剂量人参、麦冬、黄芪、熟地加枣仁，小剂量甘草，益气、养血、滋阴、安神、敛汗。亡阳当手足厥逆，冷汗不止，严格来说，书中案例为大量汗出导致气血两虚，阴液不足，尚未到"亡阳"境地。根据本人经验，方中加大剂量山茱萸则更佳。

痢疾

雷公真君曰：凡人夏秋感热之气，患痢便血，一日间至数百次不止者，至危急也。苟以凉药以止血，利药以攻邪，俱非善法。我有奇方，可救急援危，又不损伤气血，痢止身亦健也。方用**援绝神丹**。

白芍二两　当归二两　枳壳二钱　槟榔二钱　甘草二钱　滑石末三钱
广木香一钱　萝卜子一钱

水煎服。一剂轻，二剂止，三日全愈。此方妙在用白芍、当归至二两之多，则肝血有余，不去制克脾土，则脾气有生发之机，自然大肠有传导之化；加之枳壳、槟榔、萝卜子俱逐秽祛积之神药，尤能于补中用攻；滑石、甘草、木香调和于迟速之间，更能不疾不徐，使瘀滞之尽下，而无内留之患也。其余些小痢疾，不必用如此之多，减半治之，亦无不奏功。前方不必分红白，痛与不痛，皆神效。

【点评】本节论述痢疾的治法，用援绝神丹。此方化裁自刘河间《保命集》中的芍药汤、《黄帝素问宣明论方》中的六一散。以大剂量白芍、当归养血柔肝，以木香、槟榔加枳壳、萝卜子理气消胀，用六一散治疗痢疾。芍药汤本为治疗痢疾的经典名方，六一散则能够清暑利尿，止泻痢，消积滞，如此加减，则更加适合夏秋之间感受暑热导致的痢疾。在"正治法"中，也有痢疾的治法，可以互参。

五绝

五绝乃缢死、跌死、魇死、淹死、压死是也。世人祸成仓猝，往往不救。然此等之死，五脏未绝，因外来之祸而枉死者也。其魂魄守于尸旁，相去未远，苟以神术招之，魂魄即附体而可生也。我传神符一道，先书黄纸上，焚化在热黄酒内，撬开牙关，灌入喉中，后再用药丸化开，亦用黄酒调匀，以人口含药水，用葱管送于死人喉内。少顷即活。

招魂符式：无咒。但书符时，一心对雷真君天医使者书之，自然灵应无比。

药丸名**救绝仙丹**。

山羊血二钱　　菖蒲二钱　　人参三钱　　红花一钱　　皂角刺一钱　　半夏三钱　　制苏叶二钱　　麝香一钱

各为末，蜜为丸，如龙眼核大，酒化开用。修此丸时，端午日妙。如临时不必如许之多，十分之一可也。此方神奇之极，又胜于秦真人，闲时备药，修合一料，大可救人。若到临期缓不济事。此方不特救五绝，凡有邪祟昏迷，一时猝倒者，皆可灌之，以起死回生也。

【点评】本节论述五绝的救治，用救绝仙丹。因为属于飞来横祸导致猝死，五脏未绝，故仍然可能救活。方以山羊血、红花活血散瘀，麝香、菖蒲醒脑开窍，皂角、半夏化痰，苏叶辟秽。用山羊血活血散瘀，来自于民间经验，首载于陈氏之书。他在另外一本著作《洞天奥旨》中，还介绍了一种治疗跌打损伤的山羊酒，即以山羊血、三七末、童便、酒、黑糖调服。同时，救绝仙丹中的皂角刺，应为皂角，即皂荚，有涤化顽痰、通关开窍的作用。陈氏对此方评价很高，认为其救绝的效果胜过秦越人扁鹊的治疗，但药丸须平时备好，才能应急。尽管如此，现今临床遇到以上严重的情况，还需要配合针灸、按摩，以及西医的急救措施，才能挽回生命于万一。

砒毒

雷公真君曰：世人有服砒霜之毒，五脏欲裂者，腹必大痛，舌必伸出，眼必流血而死，最可怜也。方用**泻毒神丹**。

大黄二两　生甘草五钱　白矾一两　当归三两

水煎数碗饮之。立时大泻即生，否则死矣。此砒毒已入于脏，非可用羊血、生甘草上吐而愈。我所以又变下法救之。饮之而不泻，此肠断矣，又何救乎？倘用之早，未有不生者。不可执吐法而无变通。若初饮砒毒，莫妙用生甘草三两，急煎汤，加羊血半碗，和匀饮之，立吐而愈。若饮之不吐，速用大黄之方，则无不可救也。

【点评】本节论述砒霜中毒的解救，分下法与吐法两种。刚刚中毒，用大剂量生甘草急煎，加鲜羊血半碗，饮后催吐。已经入脏，腹大痛，用泻毒神丹，即以大剂量大黄、当归、白矾、甘草煎水，泻下则生。生羊血解砒霜毒，仅见于此书，其他古医书未载。用生甘草、羊血催吐解毒可能在陈氏所居之地众所周知，而用泻法解毒，治疗砒毒入脏，则不为人知晓，故陈氏特意把下法放在前面。

虎伤

雷公真君曰：世人被虎咬伤，血必大出，而疮口立时溃烂，其痛不可当。急用猪肉贴之，随贴随化，随化随易。速用地榆一斤为细末，加入三七根末三两，苦参末四两。和匀掺之，随湿随掺，血即止而痛即定。盖地榆凉血，苦参止痛，三七根末止血，合三者之长，故奏功实神。

【点评】本节论述虎伤用外治法。其一，急用猪肉切片外贴。这可能取自民间经验，其他古医书未载，只是《本草纲目》云："治小儿火丹，猪肉切片贴之。"据此推测，猪肉外贴应该有凉血、止血、止痛作用。其二，用地榆、三七、苦参研末外掺。这3味药互相配合，有凉血、止血、止痛、燥湿作用，堪比中医外用名方三黄散。这两种外治法，不仅可以用于虎伤，也可用于其他动物咬伤。

汤火伤

雷公真君曰：凡人有意无意之中，忽为汤火所伤，遍身溃烂，与死为邻。我有内治妙法可以变死为生。方名**逐火丹**，用：

大黄五钱　当归四两　荆芥三钱，炒黑　生甘草五钱　黄芩三钱　防风三钱　黄芪三两　茯苓三两

水煎服。一剂痛减半，二剂痛全减，三剂疮口痊愈，真至神至圣之方也。此方妙在重用大黄于当归、黄芪之内，既补气血又逐火邪；尤妙用荆芥、防风引黄芪、当归之补气血，生新以逐瘀；更妙用茯苓三两，使火气尽从膀胱下泻，而皮肤之痛自除；至于甘草、黄芩不过调和而清凉之已耳。

【点评】本节论述汤火伤的内治法，用逐火丹。此方以大剂量大黄逐除火毒，再以大剂量当归、黄芪补气养血，以防风、荆芥炭祛风逐瘀，以大剂量茯苓利湿，使火气下泻，疮面的渗出物减少。汤火伤的治疗，医家往往只注重外治法，而忽略内治的重要性。陈氏则不然，他在《洞天奥旨》中说汤火伤"轻则害在皮肤，重则害在肌肉，尤甚者害在脏腑"，故须"内外同治，则火毒易解也"。由此可见，逐火丹作为一首治疗汤火伤的内服药方，至今仍然具有很高的运用价值。

痈疽并无名肿毒

雷公真君曰：凡人痈疽发于背，或生于头顶，或生于胸腹，或生于手足、臂腿、腰脐之间，前阴粪门之际，无论阳毒阴毒，一服吾

方，无不立消，己溃者自敛，真神方也：

金银花_{四两}　蒲公英_{一两}　当归_{二两}　元参_{一两}

水五碗，煎八分，饥服。一剂尽化为无有矣。切勿嫌其药料之重，减去分两，则功亦减半矣。此方既善攻散诸毒，又不致耗散真气，可多服久服，俱无碍。即内治肺痈、大小肠痈，并无不神效也。

【点评】本节论述痈疽与无名肿毒的治法，用一首方统治。此方以超大剂量金银花合大剂量当归、玄参、蒲公英，组成清热解毒、养血和营之剂。不仅能够治疗各种痈疽毒疮，而且能够治疗肺痈、肠痈等，是一首运用范围很广、疗效很高的方剂，但是没有得到后世应有的重视。此方去蒲公英加甘草，即著名的四妙勇安汤，也是陈氏创制的，可惜被现代医家误认为是清末鲍相璈所创。

我已传完，汝另抄一本存之《医述》之中，以成全书。他年刊而天下，传之万年，以见吾道之大，亦快事也。

雷公真君传于燕市。时康熙戊辰七月晦日也。我无他言，但愿汝修道以答上帝。之心也

跋

　　余与陈子远公，同里而神交，偶得是编读之，叹为神奇，故亟梓以济世。远公淹贯经史，才思泉涌，论议数千言，娓娓不穷。盖是编原期救人，而匪取乎采藻。窃恐以词害志，故略有所删改，要使雅俗一览了然。至定方用药之间，总不敢增减一字。知我当不罪我也。以谋谨识。

方名索引

十一画